【美しい画像で見る】
内視鏡アトラス

下部消化管

腫瘍から感染性・炎症性疾患まで、
典型例とピットフォール画像で
鑑別点を理解する

監修=田中信治
編集=江﨑幹宏
　　　岡志郎

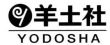

謹告

　本書に記載されている診断法・治療法に関しては，発行時点における最新の情報に基づき，正確を期するよう，著者ならびに出版社はそれぞれ最善の努力を払っております．しかし，医学，医療の進歩により，記載された内容が正確かつ完全ではなくなる場合もございます．

　したがって，実際の診断法・治療法で，熟知していない，あるいは汎用されていない新薬をはじめとする医薬品の使用，検査の実施および判読にあたっては，まず医薬品添付文書や機器および試薬の説明書で確認され，また診療技術に関しては十分考慮されたうえで，常に細心の注意を払われるようお願いいたします．

　本書記載の診断法・治療法・医薬品・検査法・疾患への適応などが，その後の医学研究ならびに医療の進歩により本書発行後に変更された場合，その診断法・治療法・医薬品・検査法・疾患への適応などによる不測の事故に対して，著者ならびに出版社はその責を負いかねますのでご了承ください．

❖ **本書関連情報のメール通知サービスをご利用ください**

メール通知サービスにご登録いただいた方には，本書に関する下記情報をメールにてお知らせいたしますので，ご登録ください．

・本書発行後の更新情報や修正情報（正誤表情報）
・本書の改訂情報
・本書に関連した書籍やコンテンツ，セミナーなどに関する情報

※ご登録の際は，羊土社会員のログイン/新規登録が必要です

ご登録はこちらから

監修の序

　21世紀は大腸の時代とも言われているが，大腸腫瘍（上皮性・非上皮性），非腫瘍性局在病変，消化管ポリポーシス，炎症性腸疾患，感染性腸疾患，自己免疫疾患・全身疾患などに伴う小腸・大腸病変，血管炎・循環障害に起因する小腸・大腸病変，薬剤に起因する小腸・大腸病変など，下部消化管の内視鏡診療に携わる医師はすべての疾患をよく理解し，鑑別診断や質的診断を正しく行わなくてはならない．また，内視鏡診断に関する成書は数多く存在するが，内視鏡機器や内視鏡診断分類などの進歩はめざましく，常に最新の内視鏡画像や内視鏡診断分類を学習する必要がある．

　今回まさにタイムリーに，「美しい画像で見る内視鏡アトラス　下部消化管」というアトラスを私が監修し，江﨑幹宏先生（佐賀大学）と岡志郎先生（広島大学）に編集作業を担当していただいた．その内容は，定義，特徴的な所見，鑑別のピットフォールを解説し，小腸・大腸の腫瘍から感染性・炎症性疾患まで，典型例とピットフォール画像で鑑別が学習できるものとなっている．本書をくり返し熟読してくだされば，必ず明日からの診療にお役に立つものと確信している．本書が下部消化管の内視鏡診療に日夜研鑽を積まれている若い先生のお役に立てれば望外の喜びである．

　最後に，編集作業を担当くださった江﨑幹宏先生と岡志郎先生，そして，大変お忙しいなか快く執筆をお引き受けくださった諸先生に厚く御礼申し上げるとともに，このような機会を与えてくださった羊土社の諸氏に感謝するしだいである．

2024年初秋

JA尾道総合病院 病院長／広島大学 名誉教授

田中信治

編集の序

　21世紀に入り内視鏡機器の進歩はますます活発となっている．内視鏡画像解像度の向上，画像強調内視鏡の進歩に加えて，バルーン内視鏡やカプセル内視鏡といった小腸内視鏡機器の開発により，従来は評価困難であった小腸病変の内視鏡診断も要求される時代となった．非腫瘍性疾患には感染，自己免疫，遺伝子異常，血管炎等による循環障害，薬剤などさまざまな要因により形成された腸管病変が含まれる．これらの疾患では，内視鏡所見に加えて臨床所見や他検査所見などから総合的に判断しなければならない疾患が少なくないが，一方で，各疾患の内視鏡所見に精通していなければ正しい診断を想起できないものも多い．

　本書では第6〜10章に掲載されている非腫瘍性疾患の編集を担当させていただいた．非常に多岐にわたる非腫瘍性疾患について，疾患の概要，特徴的な内視鏡所見，鑑別のピットフォールが美麗な内視鏡画像とともにコンパクトに纏められており，非腫瘍性疾患の内視鏡診断のポイントを手早く，かつ正確に学ぶことができる書籍となったものと確信している．

　最後に，本書の監修をご担当いただくとともに編集作業の機会を与えていただいた田中信治先生，ともに編集作業を行った腫瘍性疾患担当の岡志郎先生，そしてご多忙ななか本書の趣旨を理解しご執筆いただいた諸先生方に厚く御礼を申し上げるとともに，本書作成に全面的なサポートをいただいた羊土社の方々に感謝の意を表したい．

2024年初秋

佐賀大学医学部内科学講座 消化器内科 教授

江﨑幹宏

編集の序

　近年のめざましい内視鏡診断機器の開発・改良に伴い，通常観察，拡大観察，画像強調観察などの内視鏡診断学は飛躍的に発展・進歩してきた．現在，これまでのさまざまな知見によって得られてきた小腸・大腸病変に対する内視鏡診断学は確立されつつあるが，鑑別診断を含めた精度の高い診断学は適切な治療方針を決定するうえで不可欠である．特に今回私が編集を担当させていただいた腫瘍性疾患に関して，正確な診断でない場合には，内視鏡切除/外科手術の選択，内視鏡切除法の選択などに直結し，患者様の不利益に繋がりかねない．

　本書の最大の特徴は，下部消化管領域における最先端の著者による内視鏡画像を用いた下部消化管疾患診断の指南書といえる構成である．全編にわたり内視鏡診断上のポイントやコツが最高の画像とともに詳細に解説されており，初学者のみならずエキスパート，メディカルスタッフの方々にも有益な内容であることは疑いがない．ぜひこの一冊をくり返し手にとっていただき，明日への診療に生かしていただきたい．皆様の日常診療におけるバイブルとしての一冊となれば嬉しい限りである．

　最後に，編集の機会を与えていただきました監修の田中信治先生，共同編集者の江崎幹宏先生，大変お忙しいなかにもかかわらず快く執筆をお引き受けいただきました先生方，このような貴重な機会をいただきました羊土社の関係者の方々にこの場をお借りし厚く御礼申し上げます．

2024年初秋

広島大学大学院医系科学研究科 消化器内科学 教授
岡　志郎

美しい画像とは何か？

　美しい内視鏡画像とは，**粘液の付着，出血，気泡やハレーションを伴わない焦点の合った画像**である．病変に付着した粘液を除去するためには水洗が必要であるが，病変からの出血を避けるために，私は注射器の先端を鉗子口にあてがい病変からややはずれた正常粘膜を目標に水を注入し，そこで跳ね返った流水で病変を洗浄するようにしている．直接病変に水をかける場合は，注入の勢いを状況に応じて弱くしている．粘液の付着が非常に強い場合は，微温湯にプロナーゼを溶かして注入し，粘液付着が減弱するまでしばらく時間をおき，その後，前述の方法で水洗している．スコープの反転操作でスコープが病変に接触しないように十分気をつける．また，気泡を除去する目的で洗浄用の水にごく少量のガスコンを混注することが有用である．ガスコンの量が多すぎると，病変がギラつくばかりかインジゴカルミンの付着もうまくいかなくなる．また，粘液の付着した部位にインジゴカルミンを撒布すると，病変はかえって不明瞭になる．

　なお，粘液の付着，出血，気泡やハレーションを伴わない焦点の合った画像であることは，美しい完璧な内視鏡画像であるための最低条件であり，さらに以下のすべてを満たす写真撮影が必要である．
　通常観察では，まずオリエンテーションのつく写真・全体像の把握できる写真を，以下のことを意識しながら撮影する．

①正面像を含め，あらゆる角度から遠景像・中間像・近接像を撮影する．
②病変の辺縁（範囲）が読影可能な写真を撮ること．メルクマールを意識して連続性のある写真撮影を行う．
③十分に空気を送気した像から，段階的に空気量の少ない像（空気変形像）を撮影する．十分に空気を送気した像では，管腔の弧の変形所見から深達度が診断できるし，空気変形像では，腫瘍の硬さやボリュームが診断できる．

　最近の若い先生は，拡大観察のみに気をとられてこれらの基本を理解していないことが多い．拡大観察では，弱拡大から徐々に拡大率を上げて行き，メルクマールを意識しながら連続性のある写真撮影を行う．拡大観察画像が病変のどの部位かのオリエンテーションをつく写真を撮影することが重要である．クリスタルバイオレットを使用する場合は，動物実験で発がん性が指摘されていることもあり，正常粘膜を広範囲に染色すべきではない．病変のみを染色することが基本であるし，それによって内視鏡観察を明るい条件で行うことも可能になる．なお，クリスタルバイオレットを使用する場合は，患者（被験者）の利益が不利益を上回ると判断される場合においてのみ，施行医および施設の責任のもとで使用し，必要最小限にとどめる．

（田中信治）

美しい画像で見る内視鏡アトラス
下部消化管

CONTENTS

監修の序	田中信治	3
編集の序	江﨑幹宏	4
編集の序	岡　志郎	5
美しい画像とは何か？	田中信治	6
執筆者一覧		14
略語一覧		16

第1章　悪性腫瘍（大腸）

腺癌
1 ▶ 早期癌：隆起型（Tis癌）頻 度★★☆ 難易度★★☆ ……… 田中秀典, 岡　志郎　20

腺癌
2 ▶ 早期癌：隆起型（T1癌）頻 度★★☆ 難易度★★☆ ……… 田中秀典, 岡　志郎　22

腺癌
3 ▶ 早期癌：表面型（Tis癌）頻 度★☆☆ 難易度★★☆ ……… 鳴田賢次郎, 永田信二　24

腺癌
4 ▶ 早期癌：表面型（T1癌）頻 度★☆☆ 難易度★★☆ ……… 鳴田賢次郎, 永田信二　26

腺癌
5 ▶ 進行癌 頻 度★★★ 難易度★☆☆ ……… 都丸翔太, 浦岡俊夫　29

LST（腺腫を含む）
6 ▶ LST granulartype（LST-G）頻 度★★☆ 難易度★★☆ …… 田中寛人, 浦岡俊夫　32

LST（腺腫を含む）
7 ▶ LST non-granulartype（LST-NG）頻 度★★☆ 難易度★★☆

……… 田中寛人, 浦岡俊夫　34

悪性リンパ腫
8 ▶ びまん性大細胞型B細胞リンパ腫 頻 度★★☆ 難易度★★☆ … 弓削　亮, 岡　志郎　36

9 ▶ 濾胞性リンパ腫 〔悪性リンパ腫〕 頻　度★☆☆ 難易度★★★ ──────── 弓削　亮, 岡　志郎 38

10 ▶ MALT リンパ腫 〔悪性リンパ腫〕 頻　度★★☆ 難易度★☆☆ ──────── 副島啓太, 高松　学 40

11 ▶ 神経内分泌腫瘍（NET） 頻　度★★☆ 難易度★☆☆ ──────── 鈴木啓太, 高松　学 42

12 ▶ 消化管間質腫瘍（GIST） 頻　度★☆☆ 難易度★★☆ ──────── 佐野村誠, 永田信二 44

13 ▶ 悪性黒色腫 頻　度★☆☆ 難易度★★☆ ──────── 佐野村誠, 永田信二 48

14 ▶ 転移性腫瘍 頻　度★☆☆ 難易度★★★ ──────── 佐野村誠, 川上　研 51

15 ▶ 潰瘍性大腸炎関連腫瘍 頻　度★☆☆ 難易度★★★ ──────── 細江直樹, 岩男　泰 54

16 ▶ 肛門管癌 頻　度★☆☆ 難易度★★☆ ──────── 細江直樹 56

第2章　悪性腫瘍（小腸）

1 ▶ 腺癌 頻　度★☆☆ 難易度★☆☆ ──────── 壺井章克, 岡　志郎 58

2 ▶ びまん性大細胞型 B 細胞リンパ腫 〔悪性リンパ腫〕 頻　度★★☆ 難易度★☆☆
──────── 壺井章克, 岡　志郎 60

3 ▶ 濾胞性リンパ腫 〔悪性リンパ腫〕 頻　度★★☆ 難易度★☆☆ ──────── 壺井章克, 岡　志郎 62

4 ▶ MALT リンパ腫 〔悪性リンパ腫〕 頻　度★☆☆ 難易度★★☆ ──────── 青山大輝 64

5 ▶ 腸管症関連 T 細胞リンパ腫 〔悪性リンパ腫〕 頻　度★☆☆ 難易度★★★ ──────── 青山大輝 66

6 ▶ 神経内分泌腫瘍（NEN） 頻　度★☆☆ 難易度★★☆ ──────── 西本崇良 68

7 ▶ 転移性小腸腫瘍 頻　度★☆☆ 難易度★★★ ──────── 大宮直木 71

8 ▶ 消化管間質腫瘍（GIST） 頻　度★☆☆ 難易度★★☆ ──────── 西本崇良 74

第3章　良性腫瘍（大腸）

1 ▶ 腺腫 頻　度★★★ 難易度★★☆ ──────── 松下弘雄, 東海林琢男 76

鋸歯状病変

2 ▶ 過形成性ポリープ 頻　度★★★ 難易度★☆☆ ──── 萬　春花，松下弘雄 78

鋸歯状病変

3 ▶ traditional serrated adenoma（TSA） 頻　度★★☆ 難易度★★☆

加藤文一朗，松下弘雄 80

鋸歯状病変

4 ▶ sessile serrated lesion（SSL） 頻　度★★★ 難易度★★☆ ──────── 吉井新二 82

5 ▶ 血管腫 頻　度★☆☆ 難易度★★☆ ──────── 楠　龍策，桑井寿雄 85

6 ▶ 若年性ポリープ① 頻　度★★☆ 難易度★★☆ ──────── 吉井新二 88

7 ▶ 若年性ポリープ② 頻　度★★☆ 難易度★★☆ ──────── 吉村大輔 90

8 ▶ 脂肪腫 頻　度★★★ 難易度★☆☆ ──────── 吉井新二 92

9 ▶ リンパ管腫 頻　度★☆☆ 難易度★★☆ ──────── 水本　健，桑井寿雄 94

10 ▶ 化膿性肉芽腫 頻　度★☆☆ 難易度★★☆ ──────── 田丸弓弦，桑井寿雄 96

11 ▶ 大腸子宮内膜症 頻　度★★☆ 難易度★★☆ ──────── 吉村大輔 98

12 ▶ colonic muco-submucosal elongated polyp（CMSEP）
　　　　頻　度★☆☆ 難易度★★☆ ──────── 橋本真一 100

13 ▶ 直腸良性リンパ濾胞性ポリープ 頻　度★☆☆ 難易度★★★ ──── 橋本真一 102

14 ▶ 肛門ポリープ 頻　度★★★ 難易度★☆☆ ──────── 五十畑則之，冨樫一智 104

15 ▶ 肛門尖圭コンジローマ 頻　度★★☆ 難易度★☆☆ ──────── 有田宗史，東　博 106

16 ▶ 虫垂粘液囊腫 頻　度★★☆ 難易度★★☆ ──────── 五十畑則之，冨樫一智 108

第4章　良性腫瘍・腫瘍様病変（小腸）

1 ▶ 腺腫 頻　度★☆☆ 難易度★★☆ ──────── 山村健史，中村正直 110

2 ▶ 過誤腫 頻　度★☆☆ 難易度★★☆ ──────── 山村健史，中村正直 112

3 ▶ 脂肪腫 頻　度★★☆ 難易度★☆☆ ──────── 山村健史，中村正直 114

4 ▶ リンパ管腫 頻　度★★☆ 難易度★☆☆ ──────── 川野誠司 116

5 ▶ 血管腫 頻　度★☆☆ 難易度★★☆ ················· 川野誠司 118

6 ▶ 化膿性肉芽腫 頻　度★☆☆ 難易度★★☆ ················· 福本　晃 120

7 ▶ 炎症性線維状ポリープ 頻　度★☆☆ 難易度★★☆ ················· 福本　晃 122

8 ▶ 異所性膵 頻　度★☆☆ 難易度★★★ ················· 半田　修, 梅垣英次 124

9 ▶ 重複腸管 頻　度★☆☆ 難易度★★☆ ················· 半田　修, 塩谷昭子 127

第5章　消化管ポリポーシス

1 ▶ 家族性大腸腺腫症 頻　度★☆☆ 難易度★★☆ ················· 岡本耕一 130

2 ▶ Cronkhite-Canada 症候群 頻　度★☆☆ 難易度★★☆ ················· 堀内知晃, 穂苅量太 132

3 ▶ Cowden 症候群 頻　度★☆☆ 難易度★★★ ················· 堀内知晃, 穂苅量太 134

4 ▶ 結節性硬化症 頻　度★☆☆ 難易度★★★ ················· 川崎啓祐, 鳥巣剛弘 136

5 ▶ von Recklinghausen 病 頻　度★☆☆ 難易度★★☆ ················· 吉田友直, 矢野智則 138

6 ▶ Peutz-Jeghers 症候群 頻　度★☆☆ 難易度★★☆ ················· 岡本耕一 140

第6章　病原体感染などに起因する下部消化管病変

細菌性感染（急性）
1 ▶ エルシニア腸炎 頻　度★★☆ 難易度★★☆ ················· 江﨑幹宏, 芥川剛至 144

細菌性感染（急性）
2 ▶ カンピロバクター腸炎 頻　度★★★ 難易度★☆☆ ················· 小林広幸, 蔵原晃一 146

細菌性感染（急性）
3 ▶ サルモネラ腸炎 頻　度★★☆ 難易度★★☆ ················· 松井佐織 148

細菌性感染（急性）
4 ▶ 病原性大腸菌腸炎（O157 など） 頻　度★★☆ 難易度★★☆ ················· 小林清典 150

細菌性感染（急性）
5 ▶ 細菌性赤痢 頻　度★★☆ 難易度★☆☆ ················· 髙橋索真, 安藤　翠 152

細菌性感染（急性）
6 ▶ エロモナス腸炎 頻　度★★☆ 難易度★★☆ ················· 髙橋索真, 青山祐樹 154

細菌性感染（慢性）
7 ▶ 腸結核 頻 度★☆☆ 難易度★★☆ ……………………… 小林広幸, 蔵原晃一 156

細菌性感染（慢性）
8 ▶ ウィップル病 頻 度★☆☆ 難易度★★★ …………………… 野坂佳愛, 蔵原晃一 159

細菌性感染（慢性）
9 ▶ クラミジア直腸炎 頻 度★☆☆ 難易度★★☆ ……………… 清水誠治, 富岡秀夫 162

ウイルス, 寄生虫, 原虫
10 ▶ サイトメガロウイルス腸炎 頻 度★★☆ 難易度★★☆ ………… 大川清孝, 佐野弘治 164

ウイルス, 寄生虫, 原虫
11 ▶ 慢性活動性 EB ウイルス感染症 頻 度★☆☆ 難易度★★★ …… 大川清孝, 上田 渉 166

ウイルス, 寄生虫, 原虫
12 ▶ アメーバ性大腸炎 頻 度★★☆ 難易度★★☆ ……………… 清水誠治, 富岡秀夫 168

ウイルス, 寄生虫, 原虫
13 ▶ 糞線虫症 頻 度★☆☆ 難易度★☆☆ ……………………………………… 金城 徹 170

ウイルス, 寄生虫, 原虫
14 ▶ クリプトスポリジウム症 頻 度★☆☆ 難易度★☆☆ ……………………… 金城 徹 172

第7章 自己免疫疾患・全身疾患などに伴う下部消化管病変

1 ▶ Crohn 病 頻 度★★☆ 難易度★★☆ ………………………… 江上弥之介, 平井郁仁 174

2 ▶ 好酸球性消化管疾患 頻 度★☆☆ 難易度★★☆ ……………… 大嶋直樹, 石原俊治 177

3 ▶ Behçet 病・単純性潰瘍 頻 度★★☆ 難易度★★☆ …………… 梅野淳嗣, 宮園智至 180

4 ▶ 非特異性多発性小腸潰瘍症（CEAS）頻 度★☆☆ 難易度★★☆
……………………………………………………………………… 梅野淳嗣, 今津愛介 182

5 ▶ 家族性地中海熱遺伝子関連腸炎 頻 度★☆☆ 難易度★★★ … 我妻康平, 仲瀬裕志 184

6 ▶ セリアック病 頻 度★☆☆ 難易度★★★ ……………………… 久部高司, 八坂達尚 186

7 ▶ 潰瘍性大腸炎 頻 度★★☆ 難易度★★☆ …………………… 平井みなみ, 松本主之 188

8 ▶ アミロイドーシス 頻 度★★☆ 難易度★★☆ …………………………… 藤岡 審 190

9 ▶ 全身性エリテマトーデス（SLE）頻 度★☆☆ 難易度★★★ …………… 藤岡 審 192

10 ▶ IgG4 関連消化管病変 頻 度★☆☆ 難易度★★★ ……………… 森山智彦, 貫 陽一郎 194

第8章　血管炎・循環障害に起因する下部消化管病変

1 ▶ 虚血性小腸炎　頻度★★☆　難易度★★☆ ──────── 森山智彦，梅野淳嗣　196

2 ▶ IgA 血管炎　頻度★☆☆　難易度★★☆ ──────── 川崎啓祐，鳥巣剛弘　198

3 ▶ 虚血性大腸炎　頻度★★★　難易度★☆☆ ──────────── 橋本真一　200

4 ▶ 腸間膜静脈硬化症　頻度★☆☆　難易度★★☆ ──────── 久部高司，中山敦貴　202

5 ▶ 宿便性潰瘍　頻度★★☆　難易度★★☆ ──────────── 橋本真一　204

6 ▶ 急性出血性直腸潰瘍　頻度★★☆　難易度★☆☆ ──────── 中村志郎，原　順一　206

7 ▶ 放射線性腸炎　頻度★★☆　難易度★☆☆ ──────── 島村拓弥，江﨑幹宏　208

8 ▶ NOMI（非閉塞性腸管虚血）　頻度★☆☆　難易度★★☆ ────────── 久米井伸介　210

9 ▶ ANCA 関連血管炎　頻度★☆☆　難易度★★★ ──────── 川崎啓祐，鳥巣剛弘　212

第9章　薬剤に起因する下部消化管病変

1 ▶ NSAIDs 起因性腸病変　頻度★★☆　難易度★★☆ ──────── 野坂佳愛，蔵原晃一　216

2 ▶ 抗生物質起因性出血性大腸炎　頻度★☆☆　難易度★★☆ ──────────── 辻川知之　220

3 ▶ *Clostridioides difficile* 関連疾患　頻度★★★　難易度★☆☆ ──────────── 辻川知之　222

4 ▶ 膠原線維性大腸炎　頻度★☆☆　難易度★☆☆ ──────── 武富啓展，江﨑幹宏　224

5 ▶ 免疫チェックポイント阻害薬関連腸炎　頻度★★☆　難易度★★☆
　　──────────────────────── 平井みなみ，松本主之　226

第10章　その他の病変

1 ▶ 直腸粘膜脱症候群　頻度★★☆　難易度★★☆ ──────── 宮津隆裕，大澤　恵　228

2 ▶ cap polyposis　頻度★☆☆　難易度★★☆ ──────── 石田夏樹，杉本　健　230

3 ▶ 腸間膜脂肪織炎　頻度★☆☆　難易度★★☆ ──────── 川島一公，引地拓人　232

付録　臨床分類

1 ▶ JNET 分類 ·· 桑井寿雄　235

2 ▶ pit pattern 分類 ·· 山下　賢, 岡　志郎　238

3 ▶ 肉眼型分類 ·· 山下　賢, 岡　志郎　240

4 ▶ LST ·· 田中秀典, 岡　志郎　242

5 ▶ Chapel Hill 分類 ··· 行元崇浩, 江﨑幹宏　244

索　引 ·· 246

	頻度	難易度
★★★	よく遭遇する	鑑別診断が難しい・よく悩む
★★☆	時折遭遇する	鑑別診断がやや難しい
★☆☆	稀に遭遇する	鑑別診断が易しい

執筆者一覧

▶監修

田中　信治　　JA尾道総合病院

▶編集

江﨑　幹宏　　佐賀大学医学部内科学講座消化器内科

岡　　志郎　　広島大学大学院医系科学研究科消化器内科学

▶執筆者（掲載順）

田中　秀典　　広島大学病院内視鏡診療科

岡　　志郎　　広島大学大学院医系科学研究科消化器内科学

鴫田賢次郎　　広島市立北部医療センター安佐市民病院消化器内科

永田　信二　　広島市立北部医療センター安佐市民病院消化器内科

都丸　翔太　　群馬大学大学院医学系研究科消化器・肝臓内科学分野

浦岡　俊夫　　群馬大学大学院医学系研究科消化器・肝臓内科学分野

田中　寛人　　群馬大学大学院医学系研究科消化器・肝臓内科学分野

弓削　　亮　　広島赤十字・原爆病院消化器内科

副島　啓太　　がん研有明病院下部消化管内科

高松　　学　　がん研有明病院病理部

鈴木　啓太　　東邦大学医療センター大森病院消化器内科

佐野村　誠　　北摂総合病院消化器内科

川上　　研　　守口敬仁会病院消化器内科

細江　直樹　　慶應義塾大学予防医療センター

岩男　　泰　　慶應義塾大学予防医療センター

壷井　章克　　広島大学病院消化器内科

青山　大輝　　広島市立北部医療センター安佐市民病院消化器内科

西本　崇良　　日本医科大学付属病院消化器・肝臓内科

大宮　直木　　藤田医科大学医学部先端光学診療学

松下　弘雄　　秋田赤十字病院消化器病センター

東海林琢男　　秋田赤十字病院病理診断科

萬　　春花　　秋田赤十字病院消化器病センター

加藤文一朗　　秋田赤十字病院消化器病センター

吉井　新二　　札幌医科大学医学部消化器内科学講座

楠　　龍策　　東広島医療センター消化器内科

桑井　寿雄　　広島大学病院消化器内視鏡医学講座

吉村　大輔　　九州医療センター消化器内科

水本　　健　　呉医療センター・中国がんセンター内視鏡内科

田丸　弓弦　　呉医療センター・中国がんセンター内視鏡内科

橋本　真一　　山口大学大学院医学系研究科消化器内科学

五十畑則之　　福島県立医科大学会津医療センター大腸肛門外科

冨樫　一智　　福島県立医科大学会津医療センター小腸・大腸内科

有田　宗史　　宇都宮肛門・胃腸クリニック

東　　博　　宇都宮肛門・胃腸クリニック

山村　健史　　名古屋大学医学部附属病院消化器内科

中村　正直　　名古屋大学医学部附属病院光学医療診療部

川野　誠司　　岡山大学大学院医歯薬学総合研究科消化器・肝臓内科学（第一内科）

福本　　晃　　広島市立北部医療センター安佐市民病院内視鏡内科

半田　修	川崎医科大学附属病院消化器内科	
梅垣　英次	川崎医科大学附属病院消化器内科	
塩谷　昭子	川崎医科大学附属病院消化器内科	
岡本　耕一	徳島大学病院消化器内科	
堀内　知晃	防衛医科大学校内科学（消化器）	
穂苅　量太	防衛医科大学校内科学（消化器）	
川崎　啓祐	九州大学大学院病態機能内科学（第二内科）	
鳥巣　剛弘	九州大学大学院病態機能内科学（第二内科）	
吉田　友直	自治医科大学内科学講座消化器内科学部門	
矢野　智則	自治医科大学内科学講座消化器内科学部門	
江﨑　幹宏	佐賀大学医学部内科学講座消化器内科	
芥川　剛至	佐賀大学医学部附属病院光学医療診療部	
小林　広幸	福岡山王病院消化器内科	
蔵原　晃一	松山赤十字病院胃腸センター	
松井　佐織	淀川キリスト教病院消化器センター消化器内科	
小林　清典	松島病院大腸肛門病センター	
髙橋　索真	香川県立中央病院消化器内科	
安藤　翠	香川県立中央病院病理診断科	
青山　祐樹	岡山大学大学院医歯薬学総合研究科消化器・肝臓内科学（第一内科）	
野坂　佳愛	松山赤十字病院胃腸センター	
清水　誠治	宇治徳洲会病院健診センター	
富岡　秀夫	大阪鉄道病院	
大川　清孝	大阪市立十三市民病院消化器内科	
佐野　弘治	大阪市立十三市民病院内視鏡センター	
上田　渉	うえだクリニック	
金城　徹	琉球大学病院光学医療診療部	
江上弥之介	福岡大学医学部消化器内科	
平井　郁仁	福岡大学医学部消化器内科	
大嶋　直樹	島根大学医学部内科学講座（内科学第二）	
石原　俊治	島根大学医学部内科学講座（内科学第二）	
梅野　淳嗣	九州大学大学院病態機能内科学（第二内科）	

宮園　智至	九州大学大学院病態機能内科学（第二内科）	
今津　愛介	九州大学大学院病態機能内科学（第二内科）	
我妻　康平	札幌医科大学医学部消化器内科学講座	
仲瀬　裕志	札幌医科大学医学部消化器内科学講座	
久部　高司	福岡大学筑紫病院消化器内科	
八坂　達尚	福岡大学筑紫病院 消化器内科	
平井みなみ	岩手医科大学内科学講座消化器内科分野	
松本　主之	岩手医科大学内科学講座消化器内科分野	
藤岡　審	九州大学大学院病態機能内科学（第二内科）	
森山　智彦	九州大学病院国際医療部	
貫　陽一郎	貫内科	
中山　敦貴	福岡大学筑紫病院消化器内科	
中村　志郎	大阪医科薬科大学第2内科	
原　順一	馬場記念病院消化器センター	
島村　拓弥	佐賀大学医学部内科学講座消化器内科	
久米井伸介	産業医科大学医学部第3内科学	
辻川　知之	公立甲賀病院消化器内科	
武富　啓展	佐賀大学医学部内科学講座消化器内科	
宮津　隆裕	市立御前崎総合病院内科	
大澤　恵	浜松医科大学附属病院光学医療診療部	
石田　夏樹	浜松医科大学内科学第一講座（消化器・腎臓・脳神経内科学分野）	
杉本　健	浜松医科大学内科学第一講座（消化器・腎臓・脳神経内科学分野）	
川島　一公	福島県立医科大学医学部消化器内科学講座	
引地　拓人	福島県立医科大学附属病院内視鏡診療部	
山下　賢	広島大学病院消化器内科	
行元　崇浩	嬉野医療センター消化器内科	

略語一覧

略語	フルスペル	日本語
AAV	ANCA-associated vasculitis	ANCA関連血管炎
AHRU	acute hemorrhagic rectal ulcer	急性出血性直腸潰瘍
AMN	appendiceal mucinous neoplasm	虫垂粘液産生腫瘍
ANCA	antineutrophil cytoplasmic antibody	抗好中球細胞質抗体
ATLL	adult T-cell leukemia/lymphoma	成人T細胞白血病/リンパ腫
AVM	arteriovenous malformation	動静脈奇形
BLI	blue laser imaging	—
CAEBV	chronic active EB virus	慢性活動性EBウイルス
CCS	Cronkhite-Canada syndrome	Cronkhite-Canada症候群
CD	Crohn disease	Crohn病
CEAS	chronic enteropathy associated with SLCO2A1 gene	非特異性多発性小腸潰瘍症
CHCC	Chapel Hill Consensus conference	チャペルヒル分類
CMSEP	colonic muco-submucosal elongated polyp	—
CMV	cytomegalovirus	サイトメガロウイルス
CT	*chlamydia trachomatis*	クラミジア・トラコマチス （※細菌名）
DLBCL	diffuse large B-cell lymphoma	びまん性大細胞型B細胞性リンパ腫
EATL	enteropathy-associated T-cell lymphoma	腸管症型T細胞リンパ腫
EBER	EBV-encoded RNA	—
ECF	ectopic crypt formation	芽出所見
EGE	eosinophilic gastroenteritis	好酸球性胃腸炎
EGID	eosinophilic gastrointestinal disease	好酸球性消化管疾患
EGPA	eosinophilic granulomatosis with polyangiitis	好酸球性多発血管炎性肉芽腫症
EHEC	*enterohemorrhagic E. coli*	腸管出血性大腸菌 （※細菌名）
EMR-C	endoscopic mucosal resection-using a cap fitted endoscope	内視鏡的吸引粘膜切除術
EoC	eosinophilic colitis	好酸球性大腸炎
EoD	eosinophilic duodenitis	好酸球性十二指腸炎
EoE	eosinophilic esophagitis	好酸球性食道炎
EoG	eosinophilic gastritis	好酸球性胃炎
EoI	eosinophilic ileitis	好酸球性回腸炎
EoJ	eosinophilic jejunitis	好酸球性空腸炎
EoN	eosinophilic enteritis	好酸球性小腸炎
ESD	endoscopic submucosal dissection	内視鏡的粘膜下層剥離術
ESMR-L	endoscopic submucosal resection with ligation device	内視鏡的粘膜下層結紮下切除術
EUS	endoscopic ultrasonography	超音波内視鏡

略語	フルスペル	日本語
EUS-FNA	endoscopic ultrasound-guided fine needle aspiration	超音波内視鏡下穿刺吸引法
FAP	familial adenomatous polyposis	家族性大腸腺腫症
FDG-PET	fluorodeoxyglucose positron emission tomography	フルオロデオキシグルコース陽電子放出断層撮影
FL	folicular lymphoma	濾胞性リンパ腫
FMF	familial mediterranean fever	家族性地中海熱
GAPPS	gastric adenocarcinoma and proximal polyposis syndrome	家族性胃ポリポーシス
GCHP	goblet-cell rich type polyp	―
GIMT	gastrointenstinal mesenchymal tumor	消化管間葉系腫瘍
GIST	gastrointenstinal stromal tumor	消化管間質腫瘍
GIST	gastrointenstinal stromal tumor	消化管間質腫瘍
GPA	granulomatosis with polyangiitis	多発血管炎性肉芽腫症
HLA-DQ2	human leukocyte antigen DQ2	―
HP	hyperplastic (metaplastic) polyp	過形成性（化生性）ポリープ
HPV	human papillomavirus	ヒトパピローマウイルス
IBD	inflammatory bowel disease	炎症性腸疾患
IBDU	inflammatory bowel disease unclassified	分類不能腸炎
ICI	immune checkpoint inhibitor	免疫チェックポイント阻害薬
IDP	intensive down-staging polypectomy	積極的内視鏡の摘除
IEL	intraepithelial lymphocytes	腸管上皮細胞間リンパ球
IFP	inflammatory fibroid polyp	炎症性類線維ポリープ
IMGP	inflammatory myoglandular polyp	炎症性筋腺管ポリープ
IMT	inflammatory myofibroblastic tumor	炎症性筋線維芽細胞腫
IPCL	intraepithelial papillary capillary loop	上皮乳頭内血管ループ
irAE	immune-related Adverse Events	免疫関連有害事象
JNET	The Japan NBI Expert Team	―
JP	juvenile polyp	若年性ポリープ
JPS	juvenile polyposis syndrome	若年性ポリポーシス症候群
LAMN	low-grade appendiceal mucinous neoplasm	低異型度虫垂粘液性腫瘍
LEL	lymphoeppithelial lesion	上皮腺管の破壊像
LST	laterally spreading tumor	側方発育型腫瘍
LVG	lymphogranuloma venereum	鼠径リンパ肉芽腫
MACA	mucinous adenocarcinoma	粘液癌
MALT	mucosa-associated lymphoid tissue	―
MEFV	familial MEditerranean FeVer	（※遺伝子名）
MEITL	monomorphic epitheliotropic intestinal T-cell lymphoma	単形性上皮向性腸管T細胞リンパ腫
MLP	multiple lymphomatous polyposis	―
MP	muscularis propria	固有筋層
MP	mesenteric phlebosclerosis	腸間膜静脈硬化症

略語	フルスペル	日本語
MPA	microscopic polyangiitis	顕微鏡的多発血管炎
MPS	mucosal prolapse syndrome	粘膜脱症候群
MVHP	microvesicular hyperplastic polyp	—
NBI	narrow band imaging	狭帯域フィルター内視鏡
NEC	neuroendocrine carcinoma	神経内分泌腫瘍
NEN	neuroendocrine neoplasms	神経内分泌腫瘍
NET	neuroendocrine tumor	神経内分泌腫瘍
NF1	neurofibromatosis type 1	神経線維腫症Ⅰ型
NICE	NBI international colorectal endoscopic	—
NOMI	non-occulusive mesenteric ischemia	非閉塞性腸管虚血
NSAIDs	nonsteroidal anti-inflammatory drugs	非ステロイド性抗炎症薬
NT-tube	non traumatic tube	—
PEComa	perivascular epithelioid cell tumor	—
PET	Positron Emission Tomography	陽電子放出断層撮影
PG	pyogenic granuloma	化膿性肉芽腫
PGE-MUM	prostaglandin E-major urinary metabolite	プロスタグランジンE-尿中主要代謝物
PJP	Peutz-Jeghers type polyp	Peutz-Jeghersポリープ
PJS	Peutz-Jeghers syndrom	Peutz-Jeghers症候群
SFT	solitary fibrous tumor	孤立性線維性腫瘍
SLE	systemic lupus erythematosus	全身性エリテマトーデス
SM	submucosa	粘膜下層
SMT	submucosal tumor	粘膜下腫瘍
SN	sporadic neoplasm	散発性通常腫瘍
SPS	serrated polyposis syndrome	鋸歯状腺腫症候群
SSL	sessile serrated lesion	鋸歯状病変
SSLD	sessile serrated lesion with dysplasia	—
STD	sexually transmitted disease	性感染症
STK11	serine/threonine kinase 11	（※遺伝子名）
TAND	TSC-associated neuropsychiatric disorders	—
TSA	traditional serrated adenoma	鋸歯状腺腫
TSC	tuberous sclerosis complex	結節性硬化症
TXI	texture and color enhancement imaging	構造色彩強調機能
UC	uncerative colitis	潰瘍性大腸炎
UC	ulcerative colitis	潰瘍性大腸炎
UCAN	ulcerative colitis-associated neoplasia	潰瘍性大腸炎関連腫瘍
VMV	varicose microvascular vessel	—
WOS	white opaque substance	白色不透明物質

美しい画像で見る
内視鏡アトラス
下部消化管

腫瘍から感染性・炎症性疾患まで、
典型例とピットフォール画像で鑑別点を理解する

第1章 悪性腫瘍（大腸）

腺癌

1 早期癌：隆起型（Tis癌）

田中秀典，岡 志郎

▶ 特徴的な所見と診断

- 隆起型腺腫の大部分は左右相似形で表面は平滑かつ均一であるが，病変が大きくなるにつれて表面性状は多彩になり，担癌率も増加する[1]．
- 通常光観察による腺腫と早期癌の鑑別は困難なことが多いため，**NBI拡大観察や色素拡大観察が有用**である．

▶ 鑑別のピットフォール

- 通常光観察による腺腫と早期癌の鑑別には，**大きさ，表面性状，易出血性，陥凹の有無，光沢**などの所見が有用であるが，腺腫内癌で癌成分が少なく局所的な場合の診断は困難であり，表面型腫瘍に比べ隆起型腫瘍では診断が困難なことが多い[2]．
- NBI拡大観察でJNET分類Type 2Aの場合は，約9割が腺腫，約1割がTis癌，Type 2Bの場合は約4割が腺腫，約4割がTis癌，約2割がT1癌である[3]．
- JNET分類Type 2Bの場合，色素拡大観察を行うことでT1癌を絞り込むことができる．
- 通常光観察，NBI拡大観察，色素拡大観察によりT1癌の所見がないことを確認することで，Tis癌の正診率を向上させることができる．

文献

1) 岡 志郎，田中信治：大腸腺腫．胃と腸，57：625，2022
2) BQ4-3 大腸T1（SM）高度浸潤癌に特徴的な内視鏡所見は何か？ 「大腸ポリープ診療ガイドライン2020改訂第2版」（日本消化器病学会/編），pp55-56，南江堂，2020
3) Sumimoto K, et al：Clinical impact and characteristics of the narrow-band imaging magnifying endoscopic classification of colorectal tumors proposed by the Japan NBI Expert Team. Gastrointest Endosc, 85：816-821, 2017
4) Hosotani K, et al：Diagnostic performance for T1 cancer in colorectal lesions ≥10 mm by optical characterization using magnifying narrow-band imaging combined with magnifying chromoendoscopy；implications for optimized stratification by Japan Narrow-band Imaging Expert Team classification. Dig Endosc, 33：425-432, 2021

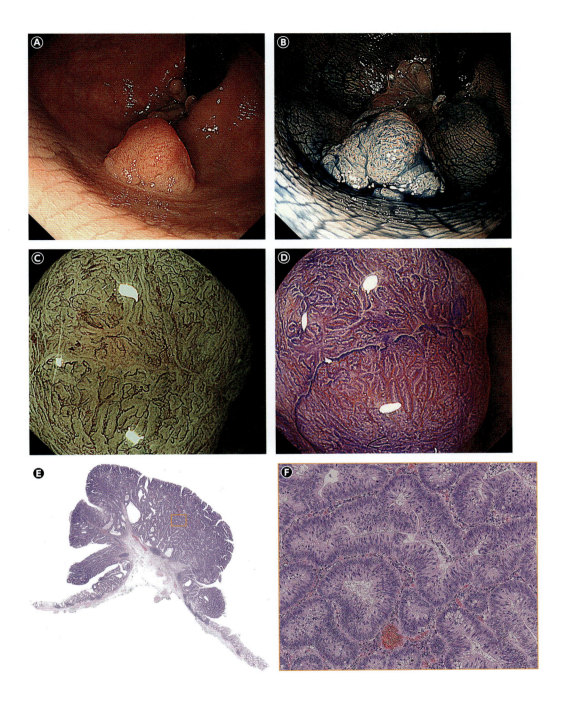

図　60歳代，女性

Ⓐ）通常光観察像．下部直腸に径10 mm大強の0-Ⅰs病変を認める．表面は軽度発赤調を呈している．**Ⓑ**）インジゴカルミン撒布像．病変は基部で分葉状を呈しており，頂部を中心に不整なpit patternが観察される．**Ⓒ**）NBI拡大観察像．surface pattern，vessel patternはともに不整であり，JNET分類 Type 2Bの所見である．**Ⓓ**）クリスタルバイオレット染色拡大観察像．pit patternの配列は不整であるが，個々のpitの辺縁は明瞭で整であり，V₁型軽度不整pit patternの所見である．Tis癌と診断し，EMRにて一括切除した．**Ⓔ**）病理組織学的所見（HE染色ルーペ像）．**Ⓕ**）病理組織学的所見（**Ⓔ**オレンジ枠拡大像）．高異型度腺腫の一部に，核腫大を伴う不整形腺管の増生を認めた．病変は粘膜内にとどまっており，adenocarcinoma（tub1），pTis, Ly0, V0, pHM0, pVM0であった．

第1章 悪性腫瘍（大腸）

腺癌

2 早期癌：隆起型（T1癌）

田中秀典，岡　志郎

▶ 疾患の概要
- 付録1を参照．

▶ 特徴的な所見と診断（図）
- 隆起型腺腫の大部分は左右相似形で表面は平滑かつ均一であるが，病変が大きくなるにつれて表面性状は多彩になる．
- SM高度浸潤癌では**緊満感，凹凸不整，病変の崩れ，潰瘍形成，台状挙上，壁の硬化**などの所見が診断に有用である[1]．

▶ 鑑別のピットフォール
- 隆起型病変では表面型病変と比較して粘膜内成分が厚いため，癌のSM浸潤に伴う所見が表層に表れないことがあり，空気変形による評価も困難である．
- 腺腫内癌が粘膜内にとどまる，あるいはSMにわずかに浸潤しても腺腫と同様の外観を呈することが多く，通常光観察のみでこれらを鑑別することは困難なため，NBI拡大観察（図Ⓒ）や色素拡大観察（図Ⓓ）が診断の一助となる[2]．
- **通常光観察で陥凹，隆起，発赤を呈する領域では異型度が高い可能性を念頭におき**，これらのわずかな所見を捉え拡大観察を行う．
- 隆起型病変では，正面から見えない裏側で浸潤癌の所見を呈していることもあるため，ノントラウマティックチューブを用いて裏側の所見も見逃さないようにする．

文献
1）BQ4-3大腸T1（SM）高度浸潤癌に特徴的な内視鏡所見は何か？「大腸ポリープ診療ガイドライン2020改訂第2版」（日本消化器病学会／編），pp55-56，南江堂，2020
2）岡　志郎，田中信治：大腸腺腫．胃と腸，57：625，2022

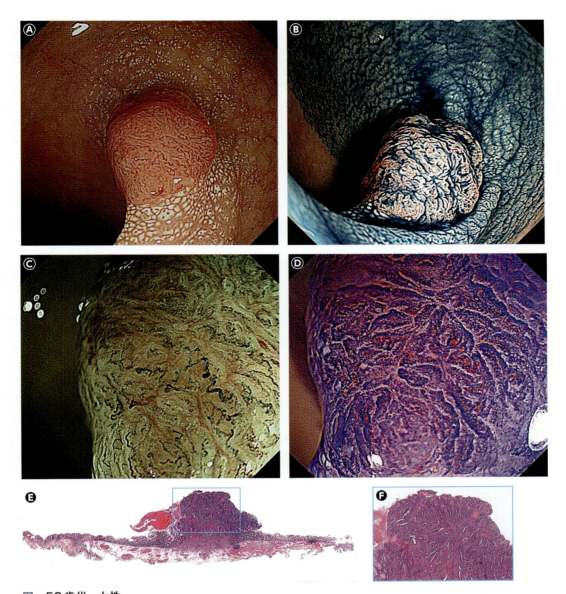

図　50歳代，女性

Ⓐ）通常光観察像．下部直腸に周囲白斑を伴う径10 mm大の0-Ⅰs病変を認める．表面は光沢を失い，表層には血管が目立つ．Ⓑ）インジゴカルミン撒布像．表面は軽度の凹凸を認め，不整なpit patternが観察される．Ⓒ）NBI拡大観察像．surface pattern，vessel patternはともに不整であり，JNET分類Type 2Bの所見である．Ⓓ）クリスタルバイオレット染色拡大観察像．pitの狭小化，辺縁不整を認めており，V$_1$型高度不整pit patternの所見である．SM高度浸潤癌と診断したが，小病変で粘膜内癌の可能性も否定できなかったことから，切除生検目的にHybrid ESDにて一括切除した．Ⓔ）病理組織学的所見（HE染色ルーペ像）．Ⓕ）病理組織学的所見（Ⓔ青枠拡大像）．病変全体に不整形腺管を認め，中心部ではSMに浸潤している．adenocarcinoma（tub1），pT1b（SM 5,000 μm），Ly1（D2-40），V0（VB），BD1，pHM0，pVM0であった．後日追加外科切除を行ったが，リンパ節転移は認めなかった．

第1章　悪性腫瘍（大腸）

腺癌

3　早期癌：表面型（Tis癌）

鴫田賢次郎，永田信二

▶疾患の概要
- 付録1を参照．

▶特徴的な所見と診断
- 表面型腫瘍は隆起型腫瘍と比べて，その存在を意識していなければ見逃されるケースが多く，発見するためには，**淡い発赤の存在や血管透見像の消失，ひだ・輪郭の異常や白斑**などの所見に注目する必要がある（図1 Ⓐ）．
- 特に表面陥凹型（Ⅱc）の腫瘍は，de novo pathwayの発育進展をとるものが多く，小型の腫瘍径でもSM浸潤をきたす割合が高いため，注意を要する．

▶鑑別のピットフォール
- 表面型腫瘍の発見において，NBI観察では陥凹面を囲む反応性隆起部の拡張した血管像がリング状にbrownishに強調される所見（O-ring sign）が参考となる．また，TXI（Texture and Color Enhancement Imaging，構造色彩強調機能）を使用すると発赤や陥凹のコントラストがより強調されるため，有用となる可能性がある．
- Ⅱcと表現される陥凹は，辺縁性状が星芒状不整や面状不整とよばれる性状で，ある程度の領域を有する陥凹局面である．一方で，辺縁性状が棘状不整で明瞭な局面を有さない平坦型病変はいわゆるⅡa-depression（Ⅱa＋dep）とよばれ，Ⅱcとは区別するべきである[1, 2]．
- 陥凹内に存在する隆起はSM浸潤を疑う重要な所見であり，色素内視鏡にて確認する必要がる．また，NBI拡大観察で陥凹内に不整なsurface patternやvessel patternの存在やクリスタルバイオレット染色でのⅤ型pit patternの存在はSM浸潤の可能性を高めるため，分割切除せずに確実な一括切除が必要となる病変である．

参考文献
1）「早期大腸癌-平坦・陥凹型へのアプローチ」（工藤進英/著），医学書院，1993
2）工藤進英：陥凹局面．胃と腸（増刊号　図説「胃と腸」所見用語集），52：634，2017
3）藤井隆広：大腸表面型腫瘍に対するNBI観察の有用性．日本臨牀，69：277-283，2011

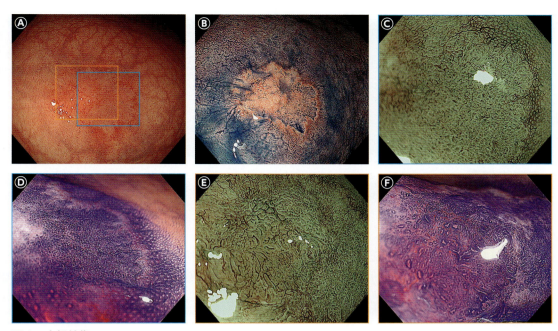

図1 内視鏡像

S状結腸に約10 mmの陥凹性病変を認められる．**A**) 非拡大WLI観察では発赤調の辺縁を有する血管透見が消失した陥凹性病変として観察され，陥凹内には白色〜正色調の領域と淡い発赤調領域を認めた．**B**) インジゴカルミン色素を用いた色素内視鏡観察では，陥凹の辺縁は明瞭に描出され，通常観察での発赤部は陥凹内で軽度隆起しているように観察される．NBI拡大観察では，病変のsurface pattenは不整で，陥凹部は血管径や分布が不均一でJNET Type 2Bと診断された．陥凹内のやや隆起した領域（**C**）は，陥凹部（**D**）と比較してsurface patternの不整が強く，血管径や分布の不均一の程度も強かった．**E**) クリスタルバイオレット染色による拡大観察では，隆起部は大小不同のpit patternを認めⅥ型軽度不整であった．**F**) 陥凹部はⅢs型pit patternであった．以上より，SM浸潤の可能性もある0-Ⅱc型早期大腸癌と診断し，切除生検目的にESDの方針とした．病理組織結果はadenocarcinoma（tub1＞tub2）with tubular adenoma, intramucosal carcinoma, Ly0（D2-40），V0（EVG），pHM0，pVM0であった．

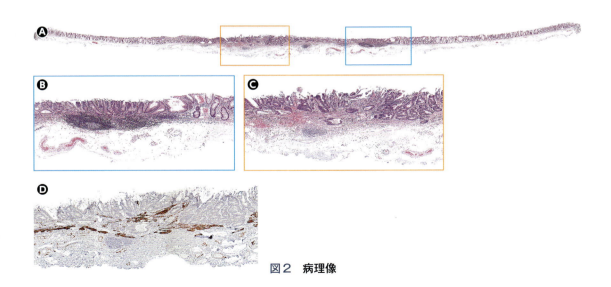

図2 病理像

第1章 悪性腫瘍（大腸）

腺癌

4 早期癌：表面型（T1癌）

鴫田賢次郎，永田信二

▶ 疾患の概要
- 付録1を参照（第1章-2と同じ）．

▶ 特徴的な所見と診断
- 表面型腫瘍は隆起型腫瘍と比較して，小型でもSM浸潤する割合が高い．
- SM高度浸潤癌では，**陥凹境界明瞭，陥凹部の凹凸不整，陥凹内隆起，台状挙上，皺壁集中**などの所見が診断に有用である[1, 2]．

<u>Ⅱa+Ⅱc型という肉眼型について</u>
- 大腸癌取扱規約では「表在型の2つの要素の有する腫瘍では，面積が広い病変を先に記載し，『+』でつなぐ」とされている．したがって，Ⅱa+Ⅱc型は表面隆起を主体とした病変で，全体的に丈の低い隆起を呈し，その内部に陥凹を伴う病変である．
- 一方，Ⅱc+Ⅱa型は表面陥凹を主体とした病変で，陥凹部分の面積が広く，その辺縁が反応性にわずかに隆起した病変である．陥凹面はⅡa+Ⅱc型では周囲の正常粘膜より高く，Ⅱc+Ⅱa型では正常粘膜と同じか低い．
- 一般に，「Ⅱa+Ⅱc型の陥凹面は2階の陥凹面，Ⅱc+Ⅱa型の陥凹は1階の陥凹面」という比喩が使われている．

▶ 鑑別のピットフォール
- 表面型腫瘍では，近接して腫瘍の表面性状を観察するだけでなく，空気量を変化させて管腔を十分に伸展させたり縮小させたりして，病変自体の硬さや周囲からの皺壁集中の有無などを評価する必要がある．
- 本症例（図1）のように，NBI拡大観察や色素拡大観察で粘膜下層高度浸潤癌を強く疑う所見を認めなくても，陥凹内隆起のような通常観察所見を見逃してはならない．表面型腫瘍では粘膜内病変を保ったまま癌がSMに浸潤し，SMから上方に押し上げて隆起を形成するような病態もしばしばみられるため，**拡大観察所見のみにとらわれず通常観察も加味して総合的に判断しなくてはならない**．
- 病変の辺縁が正常腺管であるか腫瘍腺管であるか観察することは，その病変がpolypoid growth（PG）type[3]かnon-polypoid growth（NPG）type[3]かを鑑別することに役立つ．
- 通常内視鏡や拡大内視鏡観察で深達度診断が困難な場合は，超音波内視鏡検査や注腸検査が有用な場合がある．

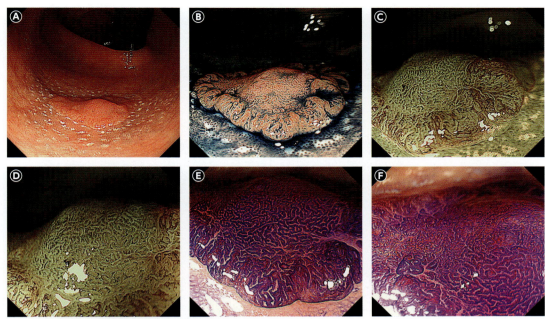

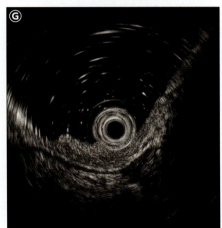

図1 内視鏡像

直腸Raに約15 mm大の平坦隆起性腫瘍を認める．Ⓐ) 非拡大WLI観察では病変中央部は陥凹しており，陥凹内になだらかな隆起が存在していることが観察される．Ⓑ) インジゴカルミン色素を用いた色素内視鏡観察では，陥凹の辺縁が明瞭に描出され，陥凹内隆起がより強調される．ⒸⒹ) NBI拡大観察では，病変の辺縁隆起と中央の陥凹部ではsurface patternが異なり，辺縁隆起は正常腺管であるが，中央の陥凹部は不整なsurface pattenで血管径や分布も不均一でありJNET Type 2Bと診断された．ⒺⒻ) クリスタルバイオレット染色による拡大観察では，中央の陥凹部はpitの大小不同や異常分岐を認めⅥ型軽度不整pit patternであった．NBI拡大観察所見とpit pattern診断では明らかなSM高度浸潤を示唆する所見は認めなかったが，通常観察で陥凹内隆起を認めており，総合的に粘膜下層高度浸潤癌と診断した．Ⓖ) 超音波内視鏡検査では病変は第3層への突出を認め，SM高度浸潤癌と診断したが，SMの最深層までの浸潤は認めず，切除生検目的にESDで切除する方針とした．

病理結果はadenocarcinoma（tub1＞tub2），pT1b（SM 1,521 μm），budding grade 1，Ly0（D2-40），V1（EVG），HM0，VM0であった．病変の表層の粘膜内癌の構造は保たれたまま，SMに癌が浸潤し，病変中央部で隆起を形成していた．

文献

1) BQ4-3 大腸T1（SM）高度浸潤癌に特徴的な内視鏡所見は何か？ 「大腸ポリープ診療ガイドライン2020改訂第2版」（日本消化器病学会／編），pp55-56, 南江堂, 2020
2) 田丸弓弦，他：早期大腸癌-通常内視鏡による診断. 消化器内視鏡, 28：445-451, 2016
3) 下田忠和，他：表面型起源大腸癌の病理学的特徴. 胃と腸, 30：141-147, 1995

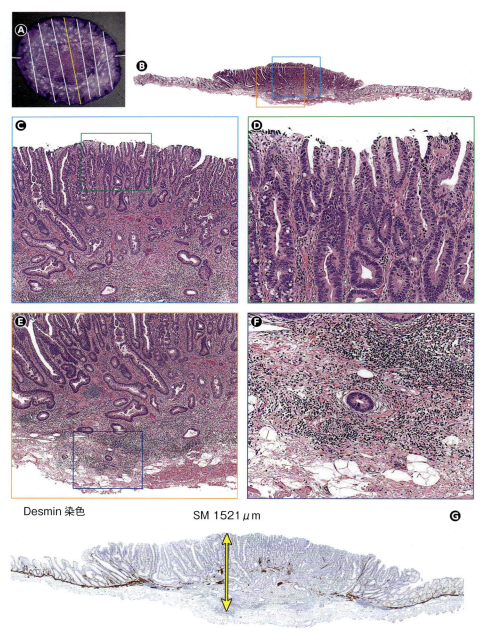

図2　病理像

Ⓐ）黄線はⒷの切り出しライン．白線は病理標本の切り出しの割線．

第1章 悪性腫瘍（大腸）

腺癌

5 進行癌

都丸翔太，浦岡俊夫

▶ 疾患の概要

- 転移の有無にかかわらず，MP以深に浸潤する癌を進行癌とする[1]．
- 肉眼型分類として，基本分類を1型：腫瘤型，2型：潰瘍限局型，3型：潰瘍浸潤型，4型：びまん浸潤型，5型：分類不能としている[1]．
- 大腸がん検診の全国集計によると，各肉眼型分類の割合は1型14％，2型79％，3型5％，4型0.002％，5型0.007％であった[2]．

▶ 特徴的な所見と診断

肉眼型分類[3]

- 1型：腫瘤型で，腸管内腔に突出した境界明瞭な大きな腫瘤を形成した癌
- 2型：潰瘍限局型で，深い潰瘍とその周囲に境界明瞭な周堤を有する癌
- 3型：潰瘍浸潤型で，深い潰瘍や周堤を有するが，起始部からなだらかに隆起するために周囲との境界不明瞭な癌
- 4型：明らかな潰瘍や腫瘤形成を認めず，大腸壁全層にわたってびまん性に浸潤増殖する癌
- 5型：1～4型までのいずれにも分類されない癌

▶ 鑑別のピットフォール

- 内視鏡像から進行癌を疑った症例でも，SM深部浸潤癌との鑑別が困難な場合がある．特に小型の隆起性病変において深達度予測が困難な場合が多い[3]．
- 腫瘍の径だけでは腺腫，早期癌，進行癌の診断はできない．
- EUSでは大腸癌は低エコー域として描出され，固有筋層に対応する第4層の不整な狭小化や断裂などの所見を認めた際にはMP浸潤癌を強く疑うが，深達度の正診率はpT2癌で73％であった[4]との報告もあり，通常光観察などの所見も踏まえて総合的な判断が必要となる．
- 小型の隆起性病変には，NTチューブなどを肛門側の正常粘膜に押しあてて，病変の可動性をもって深達度を評価する方法が提案されている[5]．
- 4型進行癌は，**クローン病，潰瘍性大腸炎，虚血性腸炎，放射線性大腸炎，S状結腸腸間膜脂肪織炎，転移性大腸癌**などが鑑別にあがる．進行癌とこれらの鑑別には生検が重要である．
- 進行癌は，治療として外科手術や化学療法が選択されるため，治療前の確定診断のために生検による病理組織学的な確定診断が必須である．生検場所については，腫瘍が露出しており，かつ，壊死組織などで被覆されていない領域，2型進行癌であれば潰瘍辺縁を中心に複数箇所生検する．

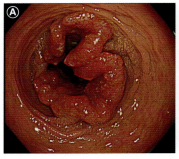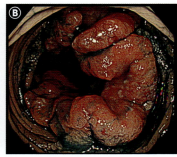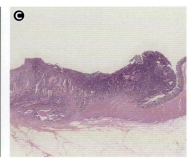

図1 2型進行癌①

Ⓐ）白色光観察像．亜全周性の2型進行癌を認める．内腔は狭小化しているが，完全閉塞には至っていない．Ⓑ）インジゴカルミン撒布像．病変の境界や周堤，潰瘍部がより明瞭となる．Ⓒ）病理組織像．潰瘍部で筋層へ浸潤している．

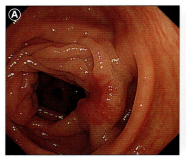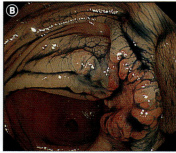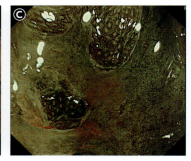

図2 2型進行癌②

Ⓐ）白色光観察像．Bauhin弁対側に，25 mm大の発赤調の陥凹性病変あり．複数方向からのひだ集中を認める．Ⓑ）インジゴカルミン撒布像．周堤と陥凹部が明瞭化し，潰瘍限局型と診断した．Ⓒ）NBI拡大観察像．陥凹内部は腺管構造が消失しており，JNET Type3と診断した．

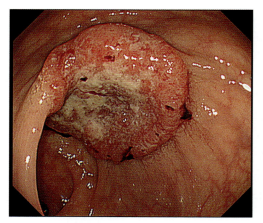

図3 2型進行癌の典型例

病変の辺縁は周堤を形成しており，中央は潰瘍を形成している．

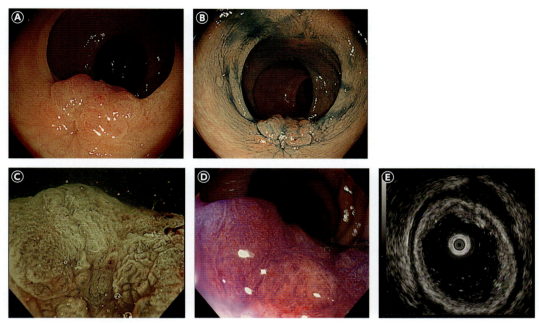

図4 小型の1型進行癌の自験例
Ⓐ）白色光観察像．20 mm大の発赤調隆起性病変．Ⓑ）インジゴカルミン撒布像．ひだの引き攣れや病変中央部の崩れなどが明瞭化する．Ⓒ）NBI拡大観察像．病変中央部は不整な腺管構造を認めるが，明らかな無構造ではない．Ⓓ）クリスタルバイオレット染色拡大観察像．病変中央部は pit pattern の消失（V_N型）を認める．Ⓔ）EUS像．12時方向の第4層が著明に肥厚しており，MP以深を疑う所見である．本症例は手術検体から pT3（SS）と診断された．

文献

1）「大腸癌取扱い規約　第9版」（大腸癌研究会/編），金原出版，2018
2）日本消化器がん検診学会：2019年度　全国集計調査．大腸がん検診
 https://jsgcs.or.jp/publication/publication/index_past.html
3）吉井健大，他：術前内視鏡での深達度予測が困難な20 mm以下の進行大腸癌の1例．Progress of Digestive Endoscopy，93：128-130，2018
4）小林清典，他：超音波内視鏡—3D-EUSを含めて．日本大腸肛門病学会雑誌，69：463-470，2016
5）三澤将史，他：小型進行癌．消化器内視鏡，32：18-19，2020

第1章 悪性腫瘍（大腸）

LST（腺腫を含む）

6 LST granulartype (LST-G)

田中寛人，浦岡俊夫

▶ 疾患の概要
- 付録4を参照．

▶ 特徴的な所見と診断
- LST-Gは**顆粒均一型**（homogenous type）と**結節混在型**（nodular mixed type）に大別される（図1，2）．
- LST-Gの顆粒均一型は3 mm前後の顆粒が均一に集簇した病変であり，ほとんどが粘膜内にとどまる腫瘍性病変である．
- LST-Gの結節混在型では粗大結節部でより悪性度が高くSM浸潤することが多いため，結節部を中心にNBI拡大観察や色素拡大観察を行う必要がある[1]．

▶ 鑑別のピットフォール
- LST-Gのうち大きな結節を伴うものは発見しやすいが，顆粒均一型で丈の低い病変は見落とすこともあるため空気量を調節しながら粘膜の変化や血管透見の消失に注意しながら観察する．

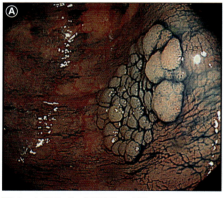 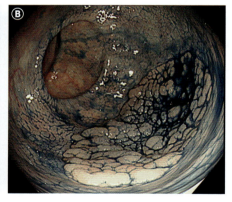

図1　LST-G（顆粒均一型）
Ⓐ）盲腸に20 mm大のLST-G（顆粒均一型）を認める．Ⓑ）直腸Rbに40 mm大のLST-G（顆粒均一型）を認める．

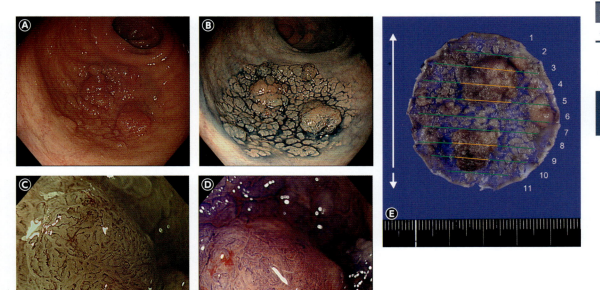
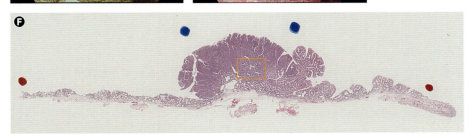
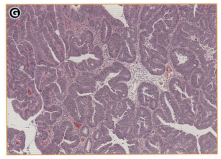

図2 LST-G（結節混在型）

Ⓐ）通常観察像．直腸Rbに粗大結節を伴うLST-G（結節混在型）を認める．**Ⓑ**）インジゴカルミン撒布像．表面の大小の結節と病変の境界がより明瞭となる．**Ⓒ**）NBI拡大観察像．vessel patternは口径不同や不均一な分布を認めJNET Type 2Bと診断した．**Ⓓ**）クリスタルバイオレット染色拡大観察像．pitの配列の乱れを認めⅥ型軽度不整pit patternの所見と診断した．**Ⓔ**）マッピング像．大きな結節部に一致して腺癌を認めた（━adenocarcinoma，━adenoma）．**Ⓕ**）病理組織学的所見．HE染色．ルーペ像．**Ⓖ**）病理組織学的所見（**Ⓕ**オレンジ枠拡大像）．結節部に一致して高〜中分化腺癌を認める．Well to moderately differentiated adenocarcinoma with adenoma. pTis, Ly0, V0, pHM0, pVM0であった．

文献

1) Uraoka T, et al：Endoscopic indications for endoscopic mucosal resection of laterally spreading tumours in the colorectum. Gut, 55：1592-1597, 2006

第1章 悪性腫瘍（大腸）

LST（腺腫を含む）

7 LST non-granulartype (LST-NG)

田中寛人，浦岡俊夫

▶ 疾患の概要
- 付録4を参照．

▶ 特徴的な所見と診断
- LST-NGは表面隆起型（flat elevated type）と偽陥凹型（pseudo-depressed type）に大別される（図1，2）．
- LST-NGの偽陥凹型は白色光観察では平坦隆起性病変のようにみえるため，インジゴカルミンを撒布して診断する必要がある（図2Ⓐ，Ⓑ）．
- LST-NGはひだのひきつれや，腫瘍辺縁が外に凸な偽足様所見を呈する[1]（図1Ⓒ，Ⓓ）．

▶ 鑑別のピットフォール
- LST-NGは平坦な病変で見落としやすいため，**空気の出し入れによるわずかな高低差や光の反射，発赤など色調の変化，血管透見の消失所見**などに注意しながら観察を行う．
- LST-NGの偽陥凹型は多中心性にSMに浸潤する可能性があることを念頭に，偽陥凹面をNBI拡大観察や色素拡大観察で十分に評価する必要がある[2]．

文献
1) 「国立がんセンター大腸内視鏡診断アトラス」（国立がんセンター内視鏡部／編著，藤井隆広／責任編集，下田忠和／病理監修），医学書院，2004
2) Uraoka T, et al：Endoscopic indications for endoscopic mucosal resection of laterally spreading tumours in the colorectum. Gut, 55：1592-1597, 2006

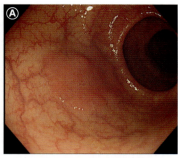
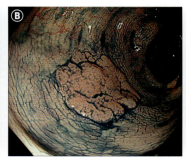
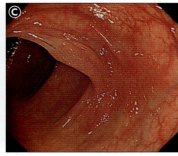
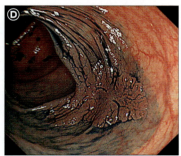

図1 表面隆起型

Ⓐ）通常光観察．横行結腸に 20 mm 大の扁平隆起性病変を認める．Ⓑ）インジゴカルミン撒布像．境界が明に観察される．Ⓒ）通常観察．横行結腸に 35 mm 大の発赤調の扁平隆起性病変を認める．ひきつれを伴っている．Ⓓ）インジゴカルミン撒布像．境界が明瞭に観察され偽足様所見を伴う．

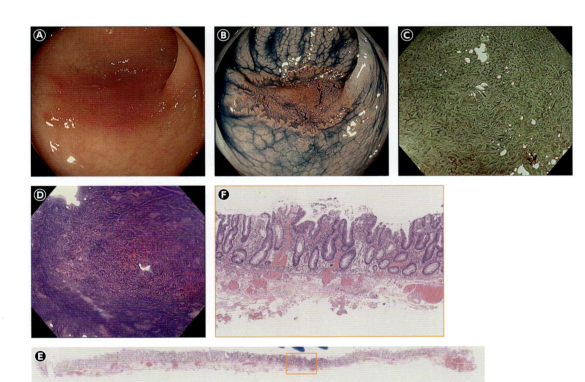

図2 偽陥凹型

Ⓐ）通常光観察．S状結腸に 25 mm 大の発赤調の平坦な病変を認める．Ⓑ）インジゴカルミン撒布像．境界が明瞭となり，辺縁に偽陥凹を認める．Ⓒ）NBI拡大観察像．vessel pattern は整であるが，surface pattern は一部不整であり，JNET Type 2B の所見である．Ⓓ）クリスタルバイオレット拡大観察像．pit の大小不同や配列の乱れを認めⅥ型軽度不整の所見と判断し ESD にて一括切除した．Ⓔ）病理組織学的所見．HE ルーペ像．Ⓕ）病理組織学的所見．核の偽重層化が目立つが明らかな核の腫大や配列の乱れは乏しく，高異型度管状腺腫と診断した．

第1章 悪性腫瘍（大腸）

悪性リンパ腫

8 びまん性大細胞型B細胞リンパ腫

弓削 亮，岡 志郎

▶ 疾患の概念

- びまん性大細胞型B細胞リンパ腫（diffuse large B-cell lymphoma：DLBCL）は，大型Bリンパ球がびまん性増殖を呈する腫瘍と定義されている．
- 節外性リンパ腫として最も頻度が高く，大腸原発のB細胞リンパ腫のなかで最も多い組織型．
- 好発部位は回盲部であるが，結腸や直腸においても発生することがある．
- 濾胞性リンパ腫やMALT（mucosa-associated lymphoid tissue）リンパ腫に比べて悪性度が高く，進行が速いことから，迅速な診断や治療が求められる．

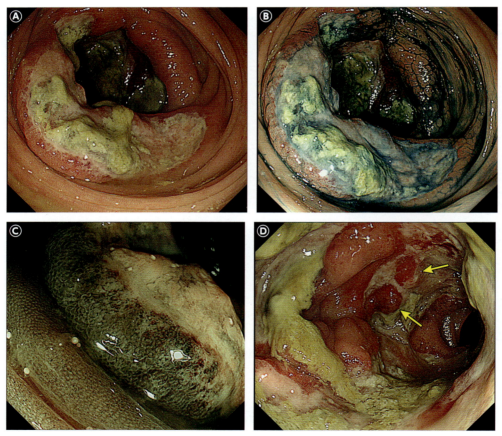

図1 内視鏡像

Ⓐ）通常観察像．上行結腸に耳介様の周堤を伴う半周性の潰瘍性病変を認め，潰瘍底は黄色調の白苔を有していた．口側にも潰瘍性病変の進展を認めた．Ⓑ）インジゴカルミン撒布像．病変の立ち上がりはなだらかで粘膜下腫瘍様であり，潰瘍辺縁の不整さは乏しい．Ⓒ）NBI拡大観察．病変の立ち上がりは正常粘膜であり，潰瘍辺縁に上皮性の所見を認めなかった．Ⓓ）病変は上行結腸から盲腸まで6 cmにわたっていたが内腔の伸展は良好であった．腫瘍辺縁では虫食い状に非腫瘍性腺管が残存していた．

▶ 特徴的な所見と診断

- DLBCLは**増殖速度が速い**ため，粘膜下腫瘍様の立ち上がりを呈する腫瘤の形成や潰瘍形成をきたす頻度がMALTリンパ腫や濾胞性リンパ腫と比較して高い．
- 潰瘍底は厚いクリーム状の黄色調の白苔を有し，**辺縁が整の幅の狭い耳介様の周堤をもった平皿状**であることが多い（図1 Ⓐ，Ⓑ）．
- 辺縁に粘膜下腫瘍様の所見を有し，病変の大きさや深達度に比して柔らかく，壁の伸展性は保たれている（図1 Ⓑ，Ⓒ）．
- 組織診断ではKi-67は40〜90％とMALTリンパ腫や濾胞性リンパ腫に比較して陽性率が高い．

▶ 鑑別のピットフォール

- 1型や2型の進行癌との鑑別が必要である．鑑別のポイントは辺縁の非上皮性腺管の介在の有無と送気による伸展性である．これらを念頭に入れ，空気量を調整し病変の立ち上がりと潰瘍辺縁を意識した観察を行い，多発病変も見逃さないようにする．
- DLBCLは管腔側へ非腫瘍性腺管を圧排する形で間質へ進展するため，非腫瘍上皮は萎縮・消失を示すが，腫瘍辺縁では虫食い状に非腫瘍性腺管が残存することがある（図1 Ⓓ ➡）．
- 上皮性腫瘍と異なり，全周性に長い狭窄を呈する場合でも内腔の伸展が比較的良好で通過障害をきたしにくい（図1 Ⓓ）．
- 生検を採取する際には上皮性腫瘍の場合と同様に潰瘍中心部は壊死組織が多いため，潰瘍の辺縁からの採取が必要である．なお，非腫瘍性上皮がまだらに残存することがあるため，詳細に観察したうえで複数箇所から生検を実施する．
- 消化管悪性リンパ腫の肉眼型は多彩であり，他の組織型との鑑別のため，免疫組織化学染色は不可欠である．

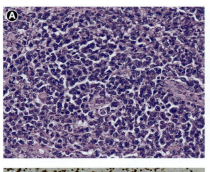
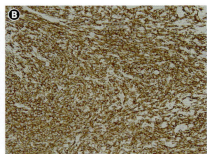
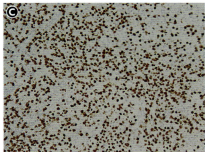

図2　病理像

Ⓐ）HE染色．中等代から大型の軽度のくびれおよび類円形核を有する異型リンパ球のびまん性浸潤像を認めた．Ⓑ）CD20免疫染色．陽性．Ⓒ）Ki-67免疫染色．陽性率約90％．また，CD79a陽性，CD3陰性，MUM-1陽性，BCL-6陽性，BCL-2陰性，CD10陰性でありDLBCLと診断した．

第1章 悪性腫瘍（大腸）

悪性リンパ腫

9 濾胞性リンパ腫

弓削 亮，岡 志郎

▶ 疾患の概念

- 濾胞性リンパ腫（follicular lymphoma：FL）とは，胚中心細胞に類似する小〜中型B細胞と胚中心芽細胞に類似する大型B細胞とが種々の割合で混在し，リンパ濾胞様結節を形成する腫瘍であり，低悪性度リンパ腫の代表的疾患である．
- 多くは節性であるが，節外性のものでは消化管原発の頻度が高く，通常小腸（特に十二指腸）に多発性病変として認められ，胃や大腸に節外性の病変が存在することは稀である．
- 免疫染色においてBリンパ球マーカーのCD20ないしCD79aが陽性で，抗アポトーシス蛋白であるbcl-2を発現している．胚中心マーカーであるCD10はほとんどの症例で陽性であるが，陰

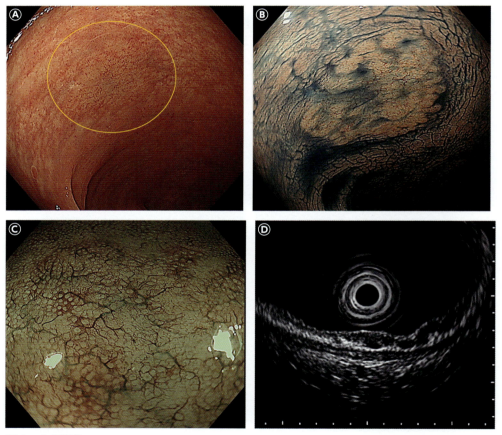

図1 内視鏡像
Ⓐ）通常観察像．S状結腸に径20 mm大の発赤調の扁平隆起性病変を認めた（◯）．Ⓑ）インジゴカルミン撒布像．病変の立ち上がりはなだらかで粘膜下腫瘍様であり，表面には結節状の凹凸不整を認めた．Ⓒ）NBI拡大観察像．不明瞭なsurface patternを背景に樹枝状を呈する拡張血管を認めた．Ⓓ）超音波内視鏡像．病変は粘膜深層から上皮下を中心に結節状のlow echoic lesionとして描出された．

性の場合もあるので注意する．

▶ 特徴的な所見と診断

- 小腸FLの内視鏡所見の典型像が白色顆粒状隆起の集簇および多発所見であるのに対し，大腸FLでは**隆起型**を呈する報告が多い（図1 Ⓐ）．
- 隆起の表面は一見平滑に見えるが，インジゴカルミンを散布することで結節状の凹凸不整を認める場合がある（図1 Ⓑ）．
- NBI拡大観察においては，MALTリンパ腫でみられるような**樹枝状の血管拡張像**を認める場合や，腫瘍の頂部においてⅠ型pitが変形し，密度が低下，消失する場合がある（図1 Ⓒ）．
- 超音波内視鏡検査では，濾胞様結節を反映した結節状のlow echoic lesionとして描出されることがある（図1 Ⓓ）．
- FLは消化管に広範に多発していることが多く，隆起型の大腸FLの周辺や小腸に白色顆粒状隆起性病変を併存している場合がある．

▶ 鑑別のピットフォール

- 限局した隆起型を呈する大腸FLは，癌や神経内分泌腫瘍，GIST（gastro intestinal stromal tumor）などの粘膜下腫瘍様病変との鑑別が問題となるが，他と比べると軟らかさがあり，鉗子で圧診すると「弾性軟」の所見を呈することが多い．
- 癌でみられる不整な上皮性変化に乏しく，表面は平滑または結節状を呈する．
- MALTリンパ腫との鑑別として，周囲や小腸に白色顆粒状隆起性病変を伴っている場合や，表面の結節状の凹凸不整が強い場合は，FLがより疑われる．
- 消化管悪性リンパ腫の肉眼型は多彩であり，他の組織型との鑑別のため，免疫組織化学染色は不可欠である．CD10陰性で診断に苦慮する場合にはFISH法でIgH-bcl2t（14；18）転座を検索することでFLと診断できる場合もある．

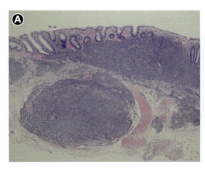
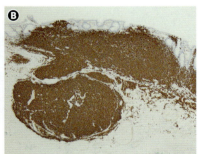
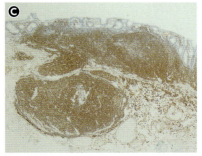

図2 病理像
Ⓐ）HE染色．粘膜固有層内には，くびれのある小型〜中型の異常リンパ球が結節状構造を呈して密に増殖していた．Ⓑ）CD20免疫染色．陽性．Ⓒ）CD10免疫染色．陽性．また，CD79a陽性，bcl-2陽性，CD5陰性，cyclin D1陰性であり濾胞性リンパ腫と診断した．

第1章　悪性腫瘍（大腸）

悪性リンパ腫

10　MALTリンパ腫

副島啓太，高松　学

▶ 疾患の概要

- 悪性リンパ腫の原発は全身性と節外性に分けられ，節外性では消化管が最も好発部位となる．消化管に発症するリンパ腫は腸管非上皮性腫瘍に分別される．
- 消化管原発性で，結腸・直腸に多くみられるのはびまん性大細胞型（DLBCL），MALTリンパ腫である[1]．
- 大腸悪性リンパ腫は比較的稀な疾患であるが，腸管悪性リンパ腫のなかでMALTリンパ腫は12.5％に認められたと報告されている．胃リンパ腫では性差はみられないが，腸管リンパ腫では男性が優位である[2]．

▶ 特徴的な所見と診断

- 内視鏡像は表面平滑で大小不同の顆粒を伴う隆起性病変を認める．腫瘍は比較的柔らかく，鉗子で圧診すると「弾性軟」の所見を呈することが多い．NBIでは正常粘膜に類似したJNET Type 1を呈し，クリスタルバイオレット染色を使用した拡大内視鏡検査では，Ⅰ型pitを認める．
- EUSでは第2層を主座として境界明瞭で内部が均一な低エコー腫瘤を認める．病理組織所見では，核形不整で淡明な細胞質をもつ単球様細胞の増殖を特徴とし，反応性リンパ濾胞形成を伴うこともしばしばある．胃のMALTと異なり，lymphoepithelial lesion（LEL）を伴わない症例が多い．

▶ 鑑別のピットフォール

- 腸管非上皮性腫瘍のうち良性腫瘍にはGIMT（gastrointestinal mesenchymal tumor），悪性腫瘍には悪性リンパ腫（DLBCL，MALTリンパ腫）以外，Kaposi肉腫がある．筋原性腫瘍では，良性腫瘍の平滑筋腫と悪性腫瘍のGIST（gastrointestinal stromal tumor）があげられ，悪性黒色腫も好発部位である．その他にも，上皮性腫瘍である直腸カルチノイド腫瘍や他臓器からの壁外性浸潤もみられるほか，非腫瘍性病変である**腸管子宮内膜症**や**直腸粘膜脱症候群**も鑑別に挙がる[2]．
- 同じく悪性リンパ腫のDLBCLが鑑別となるが，内視鏡的な鑑別は困難であり，組織学的に大型異型リンパ球様細胞のびまん性増殖がみられる場合はDLBCLを念頭に鑑別を進める．一般的な免疫組織染色ではMALTリンパ腫に特異的な所見はなく，確定にはFISH法（*MALT1*遺伝子）を併用することもある．

文献
1）Ⅱリンパ腫　悪性リンパ腫　総論．「造血器腫瘍診療ガイドライン2018年版補正版」（日本血液学会／編），金原出版，2020
2）Streubel B, et al：MALT lymphoma associated genetic aberrations occur at different frequencies in primary and secondary intestinal MALT lymphomas. Gut, 55：1581-1585, 2006

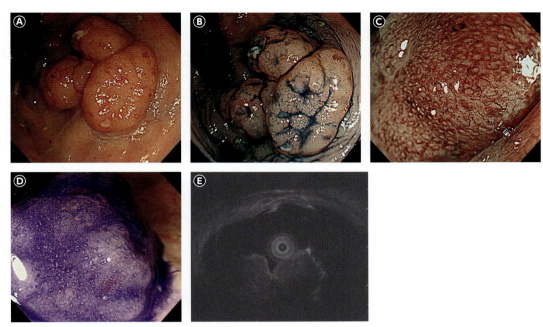

図1　MALTリンパ腫の内視鏡像
Ⓐ）通常白色光観察．Ⓑ）インジゴカルミン撒布．Ⓒ）NBI拡大観察．Ⓓ）クリスタルバイオレット染色．Ⓔ）EUS画像．

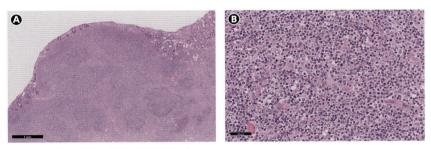

図2　MALTリンパ腫のHE染色像
Ⓐ）HE染色（ルーペ像）．LPMからSMにかけてリンパ球の浸潤があり，反応性のリンパ濾胞が散見される．Ⓑ）HE染色（拡大像）．小型の正常リンパ球とともに，不整形核と淡明細胞質を有する異型リンパ球様細胞が散見される．

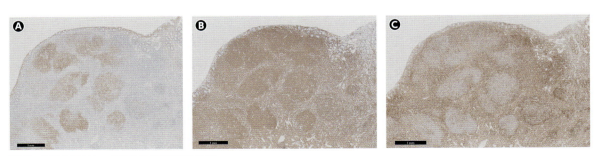

図3　MALTリンパ腫の免疫組織染色像
Ⓐ）免疫組織染色（CD10）．CD10陽性B細胞よりなる濾胞胚中心に，リンパ腫細胞の浸潤（follicular colonization）がみられる．Ⓑ）免疫組織染色（CD20）．胚中心に加え，濾胞間にもCD20陽性細胞が高度に浸潤する．Ⓒ）免疫組織染色（Bcl2）．二次濾胞内はBcl2陰性の正常B細胞よりなるが，Bcl2陽性の腫瘍細胞の浸潤をみる．

第1章　悪性腫瘍（大腸）

11　神経内分泌腫瘍（NET）

鈴木啓太，高松　学

▶ 疾患の概要

- 消化管の神経内分泌腫瘍（neuroendocrine tumor：NET）は，小型で低悪性度なものから，増殖活性が高く転移をきたす高悪性度のものまで幅広く認められるが，転移率や予後におけるエビデンスの確立はいまだ不十分である．
- 病理学的診断は，組織学的な形態に加え，核分裂の個数とKi-67指数により，G1，G2，G3に分類される[1]．
- 特異的症状はなく，便潜血反応検査やスクリーニング内視鏡検査で偶発的に発見されることが多い．
- 一般的な大腸癌は発症年齢が60～70歳であるのに対し，NETは50歳代と若い傾向ある．

▶ 特徴的な所見と診断（図）

- 発生部位は，直腸が最も多く，肛門縁から約8～9 cmまでの下部直腸に位置する病変が約70％以上を占める[2]．
- 肉眼型は粘膜下腫瘍様隆起を呈し，粘膜面は正常な腺管模様と毛細血管の拡張した所見がみられる．色調は正常～黄色調，「弾性硬」で，粘膜下層にとどまる腫瘍は可動性を伴う．
- 10 mm以上の比較的大きい病変では起始部のくびれや中心陥凹（dell）を伴うものがみられ，特に悪性度の高いものでは潰瘍やびらんを伴う傾向がある[3]．
- 腫瘍径や深達度の正確な評価には超音波内視鏡検査（EUS）が有用である．典型的なEUS像は第2～3層に主座をおく境界明瞭な卵円形の均一な低エコー腫瘤である．

▶ 鑑別のピットフォール

- 下部直腸にみられる粘膜下腫瘍様隆起の鑑別として，リンパ濾胞，外痔核，直腸扁桃（rectal tonsil），GIST，脂肪腫，平滑筋腫，顆粒細胞腫などがあげられる．各所見が類似するものや，非典型例では内視鏡所見のみでは鑑別困難である．
- 診断のために内視鏡下生検による病理診断を行う場合があるが，治療時の病変の再現性から5 mm以下の小型NETを疑う場合は，治療前生検は行わず診断的内視鏡治療が推奨される．
- 同時性・異時性に多発する症例もあり，多発病変の有無を確認することも重要である．

文献
1）「WHO Classification of Tumours, 5th ed, Vol. 1 Digestive System Tumours」（WHO Classification of Tumours Editorial Board），WORLD HEALTH ORGANIZATION, 2019
2）斉藤裕輔，他：大腸カルチノイド腫瘍の全国集計－大腸カルチノイド腫瘍の治療方針．胃と腸，40：200-213, 2005
3）千野晶子，他：直腸NETの診断，予後，経過観察法．消化器内視鏡，28：1793-1801, 2016

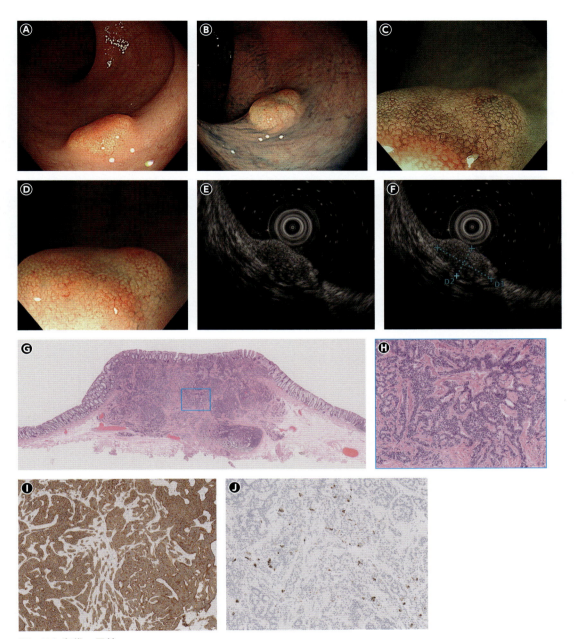

図 50歳代，男性

Ⓐ) 通常観察像．下部直腸に黄色調の粘膜下腫瘍様隆起を認める．Ⓑ) 反転観察のインジゴカルミン散布像．中心に浅い陥凹を認める．Ⓒ) NBI拡大観察像．正常な腺管構造と毛細血管の拡張を認める．Ⓓ) インジゴカルミン散布下の拡大観察像．正常な腺管のⅠ型 pit pattern を認める．ⒺⒻ) EUS像：第2～3層に主座をおく境界明瞭で均一な低エコー腫瘤．EUS下の計測で10.2 mm×5.2 mmであり，治療方針として外科手術を勧めたが，本人の手術拒否があり，切除生検目的にESDを施行した．Ⓖ) 病理組織学的所見（HE染色ルーペ像）．Ⓗ) Ⓖの青枠拡大像．類円形細胞が索状・リボン状に配列している．ⒾⒿ) Synaptophysinはびまん性に陽性，ChromograninAは一部の細胞に陽性を示す．病理診断はCarcinoid tumor（NET, G1），pT1b（深達度SM，最大径10 mm），Ly0, V1, pHM0, pVM1であり，追加外科切除を施行された．

第1章　悪性腫瘍（大腸）

12 消化管間質腫瘍（GIST）

佐野村　誠，永田信二

▶ 疾患の概要

- GIST（gastrointestinal stromal tumor）は消化管壁内のCajal介在細胞に分化能のある未熟な間葉系細胞を起源とする腫瘍である．
- 通常，紡錘形細胞型GISTはKITがびまん性陽性であり，KIT陰性あるいは一部陽性は非常に稀である．診断に迷う症例では，DOG1免疫染色，*c-kit*遺伝子解析や専門家へのコンサルトをすることが望ましい[1]．
- 消化管GISTの発生部位は胃が最も多い．大腸GISTのほとんどは歯状線近傍の下部直腸（Rb）から発生し，全消化管GISTのなかで直腸GISTの頻度は3.6％程度とされている．
- 大腸GISTのほとんどは紡錘形細胞型GISTである．類上皮細胞型GISTは血管が豊富で易出血性であり，弾性軟の特殊なGISTである[2]．

▶ 特徴的な所見と診断

- 典型例では，直腸のMPから発生するため，形態は広基性の半球状の表面平滑な粘膜下腫瘍様隆起を呈し，頂部に陥凹や潰瘍を伴うことがある（図1，2）[2]．
- 腫瘍が大型になると結節状や分葉状を呈する場合がある[3]．
- 管外発育型GISTでは広基性で丈の低いなだらかな粘膜下腫瘍様隆起を呈するため，下部直腸の観察には注意を要する．
- EUSでは，第4層（MP）に連続する境界明瞭の低エコー腫瘤として描出される．内部エコーは均一から不均一までさまざまである．腫瘍内に中心壊死を合併すると無エコー域，出血や石灰化を合併すると高エコー域が混在する[3]．

▶ 鑑別のピットフォール

- 直腸に発生する粘膜下腫瘍様病変として，NET（図3）やMALTリンパ腫（図4）などが鑑別にあがる（表）．色調や硬さ，病変の大きさと立ち上がり，粘膜面の評価，EUS所見などから病変の局在（LPM，SM，MP）を考慮して診断することが肝要である．

文献
1) 「GIST診療ガイドライン2022年4月改訂　第4版」（日本癌治療学会/編），金原出版，2022
2) 佐野村　誠，他：大腸腫瘍性病変の内視鏡診断―粘膜下腫瘍様病変（良性・悪性）の診断．胃と腸，55：701-717，2020
3) 小林清典，他：消化管間質腫瘍．消化器内視鏡，32：52-53，2020

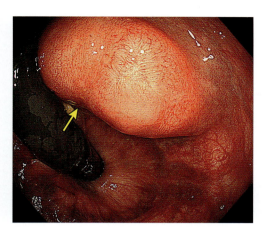

図1 直腸GIST
歯状線近傍の下部直腸（Rb）に4cm大の粘膜下腫瘍様隆起を認め，隆起の中央部はやや陥凹していた（→）．

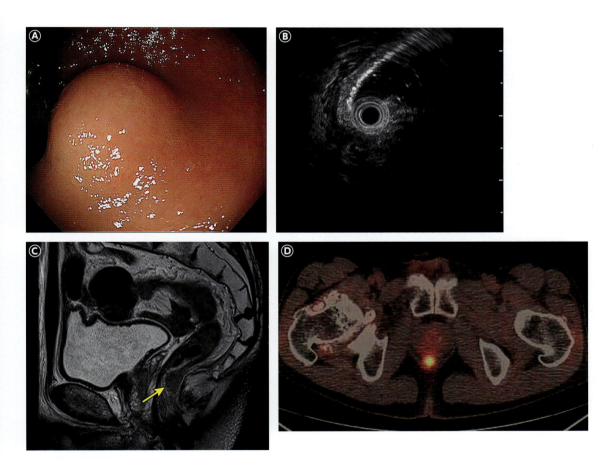

図2-① 直腸GIST
Ⓐ）歯状線近傍の下部直腸（Rb）に3cm大の立ち上がりがなだらかな半球状の粘膜下腫瘍様隆起を認めた．Ⓑ）EUS（20MHz細径プローブ）では，第4層に連続する低エコー腫瘤として描出された．Ⓒ）骨盤MRI（magnetic resonance imaging）検査（矢状断，T2強調画像）では，固有筋層から連続する腫瘍を認めた（→）．Ⓓ）FDG（18F-fluorodeoxyglucose）-PET（positron emission tomography）/CT検査では，腫瘍にFDG集積を認めた．

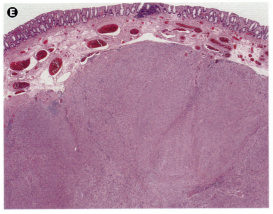
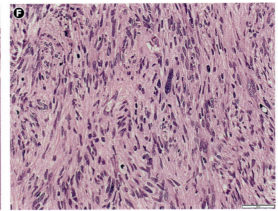
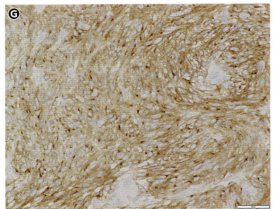

図2-② 直腸GIST（病理像）

E）切除標本では，MPから連続する境界明瞭な腫瘍を認めた．**F**）病理組織では，紡錘形の核と淡好酸性胞体を有する紡錘形細胞が錯綜して配列していた．**G**）腫瘍細胞はKIT陽性であった．

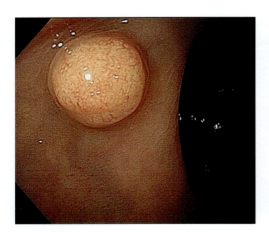

図3 直腸NET

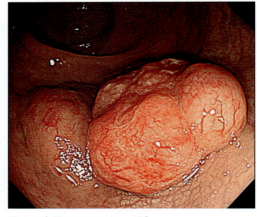

図4 直腸MALTリンパ腫

表 直腸に好発する大腸粘膜下腫瘍様病変

GIST
NET, NEC
悪性リンパ腫（MALTリンパ腫など）
悪性黒色腫
良性リンパ濾胞性ポリープ（rectal tonsil）
粘膜脱症候群（隆起型）
腸管子宮内膜症

GIST：gastrointestinal stromal tumor, NET：neuroendocrine tumor, NEC：neuroendocrine carcinoma, MALT：mucosa-associated lymphoid tissue.

第1章 悪性腫瘍（大腸）

13 悪性黒色腫

佐野村 誠, 永田信二

▶ 疾患の概要

- 悪性黒色腫（malignant melanoma）は, メラニン産生細胞であるメラノサイトに由来する悪性腫瘍であり, そのほとんどは皮膚に発生する. 消化管原発の悪性黒色腫は稀であるが, そのなかでは食道と直腸肛門部に好発する[1].
- 肉眼形態は隆起型が最も多く, ほかに潰瘍型, 表面型, 粘膜下腫瘍型がある.
- 直腸肛門部悪性黒色腫の好発部位は歯状線近傍であるが, 下部直腸にも発生する. また周囲の粘膜内あるいは粘膜下に転移した衛生病巣（satellite lesion）を伴うことがある[1].
- メラニン色素を反映した黒色調を呈することが多いが, 肉眼的に黒色を呈さない無色素性あるいは低色素性のamelanotic病変を示すこともある[1].

▶ 特徴的な所見と診断（図1）

- 典型例では, 黒色の色素沈着を伴った軟らかな粘膜下腫瘍様隆起として直腸肛門部に発生し, 周囲に黒色調の粘膜を伴う. また無色素性悪性黒色腫（amelanotic malignant melanoma）を示すこともある.
- 無色素性悪性黒色腫の腫瘍露出部は, 表面が滑らかな白色調の凹凸を呈する[1].
- 無色素性悪性黒色腫のNBI拡大観察では, 形状不均一な細血管のループ状の走行[1,2]や口径不同の乏しい蛇行する枝分かれした血管所見[3]を示すことがある.
- 悪性黒色腫の典型的な病理組織像では, 褐色のメラニン色素を腫瘍細胞内に認め, 腫瘍細胞はHMB45陽性, S-100陽性である.

▶ 鑑別のピットフォール

- 黒色を呈する大腸粘膜下腫瘍様病変（表）[4]の代表は悪性黒色腫であるが, **PEComa**（perivascular epithelioid cell tumor）もメラニン産生を反映して黒褐色調を呈することがある[5].
- 比較的軟らかな直腸の粘膜下腫瘍様病変の鑑別として, **悪性リンパ腫（MALTリンパ腫）**があげられる（図2）. 腫瘍露出部の性状, 表面の血管所見が鑑別点となる.

文献
1) 佐野村 誠, 他：特徴的なNBI拡大像を示した直腸肛門部の悪性黒色腫の1例. 日本大腸検査学会雑誌, 37：79-86, 2021
2) 酒見亮介, 他：直腸に多発した直腸原発低色素性悪性黒色腫の1例. 胃と腸, 49：1088-1095, 2014
3) 川上裕史, 他：大腸 Case 8. 胃と腸, 58：1398-1401, 2023
4) 佐野村 誠, 他：大腸腫瘍性病変の内視鏡診断―粘膜下腫瘍様病変（良性・悪性）の診断. 胃と腸, 55：701-717, 2020
5) 佐野村 誠, 他：早期胃癌研究会症例 横行結腸PEComaの1例. 胃と腸, 4：1561-1568, 2019

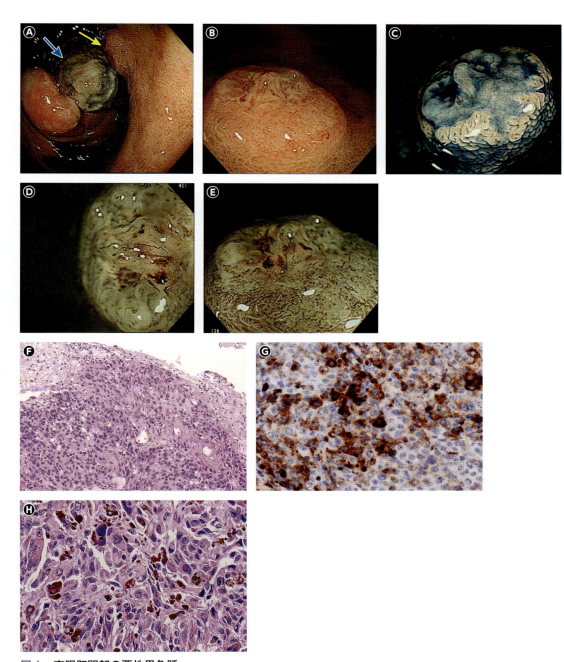

図1　直腸肛門部の悪性黒色腫

Ⓐ）直腸肛門移行部に黒色腫瘤を呈する悪性黒色腫を認め（➡），下部直腸に壁内転移を認めた（➡）．Ⓑ）下部直腸の 12 mm 大の壁内転移部は無色素性の悪性黒色腫であり，中央の腫瘍露出部は白色調で血管増生が目立ち，滑らかな凹凸を伴っていた．Ⓒ）インジゴカルミン撒布像では，病変基部の立ち上がりは正常粘膜に覆われており，NPG（non-polypoid growth）typeの0-Ⅱa+Ⅱc型の早期大腸癌に類似した像を示した．Ⓓ）隆起頂部のNBI拡大観察では，形状不均一な細血管がループ状に走行していた．Ⓔ）病変のNBI拡大観察では口径不同の乏しい蛇行する枝分かれした血管所見を認めた．Ⓕ）病変（図1Ⓔ）の病理組織像は，腫瘍の表層は毛細血管が豊富な肉芽に覆われていた．Ⓖ）腫瘍細胞はHMB45陽性であった．Ⓗ）黒色腫瘤を呈した直腸肛門移行部の悪性黒色腫の病理組織像は，明瞭な核小体を有する多形性の目立つ腫瘍細胞が増殖し，褐色のメラニン色素を細胞質内に認めた．
文献1より転載．

表　特徴的な色調を呈する大腸粘膜下腫瘍様病変

黄色	脂肪腫
黄白色	NET，顆粒細胞腫，神経節細胞腫，神経鞘腫
透明感	リンパ管腫（やや淡青色）
暗青色	血管腫
黒色	悪性黒色腫，PEComa

NET：neuroendocrine tumor, PEComa：perivascular epithelioid cell tumor

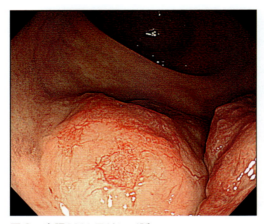

図2　直腸MALTリンパ腫

第1章　悪性腫瘍（大腸）

14　転移性腫瘍

頻度　★☆☆
難易度　★★★

佐野村 誠，川上 研

疾患の概要
- 転移性大腸腫瘍は稀な疾患であり，大腸癌全体でみると転移性大腸癌の頻度は0.1〜1％と報告されている[1]．
- 転移性大腸腫瘍の原発臓器は胃が最も多く[2]，他に卵巣，肺，膵臓などがある．
- 直接浸潤や播種性転移では固有筋層以深に病巣の主座があり，線維性間質の増生を伴う．血行性・リンパ行性転移ではLPMやSMを中心に髄様に増殖し，線維性間質は乏しい[3]．

特徴的な所見と診断（図1〜4）
- 大腸への直接浸潤や腹膜播種によるX線所見は収束型のX線形態を示すことが多い[2]．
- 血行性・リンパ行性による転移の場合，典型的には正常粘膜に覆われる粘膜下腫瘍様の形態を示し，表面は比較的平滑である．潰瘍すると，いわゆるbull's eye所見を呈する[4]．
- 胃原発の転移性大腸腫瘍の肉眼型はびまん浸潤型が多く，組織型は印環細胞癌と低分化腺癌が多くを占める[2]．
- 稀ながら，多発性のⅡc様病変（胃印環細胞癌），びまん性浸潤（乳癌），腫瘤形成（腎淡明細胞癌）など，原発臓器（組織型）に比較的特異的な転移形態を呈することがあり，原発巣推測の一助となる[5]．

鑑別のピットフォール（図5〜7）
- 粘膜下腫瘍様隆起を呈する疾患が鑑別にあがる．直接浸潤・腹膜播種あるいは血行性・リンパ行性の転移形式による肉眼形態の違い，単発・多発などの所見に留意する．

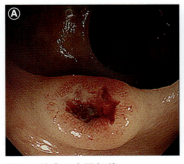 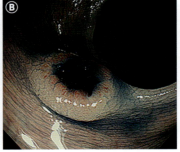 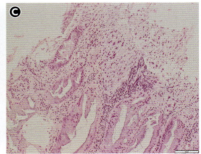

図1　肺癌の大腸転移
Ⓐ）S状結腸に1 cm大の立ち上がりが正常粘膜に覆われた扁平隆起を認め，頂部に陥凹を伴っていた．Ⓑ）インジゴカルミン撒布にて陥凹の境界が明瞭となった．Ⓒ）生検病理組織にて肺癌の大腸転移と診断された．

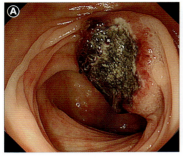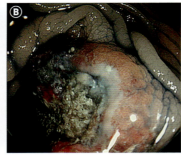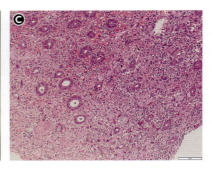

図2　肺癌の大腸転移

Ⓐ）横行結腸に5 cm大の粘膜下腫瘍様隆起を認め，表面は広く潰瘍形成を伴っていた．Ⓑ）インジゴカルミン撒布にて空気量を減じたところ，病変は硬い粘膜下腫瘤として観察された．Ⓒ）生検病理組織にて肺癌の大腸転移と診断された．

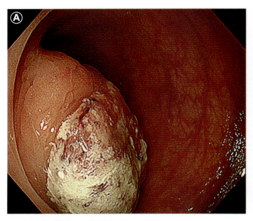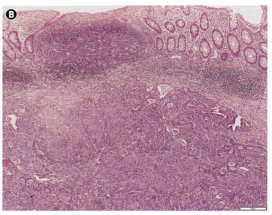

図3　卵巣癌の大腸転移

Ⓐ）S状結腸に5 cm大の半球状の粘膜下腫瘍様隆起を認め，頂部は腫瘍が露出している所見であった．Ⓑ）切除病理組織にてSMを中心に増殖する卵巣癌の大腸転移の像であった．

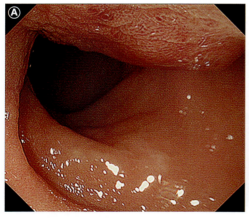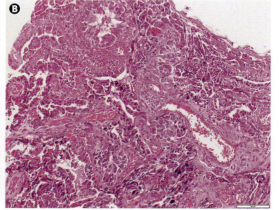

図4　卵巣癌の大腸転移

Ⓐ）直腸に境界不明瞭で硬い粘膜下腫瘍様隆起を認めた．Ⓑ）生検病理組織にて卵巣癌の大腸転移と診断された．

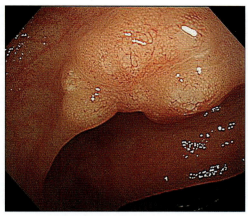

図5 原発性大腸癌（lymphoid stromaを伴う早期大腸癌）
肉眼形態，腫瘍露出部の拡大観察により，粘膜下層に転移した転移性大腸腫瘍と鑑別する．

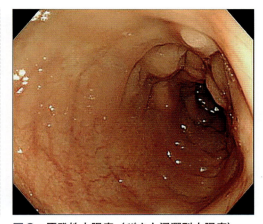

図6 原発性大腸癌（びまん浸潤型大腸癌）
正常粘膜に覆われた隆起の形態，X線所見から大腸への直接浸潤や播種性転移と鑑別する．

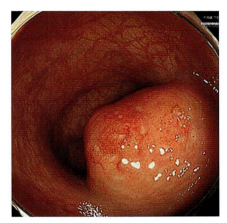

図7 大腸神経鞘腫
神経鞘腫などの間葉系腫瘍は，粘膜下腫瘍様の形態を示す血行性・リンパ行性の転移性大腸腫瘍と鑑別を要する．

文献

1) Balthazar EJ, et al：Primary and metastatic scirrrhous carcinoma of the rectum. AJR Am J Roentgenol, 132：711-715, 1979
2) 小林広幸，他：転移性大腸癌の形態学的特徴―X線像を中心として．胃と腸，38：1815-1830, 2003
3) 原岡誠司，他：病理から見た消化管転移性腫瘍．胃と腸，38：1755-1771, 2003
4) 岡田雄介，他：転移性腫瘍．消化器内視鏡, 32：60-61, 2020
5) 小林広幸，渕上忠彦：転移性腫瘍・直接浸潤．「胃と腸アトラスⅡ 下部消化管 第2版」（八尾恒良／監，「胃と腸」編集委員会／編），pp677-681, 医学書院, 2014

第1章 悪性腫瘍（大腸）

15 潰瘍性大腸炎関連腫瘍

細江直樹，岩男　泰

▶ 疾患の概要

- 潰瘍性大腸炎（ulcerative colitis：UC）において慢性炎症により，遺伝子変異・異常が蓄積され，dysplasiaという前癌状態を経由して大腸癌が発生する．
- 潰瘍性大腸炎関連腫瘍（ulcerative colitis-associated neoplasia：UCAN）の発癌経路（inflammation-dysplasia-carcinoma sequence）は，早期に*TP53*遺伝子異常を認め，初期病変が平坦型病変であるなど通常の大腸腫瘍とは臨床病理学的に大きな違いがみられる[1]．
- UCの累積発癌率は30年で5〜7％程度と一般人に比し高率である[2]．
- 同時性，異時性に多発する傾向があり，組織型は低分化型癌，印環細胞癌，粘液癌の比率が通常の大腸癌より高く，粘膜内で急速な脱分化像を認めることがある[3]．さらに分化型でも浸潤性発育を示すなどその発育様式が通常の大腸癌とは大きく異なる．
- 欧米のガイドラインや本邦の炎症性腸疾患ガイドラインでは，罹患から8年経過した全大腸炎型・左側結腸型を対象として内視鏡によるサーベイランスが推奨されている[4]．

▶ 特徴的な所見と診断

- 好発部位である遠位結腸，直腸に対しては，特に重点的にサーベイランスを行う必要がある．
- 従来は，欧米諸国でランダム生検が推奨されていたが，近年，高解像度の内視鏡や特殊光観察が普及したこともあり，色素内視鏡で拾い上げた病変へ狙撃生検を行うことが推奨されている．インジゴカルミン色素散布法は，コントラスト法であることはもちろんのこと，青色系色素であることから発赤が強調されることで病変が強調される[1]．
- UCANの肉眼型は隆起型が多いとされ，発赤調を呈する病変が多い[5]．腫瘍の辺縁が不明な病変はUC関連癌の61％であった[5]とする報告もあり境界を判別するのは困難なことが多い．

▶ 鑑別のピットフォール

- 隆起性病変ではUCの炎症部位もしくは炎症があった部位に発生した**散発性通常腫瘍**（sporadic neoplasm：SN）との鑑別が重要になるが，その病理組織学的診断基準は病理医間で乖離があることが知られている．さらに，炎症を伴うUC粘膜からの生検診断は再生異型との鑑別が容易ではない．前述したようにUCに発生するdysplasiaは早期から*TP53*遺伝子異常がみられ，低異型度腫瘍でもp53免疫染色で陽性になることが多く，再生性異型やSNとの鑑別に有用である[6]．隆起性病変では周囲粘膜に伴う平坦型dysplasiaの有無がUCANとSNとの鑑別に最も重要になるため，周囲粘膜の特に隆起境界部に対して画像強調拡大観察を行うとともに，生検を採取し平坦型dysplasiaの有無を判別する．

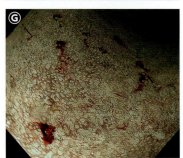

図 50歳代，男性，UC罹患歴13年，腺癌（tub1＋tub2＋por），pT1b（150μm），N0，M0

Ⓐ）通常光観察像：Rs～S状結腸移行部に平坦な発赤部位を認める．よく観察すると浅いびらん～潰瘍が認められる．**Ⓑ**）TXI観察像：同部位をTXIで観察すると色調，構造，明るさが強調され，発赤，浅い潰瘍が強調される．**Ⓒ**）NBI観察像（非拡大）：病変全体をNBIで観察すると，浅い潰瘍の左側には濃緑色の領域が観察でき，潰瘍の右側に軽度隆起した部位が観察できる．**Ⓓ**）通常光，インジゴカルミン散布像：インジゴカルミンを散布するとNBIで濃緑色に見えた部位は発赤した陥凹面として観察され，浅い潰瘍の右側には軽度の扁平隆起が認められる．インジゴカルミン散布により，凹凸と発赤が強調され病変の全体像が把握しやすくなる．**Ⓔ**）通常光，インジゴカルミン散布像：病変（発赤した浅い陥凹部）の境界部（⇨）と非病変と思われる口側の観察．インジゴカルミン散布により，凹凸が強調されている．大小不同のpit様構造が認められ，病変周囲の平坦型dysplasiaを疑う．**Ⓕ**）NBI観察像（中拡大）：病変（濃緑色の浅い陥凹部）の境界部（⇨）と非病変と思われる口側を，NBIを用いて観察している．病変の境界が明瞭に観察できるが，非病変部と思われる部位は構造が不揃いである．病変周囲の平坦型dysplasiaを疑う所見である．**Ⓖ**）NBI観察像（強拡大）：非病変の平坦型dysplasiaと思われる口側部位をNBI，拡大観察している．不整な血管と，大小不同のpit様構造が認められ，病変周囲の平坦型dysplasiaを疑う．同部位から生検を行い，p53免疫染色も併用し，同部位は，病変周囲の平坦型dysplasiaと診断した．

文献

1）岩男 泰，他：潰瘍性大腸炎関連腫瘍．消化器内視鏡，34：735-740，2022
2）Magro F, et al：Third European Evidence-based Consensus on Diagnosis and Management of Ulcerative Colitis. Part 1：Definitions, Diagnosis, Extra-intestinal Manifestations, Pregnancy, Cancer Surveillance, Surgery, and Ileo-anal Pouch Disorders. J Crohns Colitis, 11：649-670, 2017
3）Sugimoto S, et al：Intramucosal poorly differentiated and signet-ring cell components in patients with ulcerative colitis-associated high-grade dysplasia. Dig Endosc, 31：706-711, 2019
4）Rubin DT, et al：ACG Clinical Guideline：Ulcerative Colitis in Adults. Am J Gastroenterol, 114：384-413, 2019
5）小林清典，他：通常内視鏡による潰瘍性大腸炎関連腫瘍診断の現状と課題．胃と腸，55：133-141，2020
6）Mutaguchi M, et al：Difference in the clinical characteristic and prognosis of colitis-associated cancer and sporadic neoplasia in ulcerative colitis patients. Dig Liver Dis, 51：1257-1264, 2019

第1章 悪性腫瘍(大腸)

16 肛門管癌

細江直樹

▶ 疾患の概要

- 肛門管とは解剖学的には恥骨直腸筋付着部上縁より肛門縁までの管状部のことを言い,ここにできた癌を肛門管癌と言う.
- 肛門管癌は大腸癌全体の0.7〜1.8％の頻度を占める比較的稀な疾患である.米国における肛門管癌の組織型は扁平上皮癌が大部分であるが,本邦においては,腺癌,扁平上皮癌,腺扁平上皮癌,類基底細胞癌,その他の順に多い[1,2].
- 扁平上皮癌はHPV(human papillomavirus)感染との関連が強く示唆されている.肛門管扁平上皮癌は早期癌で発見されることは稀であり,進行癌の状態で発見されることが多く,その予後は不良といわれている.

▶ 特徴的な所見と診断

- 肛門管に存在する隆起,陥凹性病変であり,内視鏡的治療を行った早期肛門管癌(扁平上皮癌)の肉眼形態では0-Ⅱa型が55％と最多であったと報告されている[3].
- 扁平上皮癌の場合,食道病変に認められる**不整なIPCL(intraepithelial papillary capillary loop)に類似したドット状,ループ状血管や口径不同などを有する異常血管**を認めることがある[4].
- 腺癌の場合は,通常の大腸癌と同様に2型の進行癌が多くみられる[4].

▶ 鑑別のピットフォール

- 肛門管癌の拾い上げには,内視鏡挿入前の肛門麻酔時の触診,内視鏡挿入時・抜去時の肛門管の観察,さらには反転操作での肛門管の観察を行う.ただし,反転操作時の消化管損傷には注意し,愛護的に行う.
- 肛門領域は狭く,通常観察では近接となり観察困難な場合があり,必要に応じて透明フードを装着する.
- 鑑別診断として**悪性黒色腫,尖形コンジローマ**がある.悪性黒色腫は色素沈着した小さい痔核様のものから歯状線近傍の腫瘤形成まで多様である.肉眼形態としては,隆起型が多く,続いて潰瘍型の形態をとる.尖形コンジローマの形態は,表面に細顆粒状の小丘疹が多発し,乳頭状や鶏冠状となる[4].

文献
1) 稲次直樹:日本における肛門管悪性腫瘍性病変の現況.日本大腸肛門病学会雑誌,61:967-970,2008
2) 黒川彰夫,他:肛門部癌の初期像について.日本大腸肛門病学会雑誌,61:976-980,2008
3) 永田 務,他:内視鏡的粘膜下層剥離術にて切除し得た肛門管癌.胃と腸,53:980-985,2018
4) 松田圭二,他:大腸腫瘍性病変の内視鏡診断—肛門管腫瘍状病変の診断.胃と腸,55:719-729,2020

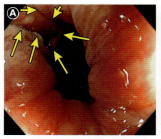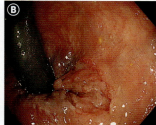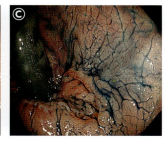
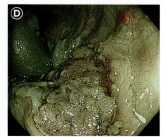

図1 60歳代，女性，扁平上皮癌，cT2N0M0

Ⓐ）通常光観察像：反転しない観察では⇨の部分に陥凹性病変をなんとか観察できるが，病変の全体像を捉えることができない．Ⓑ）通常光観察像：直腸内反転観察すると約15 mmの陥凹性病変が観察できる．陥凹面は粗大顆粒状である．Ⓒ）通常光，インジゴカルミン散布像：インジゴカルミンを散布すると陥凹面がより明瞭化する．Ⓓ）NBI観察像（非拡大）：陥凹面を近接しNBI観察すると，陥凹面に一致して，不整な血管が観察できる．

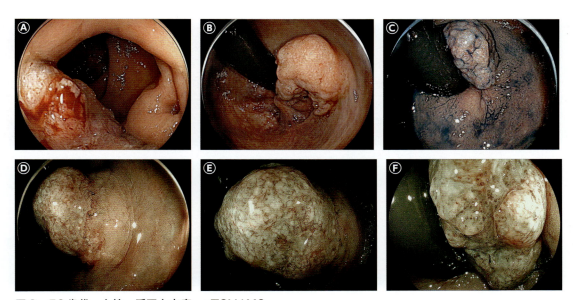

図2 50歳代，女性，扁平上皮癌，cT2N1M0

Ⓐ）通常光観察像：易出血性の結節が観察できる．透明フードを使用しているが，なるべく出血しないように愛護的に挿入する．Ⓑ）通常光観察像：直腸内反転観察すると約25 mm大，隆起型腫瘍の全体像が観察できる．Ⓒ）通常光，インジゴカルミン散布像：インジゴカルミンを散布すると結節の表面構造が明瞭化し，小結節の集簇が観察できる．Ⓓ）BLI観察像（弱拡大）：腫瘍の立ち上がりの部位は正常上皮に覆われており，SM以深への腫瘍浸潤が疑われる．腫瘍表面に不整な血管が観察できる．Ⓔ）BLI観察像（強拡大）：BLI拡大観察では腫瘍表面に日本食道学会，食道表在癌における拡大内視鏡分類Type B2に相当するループ形成に乏しい異常血管を認めた．Ⓕ）BLI観察像（強拡大）：BLI拡大観察では腫瘍表面に日本食道学会の食道表在癌における拡大内視鏡分類Type B1血管に相当する異常血管とType B2に相当するループ形成に乏しい異常血管を認めた．

第2章 悪性腫瘍（小腸）

1 腺癌

壷井章克, 岡 志郎

▶ 疾患の概要

- 小腸に発生する腺癌の頻度は低く，十二指腸を除く空腸・回腸に発生する原発性小腸癌の頻度は全消化管癌の0.1～0.3％と稀である[1]．
- 原発性小腸癌は男性に多く，好発年齢は50～60歳代であり，好発部位はTreitz靱帯から50 cm以内の近位空腸，回盲部より50 cm以内の遠位回腸とされている[2]．
- 原発性小腸癌のリスク因子として，**家族性大腸腺腫症，Lynch症候群，Peutz-Jeghers症候群，Crohn病やセリアック病，肥満**が知られている[3]．

▶ 特徴的な所見と診断

- 原発性小腸癌は腫瘍が増大して腸管腔が狭小化することにより，腹痛，嘔気・嘔吐などの腸閉塞症状や，貧血，黒色便などの出血症状によって気づかれることが多い[2]．
- 内視鏡所見として，易出血性の不整な腫瘤や潰瘍および内腔狭小化および狭窄を呈し，いわゆる2型進行癌（潰瘍限局型）の形状を呈することが多い（図1）．
- 癌腫が腸管の短軸方向に進展する傾向があるため"napkin-ring sign"とよばれる短い輪状狭窄を呈しやすく，狭窄周囲の腫瘍部分に境界明瞭な結節状隆起を認める．またX線透視で"overhanging edge"とよばれる所見も典型的である[2]．
- 早期癌に関しては隆起型や表面隆起型，表面陥凹型（図2）を呈するものなどさまざまである．

▶ 鑑別のピットフォール

- 最も鑑別すべき疾患として**悪性リンパ腫**，なかでも**びまん性大細胞型B細胞性リンパ腫（DLBCL）**があげられる．
- 悪性リンパ腫では送気による管腔の伸展性が保たれ，潰瘍辺縁の不整所見が目立たず，耳介様周堤を呈することから鑑別が可能である．
- 進行癌では，周堤の部分が粘膜下腫瘍様に観察されることもある．特に送気伸展が行えないカプセル内視鏡では粘膜下腫瘍と誤認することもある．

文献

1) Chen CC, et al：Risk factors for adenocarcinomas and malignant carcinoids of the small intestine：preliminary findings. Cancer Epidemiol Biomarkers Prev, 3：205-207, 1994
2) 壷井章克, 他：原発性小腸癌の臨床病理学的特徴―内視鏡診断を中心に．胃と腸，57：783-792, 2022
3) Raghav K & Overman MJ：Small bowel adenocarcinomas--existing evidence and evolving paradigms. Nat Rev Clin Oncol, 10：534-544, 2013
4) 多田修治, 上原正義：小腸癌．「小腸疾患の臨床」（八尾恒良, 飯田三雄/編），医学書院，2004

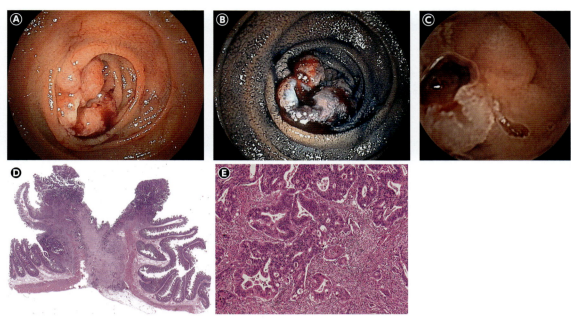

図1 64歳,男性.進行空腸癌の1例

Ⓐ）ダブルバルーン内視鏡像（白色光）.空腸に半周性の不整な潰瘍性病変を認めた.病変は易出血性であった.Ⓑ）ダブルバルーン内視鏡像（色素観察）.潰瘍辺縁の不整さがより明瞭となった.Ⓒ）カプセル内視鏡像.空腸に不整な潰瘍性病変を認め,管腔は狭小化していたが,カプセルは通過可能であった.ダブルバルーン内視鏡による生検で高分化型管状腺癌と診断し,外科手術を施行した.Ⓓ）病理組織像（ルーペ像）.Ⓔ）病理組織像（中拡大像）.病変深部では中型から小型の管状構造が増殖・癒合する中分化型腺癌の像であった.最終病理結果はpap＞tub2＞por1, pT4a, NX, pM1c, pStage Ⅳc（大腸癌取扱い規約第9版に準じて記載）と診断した.

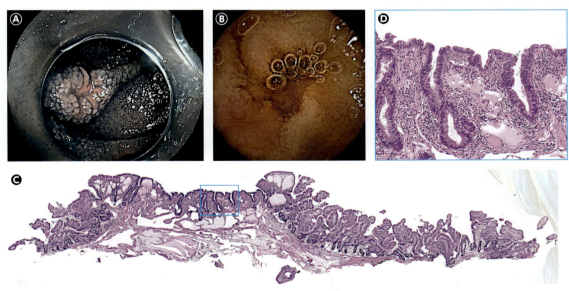

図2 70歳,男性.Lynch症候群に発生した早期小腸癌の1例

Ⓐ）ダブルバルーン内視鏡像（色素観察）.空腸に5 mm程度の明瞭な陥凹性病変を認める.Ⓑ）カプセル内視鏡像.画面左下に絨毛が消失し,陥凹した病変を認める.EMRを施行した.Ⓒ）病理組織像（ルーペ像）.Ⓓ）病理組織像.Ⓒの青枠の拡大像.粘膜固有層内に限局して増殖する高分化〜中分化管状腺癌の像を認める.最終病理組織診断はtub1＞tub2, pTis, Ly0, V0, pHM0, pVM0（大腸癌取扱い規約第9版に準じて記載）であった.

第2章　悪性腫瘍（小腸）

悪性リンパ腫

2 びまん性大細胞型B細胞リンパ腫

壷井章克, 岡　志郎

疾患の概要

- 悪性リンパ腫はB細胞性とNK/T細胞性に大別され，消化管原発悪性リンパ腫の大部分はB細胞性である．
- 小腸に発生する悪性リンパ腫として，濾胞性リンパ腫もしくはびまん性大細胞型B細胞リンパ腫（diffuse large B-cell lymphoma：DLBCL）が多い[1]．
- 小腸DLBCLの局在はリンパ組織が豊富である回腸末端に多い[2]．
- DLBCLの発生には de novo のものと，MALTリンパ腫や濾胞性リンパ腫から形質転換するものに分けられる[1]．

特徴的な所見と診断

- 中村ら[3]は小腸悪性リンパ腫の肉眼所見を隆起型，潰瘍型，MLP（multiple lymphomatous polyposis）型，びまん型，混合型に分類し，悪性リンパ腫の組織型に応じて肉眼型が異なることを報告している．
- DLBCLの肉眼型は潰瘍型が最も多く，次いで隆起型が多い．
- 悪性リンパ腫の特徴的な内視鏡所見として，①全周性に長い狭窄を有すること，②潰瘍辺縁に認める不整所見のない健常粘膜に覆われた幅の狭い隆起，いわゆる耳介様周堤を認めること，③腫瘍の大きさ・狭窄の強さに比較し内腔の伸展が良好で内容物の通過が良好であることなどがあげられる（図1）[1]．
- 悪性リンパ腫において生検診断はきわめて重要である．潰瘍形成した腫瘍においては潰瘍辺縁部だけでなく，潰瘍部も生検することで診断率の向上が期待できる[4]．
- 悪性リンパ腫を疑う場合，病期診断のために全消化管内視鏡検査はもちろんのこと，CT検査やPET-CT検査，骨髄検査も必要である．

鑑別のピットフォール

- 原発性悪性リンパ腫と鑑別すべき疾患としては**原発性小腸癌**，**転移性小腸癌**，**神経内分泌腫瘍（NET）**や**消化管間質腫瘍（GIST）**があげられる．
- DLBCLの肉眼型が2型腫瘍に類似するが，原発性小腸癌では辺縁不整が強く，狭窄の長軸長が短く，内腔の伸展性が不良な点で鑑別が可能である．
- 転移性小腸癌も隆起や潰瘍などさまざまな肉眼型をきたし，DLBCLと鑑別を要する．転移性小腸癌の場合，病変一部に粘膜下腫瘍様の形態を呈することが多く（図2），病変が多発することがある．原発巣として肺がんや腎癌，悪性黒色腫，乳がんなどが多く，前述の病変を有する場合には鑑別に注意すべきである．
- NETやGISTは粘膜下腫瘍様の形態を呈することが多く，鑑別は容易であることが多いが，潰瘍を形成した場合には鑑別に苦慮することもある．

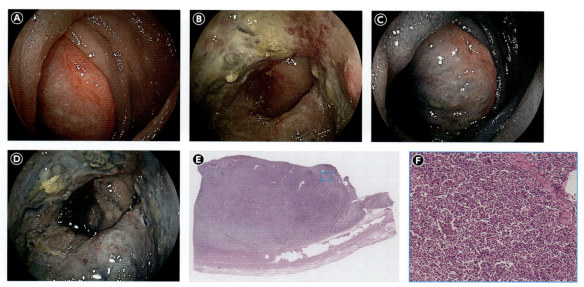

図1　59歳，男性．occult OGIB を契機に診断された回腸 DLBCL の1例

OGIB：obscure gastrointestinal bleeding（原因不明消化管出血）．
Ⓐ）ダブルバルーン内視鏡像（白色光）．病変肛門側辺縁．**Ⓑ**）ダブルバルーン内視鏡像（白色光）．病変口側．全周性の潰瘍性病変を形成しているものの，管腔の伸展性は保たれ，スコープ通過も可能であった．**Ⓒ**）ダブルバルーン内視鏡像（色素観察）．病変肛門側辺縁．潰瘍辺縁に不整はなく，いわゆる耳介状周堤を形成している．**Ⓓ**）ダブルバルーン内視鏡像（色素観察）．病変口側．口側の潰瘍辺縁も肛門側同様に不整所見は認めない．**Ⓔ**）病理組織所見（ルーペ像）．**Ⓕ**）病理組織像（強拡大像）．**Ⓔ**の青枠の拡大像．中〜大型の異型リンパ球が密に集簇している．免疫組織学的にCD3，CD5，bcl-2，cyclin D1陰性，CD20，CD79a陽性で，Ki-67は90％以上の細胞で陽性であった．以上からびまん性大細胞型B細胞性リンパ腫と診断した．

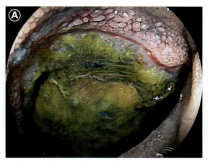 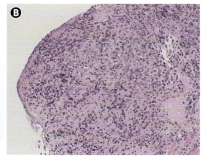

図2　転移性小腸癌（肺癌）

Ⓐ）ダブルバルーン内視鏡像（色素観察像）．厚い白苔を伴った潰瘍性病変を認める．潰瘍辺縁には不整は認めないが，潰瘍辺縁は粘膜下腫瘍様に隆起している．
Ⓑ）生検標本．大型多角形な異型細胞の増殖を認める．免疫組織学的にTTF-1が陽性であり，肺癌の転移と診断した．

文献

1) 岡田裕之，他：びまん性大細胞型B細胞性リンパ腫．日本臨牀，80：184-187，2022
2) 岸　昌廣，他：狭窄を来す小腸疾患の診断―内視鏡診断の立場から．胃と腸，51：1676-1682，2016
3) 中村昌太郎，他：空・回腸悪性リンパ腫168例の臨床病理学的特徴―X線・内視鏡所見を中心に．胃と腸，48：1461-1473，2013
4) 岡田裕之，他：腸管リンパ腫の臨床病態と治療．日本消化器病学会雑誌，114：1957-1967，2017

第2章 悪性腫瘍（小腸）

悪性リンパ腫

3 濾胞性リンパ腫

壷井章克, 岡 志郎

疾患の概要

- 小腸に発生する悪性リンパ腫のうち，濾胞性リンパ腫は比較的頻度が高い．特に十二指腸で偶発的に発見されることが多く，近年では増加傾向にある[1]．
- 好発部位としては十二指腸下行部であるが，カプセル内視鏡やバルーン内視鏡の普及により，空腸や回腸に広範にわたり多発することが明らかとなってきている[2]．

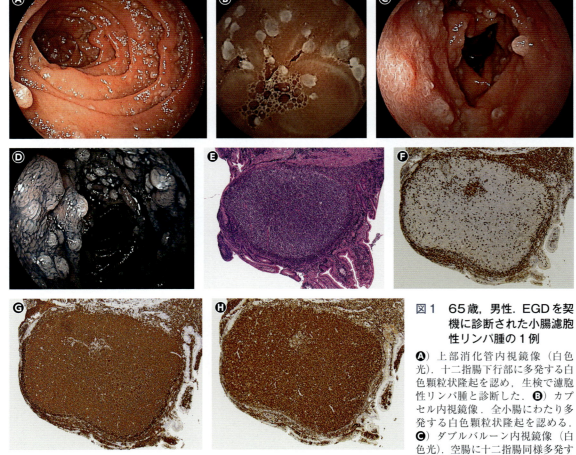

図1 65歳，男性．EGDを契機に診断された小腸濾胞性リンパ腫の1例

Ⓐ）上部消化管内視鏡像（白色光）．十二指腸下行部に多発する白色顆粒状隆起を認め，生検で濾胞性リンパ腫と診断した．**Ⓑ**）カプセル内視鏡像．全小腸にわたり多発する白色顆粒状隆起を認める．**Ⓒ**）ダブルバルーン内視鏡像（白色光）．空腸に十二指腸同様多発する白色顆粒状隆起を認める．**Ⓓ**）ダブルバルーン内視鏡像（色素観察）．病変がより明瞭に観察される．**Ⓔ**）生検標本．HE染色では濾胞像構造を形成する異型リンパ球を認める．**Ⓕ**）生検標本．免疫組織化学染色．CD3陰性．**Ⓖ**）生検標本．免疫組織化学染色．CD20陽性．**Ⓗ**）生検標本．免疫組織化学染色．bcl-2陽性．以上から濾胞性リンパ腫と診断した．

特徴的な所見と診断（図1）

- 消化管原発悪性リンパ腫の肉眼分類として統一されたものはないが，中村ら[3]は隆起型，潰瘍型，MLP型，びまん型，混合型の5型に分類したところ，小腸濾胞性リンパ腫の半数以上がMLP型であったと報告している．
- 小腸濾胞性リンパ腫の代表的な内視鏡所見は多発する白色顆粒状隆起と白色絨毛であり，それぞれ濾胞形成性に増殖したリンパ球の集簇，リンパ管拡張を反映した所見である[4]．
- 頻度は低いが潰瘍や狭窄をきたす例も報告されており，鑑別に注意を要する．

鑑別のピットフォール

- 濾胞性リンパ腫と鑑別が必要な疾患として，MLP型を呈する**マントル細胞リンパ腫**や**MALTリンパ腫**などの他のB細胞性リンパ腫，および白色絨毛を呈する**リンパ管拡張症**や**ウィップル病**があげられる．
- 潰瘍や狭窄をきたす例（図2）ではMALTリンパ腫などの他のB細胞性リンパ腫や，DLBCLへの形質転換などと鑑別を要するが，他部位にも濾胞性リンパ腫を示唆する白色顆粒状隆起や白色絨毛があることが多く，他部位小腸粘膜を含めた詳細な観察も鑑別に重要である．

文献

1) 弓削　亮，他：消化管濾胞性リンパ腫の治療方針と長期経過．消化器内視鏡，33：866-871，2021
2) Kodama M, et al：Primary follicular lymphoma of the gastrointestinal tract：a retrospective case series. Endoscopy, 40：343-346, 2008
3) 中村昌太郎，他：空・回腸悪性リンパ腫168例の臨床病理学的特徴—X線・内視鏡所見を中心に．胃と腸，48：1461-1473，2013
4) Nakase H, et al：Magnified endoscopic view of primary follicular lymphoma at the duodenal papilla. Intern Med, 46：141-142, 2007

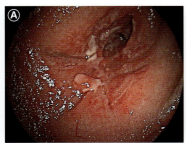
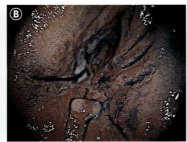
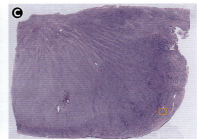
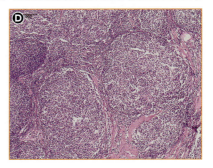

図2　狭窄をきたした小鷗濾胞性リンパ腫の内視鏡像

ⓐ）ダブルバルーン内視鏡像（白色光）．全周性に地図上の浅い潰瘍を認め，一部瘢痕様のひきつれを伴っている．ⓑ）ダブルバルーン内視鏡像（色素散布像）．ひきつれがより明瞭となる．管腔は狭窄し，スコープ通過は不能であった．生検での確定診断はできなかったが，狭窄症状を呈しており，同部を外科切除した．ⓒ）病理組織学的所見（HE染色ルーペ像）．ⓓ）病理組織学的所見（ⓒオレンジ枠拡大像）．粘膜下層から漿膜にかけて濾胞構造を形成しながら増殖する異型リンパ球を認め，免疫組織化学染色でCD10，CD20，CD79a陽性，CD3，CD5陰性，bcl-2陽性であり，濾胞性リンパ腫と診断した．

第2章 悪性腫瘍（小腸）

悪性リンパ腫

4 MALTリンパ腫

青山大輝

▶ 疾患の概要

- 反応性リンパ濾胞のマントル層外側に位置する辺縁帯細胞由来と考えられる節外性B細胞リンパ腫であり，発育緩徐で予後良好なindolentリンパ腫である．
- 消化管原発のMALTリンパ腫の発生部位については，胃が40〜50％，大腸が25％，小腸が5〜15％であり，小腸原発が最も少ない[1]．そのなかでは回腸や十二指腸に好発する[2]．
- 小腸原発のMALTリンパ腫は主に成人に発症し，嘔気や上腹部痛，下血などの非特異的症状を呈するか，無症状で便潜血や貧血などの検査異常で発見される場合もある[3]．

▶ 特徴的な所見と診断

- 中村ら[2]の検討では，肉眼型では潰瘍型（狭窄）が多く，3割程度を占める（図1）．
- 隆起型や混合型，MLP型を呈する場合もある．
- 確定診断には病理組織学的診断が必須である．
- 病理組織学的には小型〜中型の異型リンパ球（centrocyte-like cell）のびまん性浸潤（図2Ⓐ），上皮腺管の破壊像（lymphoepithelial lesion：LEL）が特徴的とされる（図2Ⓑ）．
- 免疫染色は必須で，CD19，CD20，CD79a，BCL2，PAX5が陽性となり，CD3，CD5，CD10，CD23，bcl-6，cyclin D1が陰性となる（図3）．
- PCRによる単クローン性増殖（IgHリアレンジメント）の検出，またPCRやFISH法による特異的な染色体転座t（11；18）（q21；q21）/API2-MALT1の検出も有効で，15〜30％の症例でみられる．

▶ 鑑別のピットフォール

- 多彩な内視鏡像を呈し，臨床症状も非特異的なものが多いことから，それらより本症を診断することは比較的困難といえる．
- 肉眼型での鑑別として，潰瘍型では特に大きな腫瘍の中央に潰瘍があり，潰瘍底が凹凸不整な場合は**小腸癌**やびまん性大細胞型B細胞リンパ腫などの高悪性度リンパ腫との鑑別を要する（図4）．
- 隆起型では，小腸癌や**神経内分泌腫瘍**および**GIST**などの粘膜下腫瘍の形態を呈する病変との鑑別を要する．
- MALTリンパ腫の表面は平滑で，癌にみられるような不整な上皮性変化に乏しい．
- 送気による病変の伸展性が良好で柔らかい．
- LELの頻度については，胃MALTリンパ腫において25％で，小腸MALTリンパ腫において10〜50％とされる．

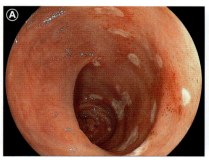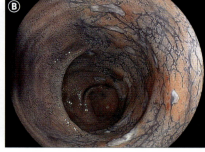

図1　回腸末端にみられる潰瘍性病変
Ⓐ）白色光観察．
Ⓑ）色素観察．

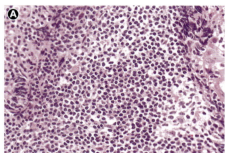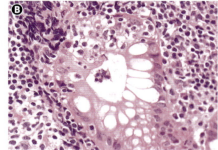

図2　HE染色
Ⓐ）小型ないし中型で軽度の異型を示すリンパ球の浸潤を認める．Ⓑ）リンパ球が陰窩上皮内に浸潤するLELを形成する．

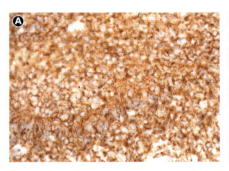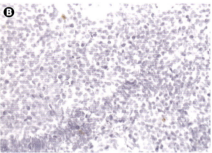

図3　免疫染色
Ⓐ）CD20陽性．
Ⓑ）CD10陰性．

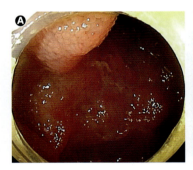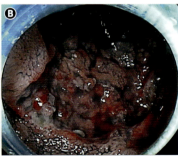

図4　びまん性大細胞型B細胞リンパ腫
潰瘍底は凹凸不整を示す．
Ⓐ）白色光観察．Ⓑ）色素観察．

文献

1) Foukas PG, et al：Recent advances upper gastrointestinal lymphomas：molecular updates and diagnostic implications. Histopathology, 78：187-214, 2021
2) 梁井俊一, 他：小腸腫瘍性病変の内視鏡診断―リンパ増殖性疾患の診断. 胃と腸, 55：637-645, 2020
3) 大森崇史, 他：MALTリンパ腫. 日本臨牀, 80：192-198, 2022

第2章　悪性腫瘍（小腸）

悪性リンパ腫

5 腸管症関連T細胞リンパ腫

青山大輝

▶ 疾患の概要

- 悪性リンパ腫は，病理組織学的にB細胞リンパ腫とNK/T細胞リンパ腫の2つに大別される．NK/T細胞リンパ腫で代表的な疾患にはHTLV-1（human T-cell leukemia virus type 1）に関連したATLL（adult T-cell leukemia/lymphoma）とMEITL（monomorphic epitheliotropic intestinal T-cell lymphoma）がある．
- 以前のWHO分類では，腸管症関連T細胞リンパ腫（enteropathy-associated T-cell lymphoma：EATL）はセリアック病に合併する中型～大型腫瘍細胞から成るⅠ型と，同疾患と関連の少ない小型～中型腫瘍細胞から成るⅡ型に分類されていたが，2017年のWHO分類改訂4版で旧Ⅰ型が純粋なEATLと定義され，旧Ⅱ型はMEITLに病名が改められた[1]．
- EATLもMEITLも小腸に好発し，腸管穿孔のリスクが高く，予後不良な疾患である．

▶ 特徴的な所見と診断

- EATLの内視鏡所見の特徴は，十二指腸から回腸にかけてほぼ全小腸にみられる**びまん性のKerckring雛襞の著明な肥厚と微細顆粒状粘膜**である．しばしば潰瘍を伴う粘膜下腫瘍様の単発ないし多発腫瘤を呈する[2]．
- EATLの病理学的所見の特徴は，類円形ないし多角形の核と著明な核小体と淡明な細胞質を有する中型～大型腫瘍細胞である．免疫組織学的には，CD3，CD7，TIA1，granzyme B，perforinが陽性となり，CD4，CD5，CD8は陰性となる．
- MEITLの内視鏡所見としては**亀甲様の粗造粘膜**が特徴的である．不整形潰瘍を呈することもある[3,4]（図1）．
- MEITLの病理学的所見の特徴は，多型性に富む円形ないし単形性の小型～中型腫瘍細胞である（図2）．免疫組織学的には，CD3，CD8，CD56，TCRαβが陽性となり，CD4，CD5が陰性となる（図3）．

▶ 鑑別のピットフォール

- 症状は腹痛や食欲不振，下血，体重減少などで特異的なものはない．無症状で経過し急性腹症で発症する症例もあり，早期診断が困難なことが多い[5]．
- 小腸のみならず，十二指腸や結腸病変の検索も併せて行う必要がある．
- 免疫学的検査は有用で，CD56陽性例では腸管穿孔が多いとされる[5]．
- T細胞性リンパ腫の特徴として，深い潰瘍性病変やびまん性の地図状潰瘍，アフタ様所見がある．
- B細胞性リンパ腫のびまん性大細胞型B細胞性リンパ腫は，隆起型や，辺縁整の耳介様周堤を示す潰瘍型が多い（図4）．

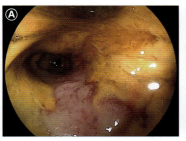 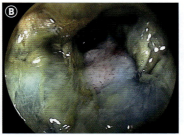 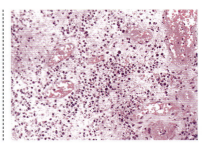

図1　空腸にみられる白苔の付着した潰瘍性病変
Ⓐ）白色光観察．Ⓑ）色素観察．

図2　HE染色像
中型で異型を示すリンパ球の浸潤を認める．

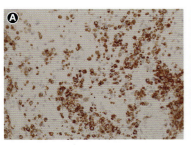 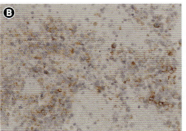 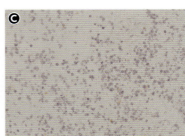

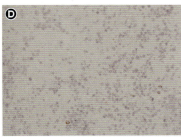

図3　免疫染色
Ⓐ）CD3陽性．Ⓑ）CD56陽性．Ⓒ）CD4陰性．Ⓓ）CD5陰性．

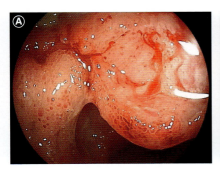 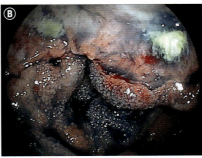

図4　びまん性大細胞型B細胞性リンパ腫
辺縁整の耳介様周堤を伴う潰瘍性病変．
Ⓐ）白色光観察．
Ⓑ）色素観察．

文献

1) 梁井俊一，他：小腸腫瘍性病変の内視鏡診断―リンパ増殖性疾患の診断．胃と腸，55：637-645，2020
2) 中村昌太郎：腸管症関連T細胞リンパ腫．日本臨牀，80：199-201，2022
3) Yanai S, et al：Endoscopic findings of enteropathy-type T-cell lymphoma. Endoscopy, 39 Suppl 1：E339-E340, 2007
4) 河野真一，他：Monomorphic epitheliotropic intestinal T-cell lymphomaの2例．胃と腸，54：543-552，2019
5) 河合典子，他：消化管穿孔をきたした腸管症型T細胞性リンパ腫の2例．日本臨床外科学会雑誌，75：2783-2788，2014

第2章 悪性腫瘍（小腸）

6 神経内分泌腫瘍（NEN）

西本崇良

疾患の概要

- 神経内分泌腫瘍はneuroendocrine neoplasms（NEN）と総称され，病理組織像でさらに細分化される．
- 2019年のWHO分類では核分裂数とKi-67指数による腫瘍細胞の増殖能の差により高分化腫瘍のNET G1，G2，G3，低分化腫瘍NECと呼称されることとなった．
- NECと腺癌，腺房細胞癌，NET各群の混在したものはmixed neuroendocrine-non-neuroendocrine neoplasms（MiNENs）と総称されている．
- NENは全身に分布しうるが，約60％は消化器に発生し，本邦ではほとんどが膵，直腸に発生し，消化管では直腸NENが大部分を占めている．
- 大腸におけるNENの発生部位は直腸が約60％を占め，次いでS状結腸，上行結腸，横行結腸の順となる．
- 小腸腫瘍は消化管腫瘍全体の1～2％で，うちNENの占める割合は1.3～1.7％と稀な疾患である．

特徴的な所見と診断

- 画像診断と組織診断が診断には重要である．
- 消化管のG1/2 NETは内視鏡では表面平滑で類円形の粘膜下腫瘍様隆起として認識され，弾性は軟で黄色調もしくは正常色調を呈し，表面に拡張した血管透見もみられる．
- 腫瘍の増大により陥凹や潰瘍を伴うことが多く，その際には腫瘍が消化管内腔へ露出するケースがある．
- EUSでは第3層（SM）に主座を置き，境界明瞭な球形の低エコー腫瘤として描出される．
- NECは浸潤性の境界不明瞭な広がりがあり，しばしば壊死を伴う進行癌の形態をとる場合が多い．
- 内視鏡所見で消化管NENが疑われた場合，確定診断として内視鏡下生検が行われる．NETの場合は通常生検で陰性の場合ボーリング生検や切開生検，EUS-FNAが行われ，SMにとどまる病変であれば内視鏡的切除による診断的治療も行われる．

鑑別のピットフォール

- 直腸NETは上皮性腫瘍が粘膜下腫瘍様形態を示す腫瘤であり，粘膜表面からの生検で病変が採取できる可能性は高いが，小型の腫瘤の場合に生検鉗子で病変の大部分を摘除し，治療時に病変の再現性が得られない可能性があり注意が必要である．
- 結腸粘膜下腫瘍の鑑別疾患は**リンパ濾胞**，**外痔核**，**直腸扁桃**，**平滑筋腫**，**GIST**，**脂肪腫**など主に良性病変があげられる．
- 小腸NENの鑑別疾患は，**GIST**，**リンパ管種**，**血管腫**，**脂肪腫**，**異所性膵**などがあげられ，悪性腫瘍としては悪性リンパ腫や転移性腫瘍も同様の形態をとる場合がある．

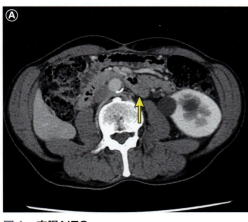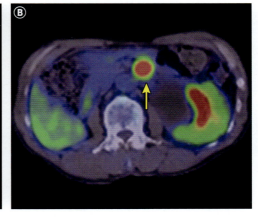

図1 空腸NEC

Ⓐ）造影CT．上部空腸に早期造影効果のある円形の腫瘤性病変（SMT）．Ⓑ）FDG-PET．左腎静脈直下の空腸SMTへ集積亢進（SUV max 14.22）．

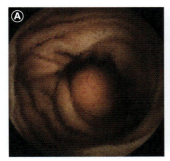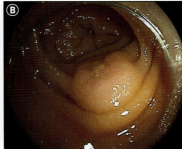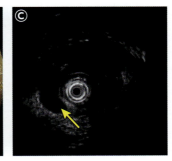

図2 小腸NET

Ⓐ）小腸カプセル内視鏡画像．カプセル内視鏡ではSMTの検出は難しく，同一病変の小腸鏡画像とは見え方が異なる．Ⓑ）通常光画像．腫瘍頂部にdeleを伴うSMT病変．Ⓒ）超音波内視鏡画像．粘膜下の低エコー腫瘤として観察されるが，小腸内視鏡下でのEUSは解像度が低く層の同定は困難．

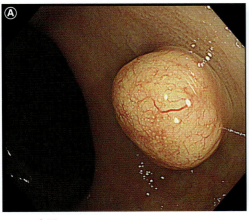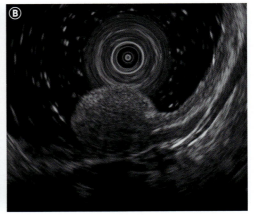

図3 直腸NET

Ⓐ）通常光画像：直腸G1 NET．表面に拡張した血管透見のある黄色調腫瘤．Ⓑ）超音波内視鏡画像．第3層に主座のある低エコー腫瘤．

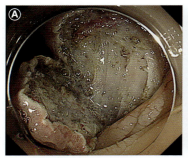 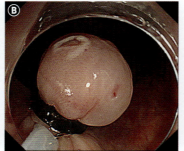 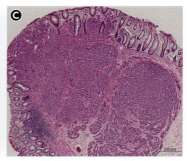

図4　大腸NET

Ⓐ）内視鏡的粘膜下層剥離術（ESD）．1 cm未満で粘膜下層にとどまる病変に対しては内視鏡的一括切除を先行することが多い．**Ⓑ**）内視鏡的粘膜下層結紮下切除術（ESMR-L）．大腸NETに対する内視鏡治療は，通常のEMRでは切除断端陽性となることが多く，その他の治療法としてESMR-LやEMR-C（EMR with cap）が推奨されている．**Ⓒ**）切除検体HE標本40倍．粘膜下層主体の充実性増殖，索状・吻合リボン状構造（Soga分類C型），均一小型卵円形で微細な染色質を有する核所見．

文献

1）「膵・消化管神経内分泌腫瘍（NEN）診療ガイドライン2019年　第2版」〔日本神経内分泌腫瘍研究会（JNETS）膵・消化管神経内分泌腫瘍診療ガイドライン第2版作成委員会/編〕，金原出版，2019
2）「胃と腸アトラスⅡ下部消化管　第2版」（八尾恒良/監，「胃と腸」編集委員会/編），医学書院，2014

第2章 悪性腫瘍（小腸）

7 転移性小腸腫瘍

大宮直木

▶疾患の概要

- 筆者らが報告した2003〜2011年のダブルバルーン内視鏡で発見された159例の小腸腫瘍の単施設報告では，悪性腫瘍は93例（58％）でその内訳・割合は悪性リンパ腫が47例（50.5％），GISTが15例（16.1％），転移性腫瘍・他臓器癌浸潤が15例（16.1％），癌が13例（14.0％），NENが3例（3.2％）であり，転移性腫瘍・他臓器癌浸潤の平均年齢は64歳，男女比14/1，検査契機は原因不明消化管出血33％，狭窄33％，疼痛13％，腫瘤触知が7％．部位は十二指腸1例，空腸8例，回腸8例．原発巣は肺癌が6例（40.0％：腺癌4例，扁平上皮癌1例，小細胞癌1例）と最も多く，次いで胃癌2例，膵癌2例，大腸癌1例，腎細胞癌1例，腎盂癌1例，悪性黒色腫1例，胆管細胞癌1例であった[1]．
- カプセル内視鏡やバルーン内視鏡登場以前の1986〜2002年の岩下らが報告した5施設の転移性小腸腫瘍27例の平均年齢は57.2歳，男女比23/4，検査契機は下血8例（29.6％），腸閉塞7例（25.9％），腹痛・穿孔が3例（11.1％），腫瘤触知が1例（3.7％）．部位は空腸17例，空腸〜回腸4例，回腸6例．原発巣は肺癌が16例（59.3％）と最多で，次いで，悪性黒色腫4例（14.8％），大腸癌2例（7.4％），腎癌2例（7.4％），精巣腫瘍1例（3.7％），食道癌1例（3.7％），前立腺癌1例（3.7％）であった[2]．
- 渡辺らによる1995〜2006年の医学中央雑誌の本邦報告例の集計で，転移性小腸腫瘍は102例あり，平均年齢65歳，男性78％・女性22％，検査契機はイレウス27％，下血22％，穿孔21％，腸重積17％，腹痛5％，無症状8％．部位は空腸64％，回腸24％，空回腸12％．原発巣は肺癌が58％と最多で（大細胞癌49％，腺癌24％，扁平上皮癌17％，小細胞癌3％），次いで悪性黒色腫7％，食道癌7％，腎細胞癌7％，乳癌6％の順であった[3]．

▶特徴的な所見と診断

- 血行性・リンパ行性による脈管性転移では，転移巣はSMやMPに形成され，増大すると粘膜下腫瘍様の形態を呈し，腫瘤型，扁平隆起型，隆起陥凹型，潰瘍型などさまざまな形態を示し，多発する場合もある（図1）．
- 腫瘍の増大により壊死をきたすと潰瘍を形成し，穿孔や大量出血をきたしうる．間質成分に乏しく腫瘍細胞成分を多く含むため，小腸壁の伸展性が保たれることが多い．播種性転移や直接浸潤の場合は漿膜側から腸管内腔へ癌細胞が浸潤してくるため，腫瘍の形態は粘膜下腫瘍様の部分を伴うことが多く，初期には内腔への圧排所見がみられる．
- 腫瘍の浸潤が腸管内に及ぶと深掘れ潰瘍を伴い，消化管出血による貧血，狭窄による腸閉塞症状をきたす．腸管長軸方向に垂直方向の粘膜襞が収束した所見（transverse stretch）が特徴的とされる[4〜8]．
- 診断は，他臓器に腫瘍があり，造影CT，Positron Emission Tomography（PET，陽電子放出断層撮影）などの横断画像で小腸に腫瘍が認められれば，近い経路からバルーン内視鏡による精査を試みる．

- CT等で異常がなくても消化管出血，貧血，腹痛等の症状があればカプセル内視鏡や小腸造影を行う．小腸腫瘍を発見すれば転移性小腸腫瘍が鑑別に入る．血液腫瘍マーカーが鑑別に有用な場合もある．

鑑別のピットフォール

- 小腸腫瘍の大部分は悪性リンパ腫，GIST，NENなどの粘膜下腫瘍のため，鑑別が難しい場合がある．他臓器腫瘍の小腸転移なのか，小腸原発腫瘍の他臓器転移なのか迷うことも多い（図2）．生検によるH＆E染色，他臓器腫瘍特異的な免疫染色が診断に役立つ．
- 小腸腫瘍で最も多い悪性リンパ腫では可溶性インターロイキン2受容体（sIL-2R）が血液腫瘍

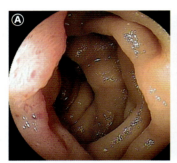
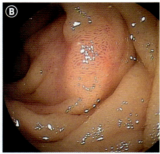
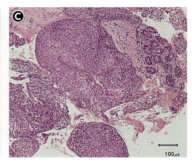

図1　子宮頸癌の十二指腸・上部空腸転移
60代女性．腸閉塞にて受診．経口的ダブルバルーン小腸内視鏡にて深部十二指腸～上部空腸に多発する一部陥凹を伴う粘膜下腫瘍あり（ⒶⒷ），生検で扁平上皮癌の小腸転移と診断された（Ⓒ）．

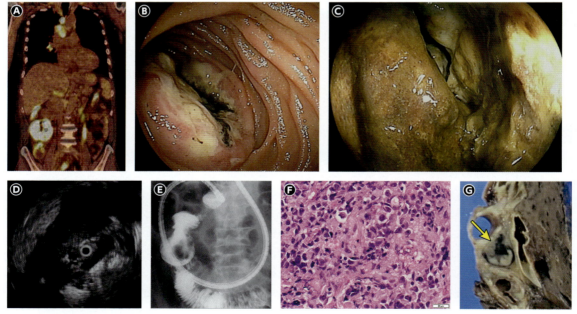

図2　肺肉腫様癌（多形癌）の下部空腸転移
60代男性．貧血（Hb 7.3 g/dL）にて受診．sIL-2R 4,223 U/mLと高値．PET/CTで小腸悪性リンパ腫，脳・縦隔，腹部リンパ節腫瘍を疑われ（Ⓐ），入院にて経口的ダブルバルーン小腸内視鏡施行．下部空腸に10 cm大の非上皮性陥凹性腫瘍あり（ⒷⒸ）．EUS上均一な低エコー腫瘍で（Ⓓ），選択的ガストログラフィン造影にて管腔は不整に拡張しており動脈瘤型の悪性リンパ腫を疑ったが（Ⓔ），生検では低分化腺癌と診断された（Ⓕ）．全身状態不良にて第45病日に永眠．病理解剖にて肺門部の肺肉腫様癌（多形癌：Ⓖ⇒）の縦隔リンパ節・小腸・脳転移と判明．

マーカーとして有用な場合が多いが，転移性小腸腫瘍や小腸の炎症でも上昇する場合があるので注意が必要である（図2）．

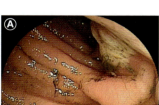
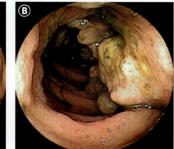
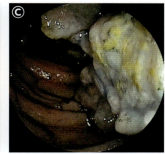
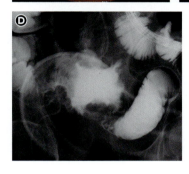

図3　大腸癌の下部空腸転移

70代男性．腹部腫瘤触知にて受診．経口的ダブルバルーン小腸内視鏡にて骨盤内空腸に辺縁に粘膜下腫瘍の要素（Ⓐ）を伴う3/4周の内部拡張した汚い白苔を有する病変あり（ⒷⒸ）．選択的ガストログラフィン造影にて管腔は不整に拡張しており動脈瘤型の悪性リンパ腫を疑わせる所見であった（Ⓓ）．

文献

1) Honda W, et al：Enteroscopic and radiologic diagnoses, treatment, and prognoses of small-bowel tumors. Gastrointest Endosc, 76：344-354, 2012
2) 岩下生久子，他：転移性小腸腫瘍の画像診断．胃と腸，38：1799-1813, 2003
3) 渡辺憲治，他：転移性腫瘍．胃と腸，43：570-574, 2008
4) 山田健太朗，他：転移性小腸腫瘍の画像診断・形態学的特徴．胃と腸，57：1018-1026, 2022
5) 岡 志郎，他：小腸の腫瘍性・腫瘍様疾患—原発性小腸癌と転移性小腸腫瘍．胃と腸，54：451-460, 2019
6) 赤松泰次：転移性腫瘍・直接浸潤．「胃と腸アトラスⅡ下部消化管 第2版」（八尾恒良/監，「胃と腸」編集委員会/編），pp488-491，医学書院，2014
7) 川崎啓祐，他：小腸悪性腫瘍の臨床．胃と腸，55：1349-1359, 2020
8) 原岡誠司，岩下明徳：小腸悪性腫瘍：転移性小腸腫瘍．INTESTINE，15：157-166, 2011

第2章 悪性腫瘍（小腸）

8 消化管間質腫瘍（GIST）

西本崇良

▶ 疾患の概要

- 消化管間質腫瘍（gastrointestinal stromal tumor：GIST）は消化管腫瘍全体の3％を占める比較的稀な腫瘍で，好発年齢は60歳代である．
- 発生部位は胃が60％と最も多く，小腸30％，大腸5％，食道1％で，稀ではあるが大網・腸間膜・後腹膜などの消化管外に発生するextra-GISTも存在する．
- 消化管MP内に存在するカハール（Cajal）介在細胞への分化能を有する細胞が腫瘍化したもので，ほとんどが消化管筋層（稀にSM）より発生する．
- 原因となる遺伝子変異は$c-kit$遺伝子が約80％で$PDGFRA$遺伝子が約10％，その他SDH, $NF-1$, RAS, $BRAF$遺伝子などがある．

▶ 特徴的な所見と診断

- 病変の主座が粘膜下にあるため，進行するまで無症状であり，CTなどの画像検査で偶発的に指摘されることが多い．有症状時には，消化管出血，貧血，腹痛，腫瘍触知等がみられる．
- 確定診断には病理組織診断が必要であり，粘膜欠損で腫瘍が露出する場合は生検鉗子で組織生検が行われ，腫瘍が露出していない場合は超音波内視鏡下穿刺吸引法（EUS-FNA），粘膜の切開生検やボーリングバイオプシーが行われる．
- 典型的な内視鏡所見は，粘膜下腫瘍の所見で，腫瘍頂部にdelleを伴うこともある．
- 病変が大きくなると，潰瘍部が広がり2型腫瘍の形態をとる場合もある．
- 発育形態は腔内型，管外型，壁内型，混合型の4型に分類される．小腸では管外もしくは混合進展型が多く，無症状のまま増大してしまうケースがあり，また内視鏡での局在診断も困難な場合がある．
- 下部消化管におけるGISTは主に小腸に存在するが，小腸カプセル内視鏡では粘膜下腫瘍の検出は難しく，小腸内視鏡も施設バイアスがあり，内視鏡的な診断の難易度は比較的高い．

▶ 鑑別のピットフォール

- SMTとして認識される非腫瘍性病変としては静脈瘤，囊胞，脂肪腫，迷入膵などがあるが，色調や形態等肉眼的な差異が少ない場合がある．
- GISTと鑑別すべき腫瘍のうち，主に紡錘形細胞から成る腫瘍としては，**平滑筋腫，平滑筋肉腫，神経鞘腫，デスモイド，炎症性筋線維芽細胞腫瘍（IMT），孤立性線維性腫瘍（SFT）**などがあり，類上皮細胞からなる腫瘍としては，**低分化癌，カルチノイド（神経内分泌腫瘍），悪性黒色腫，グロームス腫瘍，PEComa**などがあるが，いずれも肉眼系からの診断も困難であることが多く，診断には組織生検もしくは診断的な外科的切除を要する．

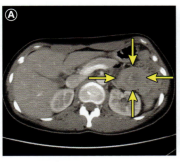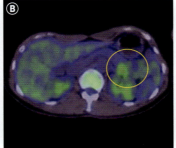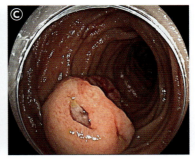

図1　空腸GIST

Ⓐ）造影CT．空腸に腸重積所見があり，内部に腸間膜動脈分枝と連続性のある早期造影効果のある腫瘤性病変（▷）．Ⓑ）FDG-PET．空腸に結節状のFDG集積（〇SUV max 3.36）．Ⓒ）小腸鏡通常光観察．腸重積の起点となった病変，deleを伴う30 mm大のSMTでdeleからの生検でGISTの診断．

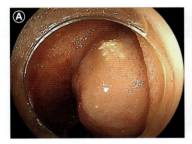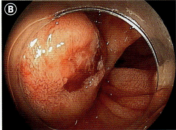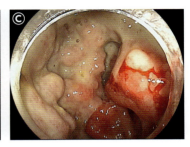

図2　小腸GIST

Ⓐ）通常光画像．小腸鏡による下部空腸部SMT．Ⓑ）組織生検後画像．Ⓐの腫瘍頂部deleから生検施行．Ⓒ）通常光画像．上部空腸全周性2型腫瘍．

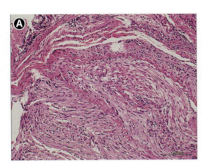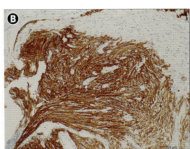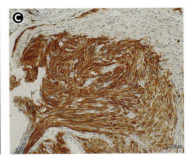

図3　生検組織

Ⓐ）HE染色．粘膜下層に紡錘形の腫瘍細胞が錯綜する束状，渦巻き状，花むしろ状配列をとる細胞密度の高い腫瘍．Ⓑ）DOG1．DOG1はKIT陽性・陰性にかかわらず，95％以上のGISTで陽性になり診断的価値が高い．Ⓒ）c-kit．免疫染色では95％の症例でKITが陽性で，次ぐCD34では60〜80％陽性にとどまる．GISTの約5％が免疫染色でKIT陰性であるが，その多くが胃に発生し類上皮細胞形態を示す．その他デスミン，S-100蛋白で平滑筋腫，神経鞘腫との鑑別を行う．

文献

1）「GIST診療ガイドライン2022年4月改訂　第4版」（日本癌治療学会/編），金原出版，2022
2）「胃と腸アトラスⅡ下部消化管　第2版」（八尾恒良/監，「胃と腸」編集委員会/編），医学書院，2014
3）Hirota S：Differential diagnosis of gastrointestinal stromal tumor by histopathology and immunohistochemistry. Transl Gastroenterol Hepatol, 3：27, 2018

第3章　良性腫瘍（大腸）

1　腺腫

松下弘雄, 東海林琢男

▶ 疾患の概要

- 腺腫は良性の上皮性腫瘍である.
- 本邦の『大腸癌取扱い規約　第9版』では，管状腺腫，管状絨毛腺腫，絨毛腺腫，鋸歯状腺腫と分類されている[1]．
- 『大腸ポリープ診療ガイドライン2020（改訂第2版）』では通常型腺腫として管状腺腫，管状絨毛腺腫，絨毛腺腫，平坦腺腫と分類し[2]，WHO 2019でも通常型腺腫として管状腺腫，管状絨毛腺腫，絨毛腺腫と分類し[3]，鋸歯状腺腫は前者では鋸歯状ポリープ，後者では鋸歯状病変として腺腫とは別のカテゴリーに分類している．
- 鋸歯状腺腫は内視鏡的にはそれ以外の腺腫とは異なる特徴を有し，また第3章-3に記載があるので，以下は鋸歯状腺腫以外の腺腫について述べる．

▶ 特徴的な所見と診断

- 腺腫の肉眼型には隆起型と表面型があり，病変の輪郭の多くは平滑であるが（図1Ⓐ），有茎性病変や分葉している病変（図2Ⓐ）もあり多彩な形態を呈している．
- 色調は弱赤色調が多いが，大型で隆起が目立つ病変，有茎性病変では発赤が強いこともある（図1Ⓐ，2Ⓐ）．
- NBI（narrow band imaging）拡大観察では，JNET（The Japan NBI Expert Team）Type 2A（図1Ⓑ，2Ⓑ）が大部分であるが，一部 Type 2Bも存在する．
- 色素内視鏡の拡大観察では管状から分枝状，脳回状の腺管，すなわちⅢ$_L$型 pit pattern（図1Ⓒ），Ⅳ型 pit pattern（図2Ⓒ）を認める．時に表面陥凹型ではⅢ$_S$型 pit pattern，組織学的に高異型度であれば軽度不整のV$_I$型 pit patternを呈することもある．

▶ 鑑別のピットフォール

- 臨床的に最も問題となるのは，**早期癌との鑑別**である．
- 白色光観察で癌化している領域は発赤が強く，凹凸が目立つので，そのような変化を認めた場合は注意する．
- NBI拡大観察では，JNET Type 2Aであれば腺腫の可能性が高いが，JNET Type 2Bと判断した場合は癌の可能性もあり，色素内視鏡を施行し詳細に拡大観察することが重要である．
- JNET Type 2A，Type 3と判断した場合でも確信がもてない場合は積極的に色素内視鏡で精査すべきである．
- 色素内視鏡での拡大観察で不整な腺管，すなわちV$_I$型 pit patternを認めた場合は，高異型度腺腫か腺癌の可能性がある．
- 高異型度腺腫か腺癌かの診断は病理医間でも差異があり，内視鏡所見で厳密に区別することは不可能である．少しでも腺癌が疑われる場合は小病変であっても積極的に治療対象とすべきである．

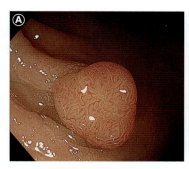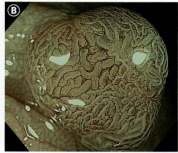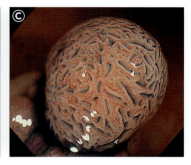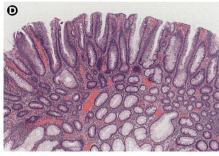

図1　腺腫1
Ⓐ）直腸S状部の5 mm大のIsp病変．弱発赤調で輪郭は平滑である．Ⓑ）NBI拡大観察．JNET Type 2Aの所見を認める．Ⓒ）インジゴカルミン撒布下拡大観察．Ⅲ_L型 pit patternを認める．Ⓓ）病理診断 low grade tubular adenoma.

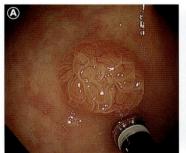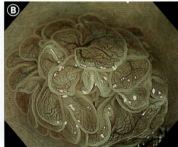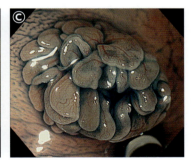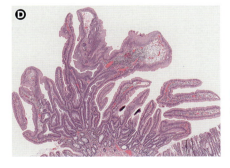

図2　腺腫2
Ⓐ）上部直腸の6 mm大のIsp病変．弱発赤調で絨毛様の構造を呈している．Ⓑ）NBI拡大観察．JNET Type 2Aの所見を認める．Ⓒ）インジゴカルミン撒布下拡大観察．Ⅳ型 pit patternを認める．Ⓓ）病理診断 low grade villous adenoma.

文献

1) 「大腸癌取扱い規約　第9版」（大腸癌研究会/編），金原出版，2018
2) 「大腸ポリープ診療ガイドライン2020改訂第2版」（日本消化器病学会/編），南江堂，2020
3) Hamilton SR & Sekine S：Conventional adenoma.「WHO Classification of Tumours, 5th ed, Vol. 1 Digestive System Tumours」（WHO Classification of Tumours Editorial Board），pp170-173, WORLD HEALTH ORGANIZATION, 2019

第3章 良性腫瘍（大腸）

鋸歯状病変

2 過形成性ポリープ

萬 春花，松下弘雄

疾患の概要

- 過形成性（化生性）ポリープ〔hyperplastic (metaplastic) polyp：HP〕は鋸歯状病変に分類される[1]．
- 病理組織学的特徴として腺管の延長・拡張を伴い，管腔側腺管に上皮の鋸歯状増生がみられるものとされ，腫瘍性異型を欠き，増殖の強い部分は腺管の下半部にある[1]．
- 2019年版のWHO分類第5版では過形成性ポリープの亜分類としてmicrovesicular hyperplastic polyp（MVHP）と goblet-cell rich type polyp（GCHP）がある．
- 分子生物学的特徴としてMVHPは*BRAF*変異を有することが多く，GCHPは*KRAS*変異を有することが多い[2]．

特徴的な所見と診断

- 2～5 mm程度の背景粘膜よりやや白色調の平坦な病変として認識され（図1Ⓐ），S状結腸・直腸に散発することがよく経験される．
- NBI拡大観察では血管構造が観察されないJNET Type 1であることが多く（図1Ⓑ），色素拡大観察では星芒状のⅡ型pit patternを呈する（図1Ⓒ，Ⓓ）．
- 一部のGCHPはMVHPと比較して表面の鋸歯状構造が目立たないこともあるが，一方でほぼ同様の構造であることも多く，表面構造の拡大観察からの厳密な鑑別は困難である．

鑑別のピットフォール

- 鑑別として鋸歯状病変のなかのsessile serrated lesion（SSL），traditional serrated adenoma（TSA），表層に鋸歯状変化をもつ腺腫などがあげられる．
- SSLの特徴として粘液産生性を反映した木村ら[3]の提唱する開Ⅱ型pit patternが鑑別のポイントとなる（図3）．
- HPは平坦で均一な表面構造を呈することが多いが，TSAは二段隆起を呈し，平坦な部分にⅡ型pit pattern，丈がさらに高い部分に鋸Ⅳ型pit patternなど複合的な構造が認められることが多い（図4）．
- 表層に鋸歯状変化をもつ腺腫のなかには非常に鑑別が困難な病変も存在するが，典型的な星芒様構造でなく非典型的な細長く管状・分枝状の構造をとる場合は腺腫の可能性も考慮する．

文献

1）「大腸癌取扱い規約 第9版」（大腸癌研究会/編），金原出版，2018
2）Pai RK, et al：Serrated lesions and polyps．「WHO Classification of Tumours, 5th ed, Vol. 1 Digestive System Tumours」（WHO Classification of Tumours Editorial Board），pp163-169, WORLD HEALTH ORGANIZATION, 2019
3）Kimura T, et al：A novel pit pattern identifies the precursor of colorectal cancer derived from sessile serrated adenoma. Am J Gastroenterol, 107：460-469, 2012

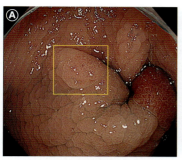
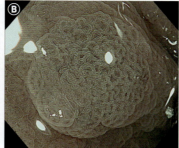
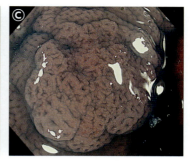
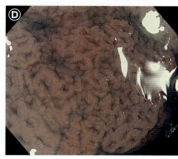

図1　過形成性ポリープの内視鏡像
Ⓐ）白色光観察で同色調の平坦隆起性病変を認める．Ⓑ）NBI拡大観察．JNET Type 1の所見を認める．Ⓒ）インジゴカルミン撒布像．均一なⅡ型pit patternを認める．Ⓓ）Ⓐのオレンジ枠部分の拡大像．

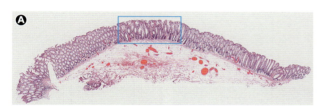

図2　過形成性ポリープの病理像
Ⓐ）ルーペ像．Ⓑ）Ⓐの青枠部分の拡大像．病理診断GCHP．腺管表層部にgoblet cell優位な上皮からなる鋸歯状構造がみられ，中下層は直線的な腺管構造を呈する．

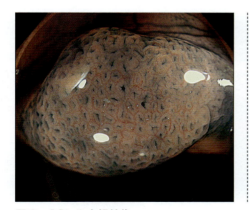
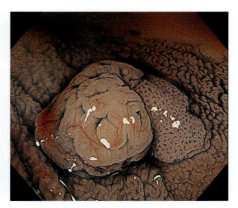

図3　SSLの内視鏡像
粘液が多く開Ⅱ型pit patternを認める．

図4　TSAの内視鏡像
二段隆起となっており平坦部はⅡ型pit pattern，隆起部は鋸Ⅳ型pit patternを呈する．

第3章 良性腫瘍（大腸）

鋸歯状病変

3 traditional serrated adenoma（TSA）

加藤文一朗，松下弘雄

頻度 ★★☆
難易度 ★★☆

▶ 疾患の概要

- 大腸鋸歯状病変は陰窩内腔の鋸歯状構造を特徴とする病変であり，WHO分類第5版ではhyperplastic polyp（HP），sessile serrated lesion（SSL），sessile serrated lesion with dysplasia（SSLD），traditional serrated adenoma（TSA），unclassified serrated adenoma に分類される[1]．
- TSAの病理組織学的な特徴としては，鉛筆様の核と好酸性の細胞質を有する円柱上皮が絨毛様増殖を示すこと，陰窩に鋸歯状構造や微小陰窩の芽出所見（ectopic crypt formation：ECF）を伴うことなどである[1]．
- TSAには *BRAF* 変異と *KRAS* 変異を特徴とする2つの経路が存在する[1,2]．

▶ 特徴的な所見と診断

- 発赤調の有茎性，亜有茎性の形態をとる病変が多く，隆起部は松毬状，枝サンゴ状と称される

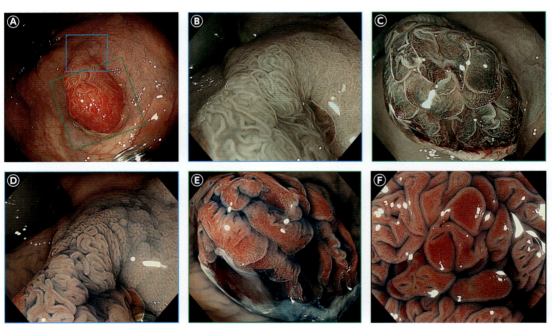

図1　内視鏡画像

Ⓐ）白色光観察像．直腸Rbに12 mm大の有茎性病変を認める．基部には白色調を呈する領域があり，頂部は強発赤調である．ⒷⒸ）NBI拡大観察像．青枠の白色調平坦隆起部は血管が視認しづらい（JNET Type 1相当）．一方で，緑枠の発赤調隆起部は松毬状の分葉のなかに一部拡張した血管や蛇行した血管を認識できるが，口径不同は認めない（JNET Type 2A相当）．ⒹⒺ）インジゴカルミン撒布後拡大像．青枠の白色平坦隆起部はⅡ型〜やや伸長したⅡ型 pit pattern を呈する．緑枠の発赤調隆起部は鋸歯状構造を伴ったⅣ型（鋸Ⅳ型）pit pattern を呈する．Ⓕ）（別症例）絨毛腺腫におけるⅣ型 pit pattern．腺管の辺縁に鋸歯状構造を示唆する "ひげ状の構造" は認めない．

特徴的な形態を呈する[3]．
- 平坦隆起のなかにさらに丈の高い隆起を呈する，いわゆる二段隆起の形態を呈する病変も認める[3]．
- 隆起部の拡大観察では鋸歯状構造を伴ったIV型 pit pattern（鋸IV型 pit pattern）を呈することが特徴である．
- 特に病変の基部，立ち上がりの部に血管構造が乏しい白色調の領域，NBI観察ではJNET Type 1，またインジゴカルミン撒布後拡大観察ではII型 pit patternからやや開口部が細長くなった伸II型 pit patternを呈した領域が併存することが多い．

▶ 鑑別のピットフォール

- 鑑別疾患としては，IV型 pit patternを呈する**絨毛腺腫**があげられるが，絨毛腺腫では色素撒布後拡大観察による腺管構造の辺縁の鋸歯状構造，いわゆる"ひげ状の構造"は認めず（図1 Ｆ），II型 pit patternを呈する領域も併存しない．
- **SSL**は粘液付着を伴い，また拡大観察では均一な開II型 pit patternのみで構成されていることに着目し，診断を行う[3〜5]．
- **SSLD**は開II型 pit patternに加え，V_I型 pit patternや鋸IV型 pit pattern等，複合型の pit patternを呈する[3, 5]．

文献

1) Pai RK, et al：Serrated lesions and polyps.「WHO Classification of Tumours, 5th ed, Vol. 1 Digestive System Tumours」（WHO Classification of Tumours Editorial Board），pp163-169, WORLD HEALTH ORGANIZATION, 2019
2) Tanaka Y, et al：Traditional serrated adenoma has two distinct genetic pathways for molecular tumorigenesis with potential neoplastic progression. J Gastroenterol, 55：846-857, 2020
3) 松下弘雄，他：大腸腫瘍性病変の内視鏡診断—鋸歯状病変の内視鏡診断．胃と腸，55：684-700, 2020
4) Kimura T, et al：A novel pit pattern identifies the precursor of colorectal cancer derived from sessile serrated adenoma. Am J Gastroenterol, 107：460-469, 2012
5) 加藤文一朗，他：SSLの癌への発育進展．胃と腸，58：189-198, 2023

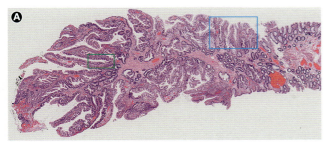
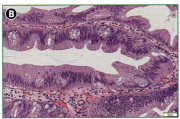
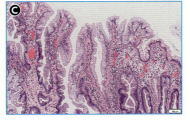

図2　病理組織像（HE染色）
Ａ）ルーペ像．鋸歯状変化を伴った絨毛状構造からなる有茎性隆起病変である．Ｂ）Ａ緑枠部分．中等度異型を伴う鉛筆様の核と好酸性の細胞質を有する円柱上皮からなり，小陰窩が間質方向へ芽出する，いわゆる異所性陰窩（ectopic crypt formation：ECF）を認める．Ｃ）Ａ青枠部分．異型はほとんどなく，大きな粘液滴を伴う円柱上皮の鋸歯状増殖を認める．

第3章　良性腫瘍（大腸）

鋸歯状病変

4 sessile serrated lesion (SSL)

吉井新二

▶ 疾患の概要

- SSLはBRAF変異などの遺伝子変異を特徴としたserrated pathwayを経てMSI大腸癌となる可能性が指摘されている[1]．
- WHO 2010および大腸癌研究会プロジェクト研究[2]において，SSA/P（sessile serrated adenoma/polyp）とよばれてきたが，WHO 2019年版において「sessile serrated lesion（SSL）」に改称された．

▶ 特徴的な所見と診断

- SSLは右側結腸に好発し，10 mm以上で褪色～同色調の扁平隆起性病変で粘液が付着していることが多い．（図1Ⓐ）
- われわれは拡大内視鏡診断において，工藤・鶴田分類にある従来のⅡ型に開Ⅱ型，伸Ⅱ型をサブタイプとして加えている[3]．SSLの場合はⅡ型pitが開大した開Ⅱ型pit patternを呈することが多い．（図1Ⓓ）
- NBI拡大内視鏡観察での特徴的な所見として，varicose microvascular vessel（VMV）と呼ばれる太く拡張した血管所見も参考となる（図1Ⓔ，図2Ⓑ）．
- 開Ⅱ型を中心としたⅡ型（従来のⅡ型，伸Ⅱ型）のpitで構成されている場合はSSLと診断する．しかし，開Ⅱ型以外の腫瘍性pit pattern（鋸Ⅳ型，ⅢL/Ⅳ/Ⅴ型）も伴っている場合はsessile serrated lesion with dysplasia（SSLD）またはcancer in SSLを疑い積極的に切除する[4]．（図2Ⓐ～Ⓓ）
- 大腸癌研究会の基準[2]では，陰窩の拡張，不規則分岐，腺底部の水平方向の変形，の3つの所見のうち2項目以上を10%以上の領域に認めるものをSSA/Pと診断していた．しかし，WHO2019[1]では，腺底部の粘膜筋板にそった水平発育，腺底部3分の1における拡張，腺底部に及ぶ鋸歯状構造，非対称性の増殖の4つの所見のうち，少なくとも1つの所見を認めるものを「構造不整を示す鋸歯状腺管」と定義し，それが1腺管以上存在するものをSSL，と診断することとなった．**以前のSSA/PとSSLは病理診断基準が異なっている点に注意が必要である．**

▶ 鑑別のピットフォール

- 過形成性ポリープ（HP）は左側結腸に多く，SSLの方が腫瘍径が大きい傾向はあるが，どちらもⅡ型pitを呈するため鑑別に苦慮する場合がある．粘液付着や太く拡張した血管所見を認める病変はSSLの可能性を疑う．開Ⅱ型pitの確認が重要であるが，粘液を洗い流しすぎるとpitの開大所見が消失してしまうことがあるので注意が必要である．（図1Ⓐ，Ⓑ，Ⓓ）
- SSLが多発するserrated polyposis syndrome（SPS）の場合は，大腸癌のリスクが非常に高い．WHO 2019のSPSの診断基準を知っておく必要がある．

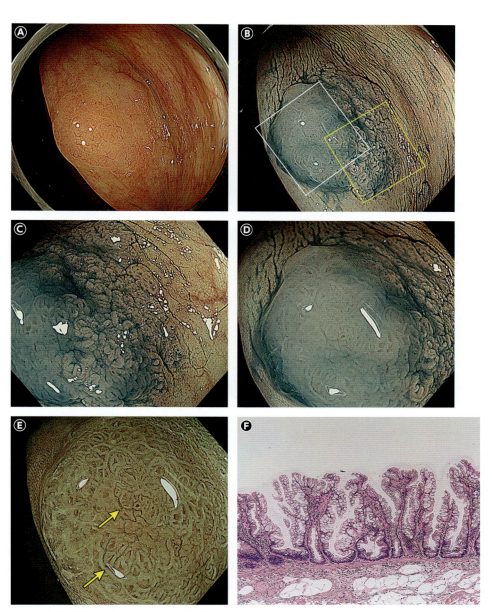

図1　上行結腸　15 mm 0-Ⅱa型病変

Ⓐ) 通常光観察像. 表面は光沢感をもっている. Ⓑ) インジゴカルミン色素撒布像. 白四角部でわずかに粘液が付着しているが, 表面構造が明瞭となった. Ⓒ) インジゴカルミン色素撒布像. (Ⓑ黄四角) 伸Ⅱ型pitが観察される. Ⓓ) インジゴカルミン色素撒布像. (Ⓑ白四角) 粘液越しに開Ⅱ型pitが観察される. Ⓔ) NBI併用拡大観察像. 腺管開口部の開大と拡張・蛇行する血管が観察される (→). Ⓕ) 病理組織学的所見. 腺底部の粘膜筋板にそった水平発育, 腺底部3分の1における拡張, 腺底部に及ぶ鋸歯状構造.

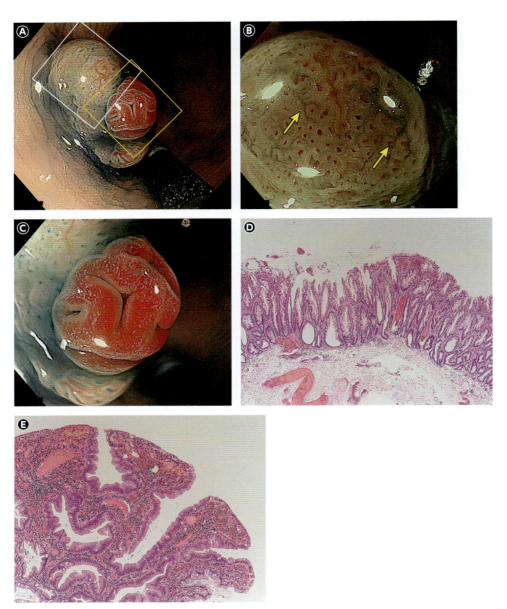

図2 S状結腸 15 mm 0-Ⅰs病変

Ⓐ）インジゴカルミン色素撒布像．黄色四角部に強い発赤調の隆起部を認めⅣ型pitが観察される．白四角の領域には開Ⅱ型pitと拡張・蛇行する血管が観察され，病変全体として複数のpit patternで構成されている．Ⓑ）NBI併用拡大観察像．Ⓐ白四角領域に腺管開口部の開大と拡張・蛇行する血管が観察される（→）．Ⓒ）インジゴカルミン色素撒布拡大像．Ⓐ黄四角領域にⅣ型pitを認める．Ⓓ）病理組織学的所見（Ⓐ白四角部，Ⓑ部分の病理所見）．腺底部の粘膜筋板にそった水平発育，腺底部における拡張を認め，SSLの像と診断した．Ⓔ）病理組織学的所見．Ⓐ黄四角領域の隆起部では，腺腫様の構造を認めSSLDの像と診断した．

文献

1）「WHO Classification of Tumours, 5th ed, Vol. 1 Digestive System Tumours」（WHO Classification of Tumours Editorial Board），WORLD HEALTH ORGANIZATION, 2019
2）八尾隆史，他：大腸SSA/Pの病理組織学的特徴と診断基準—大腸癌研究会プロジェクト研究から．胃と腸，46：442-448，2011
3）木村友昭，他：大腸鋸歯状病変の内視鏡診断—pit pattern所見を中心に．胃と腸，46：418-426，2011
4）松下弘雄，他：大腸腫瘍性病変の内視鏡診断—鋸歯状病変の内視鏡診断．胃と腸，55：684-700，2020

第3章　良性腫瘍（大腸）

5　血管腫

楠　龍策，桑井寿雄

▶ 疾患の概要

- 血管腫（hemangioma）は，胎生期における脈管形成の過程で，血管内皮細胞の低形成や血管壁の平滑筋の欠損などで静脈系の脈管が拡張し，海綿状または囊胞状に拡張した静脈腔を有する低流速の血液貯留性腫瘤病変である[1]．International Society for the Study of Vascular Anomalies（ISSVA）分類では，消化管血管腫は脈管奇形（vascular malformations）として分類される[2]．
- 消化管血管腫は，小腸に次いで大腸で多く，大腸のうち約半数は直腸で発生する．孤発性，多発性，びまん性の病変など，大きさや分布はさまざまである．病変はSMを主座とし，大きな病変では壁外まで浸潤することがある．大腸血管腫は組織学的に海綿状血管腫ないし毛細血管腫に分類される．
- 偶発的に内視鏡検査で発見される小さな病変では治療は不要であるが，出血や閉塞などの症状のある病変は治療の適応となる．これまでは外科手術が一般的であったが，SMに限局する病変に対して内視鏡による硬化療法，粘膜切除術，粘膜剥離術の有効性が近年報告されている[1]．

▶ 特徴的な所見と診断

- 大腸内視鏡検査で血管腫は，暗赤色調の不整のない粘膜に覆われた粘膜下腫瘍様の柔らかい隆起性病変として観察される．隆起の立ち上がりはなだらかであるが（図1，2），大きくなると亜有茎～有茎性となることがある（図3）．生検は出血のリスクがあるため避ける．
- 超音波内視鏡検査では血管腫は粘膜下層を主座とし，内部エコーの輝度や均一性は病変によってさまざまである．静脈結石があれば音響陰影を伴う高エコーとして描出される．ドプラで内部に血流を認めるが，血流が遅すぎると検出できない[1]．
- 大腸血管腫は，CT検査では低吸収域，MRI検査ではT2強調画像で高信号を呈し，緩徐な造影効果を伴う．内部に静脈結石を認めることがある（図3）．

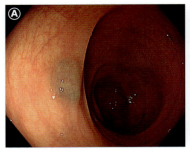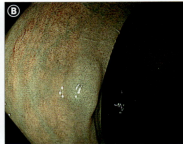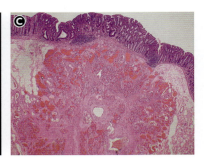

図1 血管腫
Ⓐ）直腸に約10 mmの暗赤色調で立ち上がりのなだらかな粘膜下腫瘍様の隆起性病変を認めた．**Ⓑ**）NBI観察では表面の性状は周囲と同様である．**Ⓒ**）病理検査では粘膜下層に拡張した静脈腔を認める．

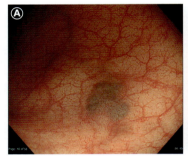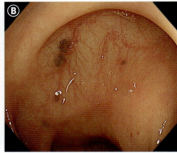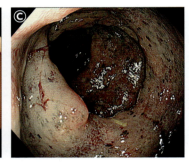

図2 直腸の血管腫
Ⓐ）孤発性，**Ⓑ**）多発性，**Ⓒ**）びまん性．**Ⓒ**は文献3より転載．

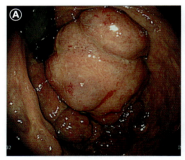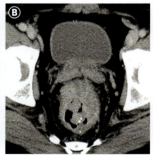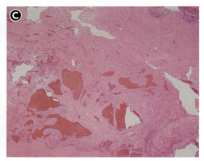

図3 42歳，男性．血便を主訴に受診．
Ⓐ）下部直腸に約4 cmの暗赤色調で亜有茎性の粘膜下腫瘍様の隆起性病変を認め，周囲にも同様の隆起が多発していた．**Ⓑ**）単純CT検査では内部に石灰化を認め，緩徐な造影効果を認めた．**Ⓒ**）多数の拡張した血管の増生が認められた．

鑑別のピットフォール

- 血管腫と鑑別が必要となる大腸粘膜下腫瘍様病変のうち柔らかいものでは，**脂肪種とリンパ管腫**の頻度が高い．内視鏡観察での色調が鑑別のポイントとなり，血管腫は暗赤色，脂肪種は黄色，リンパ管腫は淡青調を呈することが多い．内部の性状は，脂肪種は超音波検査で高エコー，CT検査で低吸収域となる．リンパ管腫と血管腫は内部の画像所見が類似するが，リンパ管腫では血流を認めず隔壁を認めることがあり，血管腫では静脈石をしばしば伴うことが鑑別のポイントとなる[1]．これらの粘膜下病変に対する生検診断の精度は低く出血のリスクもあるため，内視鏡診断が重要となる．

- **びまん性海綿状血管腫**は直腸に好発する稀な病変で（**図2 ⓒ**），潰瘍性大腸炎や静脈瘤と間違われることがあるが，血管腫の特徴的な画像所見に着目すれば鑑別が可能である[3]．

- **消化管血管腫**が多発する場合や皮膚病変を伴う場合には，青色ゴムまり様母斑（blue rubber-bleb nevus）症候群を考慮する．

参考文献

1) 令和2-4年度厚生労働科学研究費難治性疾患政策研究事業「難治性血管腫・脈管奇形・血管奇形・リンパ管腫・リンパ管腫症および関連疾患についての調査研究」班：血管腫・脈管奇形・血管奇形・リンパ管奇形・リンパ管腫症診療ガイドライン2022 第3版．2023

  https://issvaa.jp/wp/wp-content/uploads/2023/11/91bc15cc85ba62be45d9860461c64b31.pdf

2) ISSVA classification for vascular anomalies Ⓒ. 2018

  https://www.issva.org/UserFiles/file/ISSVA-Classification-2018.pdf

3) Kusunoki R, et al：Diffuse cavernous hemangiolymphangioma of the rectosigmoid, diagnosed by contrast-enhanced EUS. VideoGIE, 5：375-377, 2020

第**3**章　良性腫瘍（大腸）

6　若年性ポリープ①

吉井新二

若年性ポリープは症例ごとに様々な所見を呈するため，2項にわたり紹介する．

▶ 疾患の概要

- 若年性ポリープは，1957年にHorrilenoら[1]によって報告された非腫瘍性ポリープで，過誤腫と考えられている．
- 若年性ポリポーシス症候群（juvenile polyposis syndrome：JPS）と同様のポリープが孤発性に生じる疾患である．
- 男性に多い傾向にあり，小児期にみられる大腸ポリープの大多数を占めるが，成人でもしばしば遭遇し，年齢分布は二峰性を示す．
- 直腸，S状結腸に好発し，ついで横行結腸に多い[2]．

▶ 特徴的な所見と診断

- 肉眼型は有茎性〜亜有茎性が多く，発赤調で表面平滑なことが多いが，時に表面の顆粒状の凹凸や分葉を認める．表面構造は通常観察でも確認できるような開大した類円形，類管状の腺開口部や星芒状の腺開口部がみられる．上皮が剝離し，びらん，白苔付着を伴うこともある．白苔が少ない病変では「野イチゴ様」と表現される[3]（図1 Ⓐ）．
- 色素撒布では腺管開口部が明瞭となり，それを取り囲む類円形の発赤領域として開大した窩間部が観察される（図1 Ⓑ）．また，NBI拡大観察では，腺開口部を取り巻く類円形の腺窩辺縁上皮と開大した窩間部がsurface patternとして認められる．また，窩間部に細かい毛細血管がvessel patternとして認められる[3]（図1 Ⓒ）．
- 典型的な病理組織像は，表層上皮の剝離，過形成性腺管の囊胞状拡張と粘液貯留，間質の浮腫と毛細血管の増生と拡張，炎症性細胞浸潤である（図1 Ⓓ）．
- 非腫瘍の過形成性腺管が炎症性細胞浸潤により開口部の開大や延長を生じ，間質部が拡大しており，内視鏡所見に一致する．

▶ 鑑別のピットフォール

- 孤発性病変の場合は，癌化のリスクは低いが，JPSの場合は，癌の合併をみることがある．多発例や若年性ポリープの家族歴がある場合はJPSを念頭に置く必要がある[4]．
- 肉眼所見の点から最も鑑別の対象となるのは，**炎症性筋腺管ポリープ**（inflammatory myoglandular polyp：IMGP）である．病理組織学的には，過形成性腺管の囊胞状拡張や間質への炎症細胞の浸潤などが類似するが，ポリープ基部で粘膜筋板由来の平滑筋が放射状に増生する点が異なる．しかし，拡張した腺開口部を取り囲むような類円形の発赤領域を認める点などは共通しているため，内視鏡観察のみでの鑑別は非常に困難である（図2）．

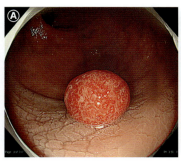
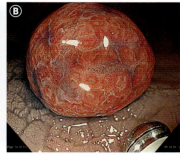
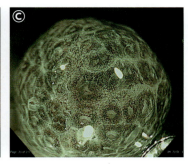
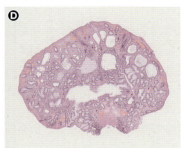

図1　50歳代，男性

Ⓐ) 通常光観察像．下部直腸に発赤した表面平滑な8 mm大の亜有茎性病変を認める．表面構造は通常観察でも確認できるような開大した類円形，類管状の腺開口部や星芒状の腺開口部がみられる．いわゆる「野イチゴ様」の所見を呈している．Ⓑ) インジゴカルミン色素撒布像．色素撒布では腺管開口部が明瞭となり，それを取り囲む類円形の発赤領域として開大した窩間部が観察される．Ⓒ) NBI併用拡大観察像．腺開口部を取り巻く類円形の腺窩辺縁上皮と開大した窩間部がsurface patternとして認められる．また，窩間部に細かい毛細血管がvessel patternとして認められる．Ⓓ) 病理組織学的所見．表層上皮の剝離，過形成性腺管の囊胞状拡張と粘液貯留，間質の浮腫と毛細血管の増生と拡張，炎症性細胞浸潤を認めた．

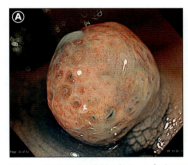
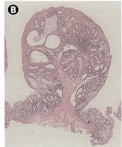
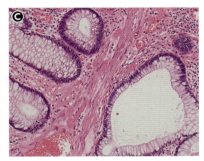

図2　炎症性筋腺管ポリープ（IMGP）

Ⓐ) インジゴカルミン色素撒布像．下部直腸に発赤した表面平滑な6 mm大の亜有茎性病変を認める．いわゆる「野イチゴ様」に類似した所見を呈している．ⒷⒸ) 病理組織学的所見．Ⓑ) 表層上皮の剝離，過形成性腺管の囊胞状拡張と粘液貯留，間質の浮腫と毛細血管の増生と拡張，炎症性細胞浸潤を認める．Ⓒ) 粘膜筋板由来の平滑筋の増生を認めIGMPの所見である．

文献

1) HORRILLENO EG, et al：Polyps of the rectum and colon in children. Cancer, 10：1210-1220, 1957
2) 山崎和文，他：当科にて経験したJuvenile Polyp 10例の検討．日本大腸肛門病学会雑誌，41：411-416，1988
3) 久部高司，他：過誤腫性病変―内視鏡診断の立場から．胃と腸，48：1118-1128，2013
4) 松本主之，他：小児・成人のための若年性ポリポーシス症候群診療ガイドライン（2020年版）．遺伝性腫瘍，20：79-92，2020

第3章 良性腫瘍（大腸）

7 若年性ポリープ②

吉村大輔

▶ 疾患の概要

- 大腸若年性ポリープは過誤腫性ポリープの一種とされ，*SMAD4*あるいは*BMPR1A*の生殖細胞遺伝子異常により胃病変などを合併した若年性ポリポーシス症候群の大腸病変として多発する場合と，散発性に孤発病変を呈する場合がある．提示症例は後者である．
- 成因に炎症性の機序が示唆されるが未解明である．男性に多くみられ，幼児や小児の反復性下血，排便時出血の原因として知られるが，成人にも認められる．
- 小児期においては直腸，S状結腸に好発し，成人においては深部大腸にも発症しうる．散発例における悪性化はないとされる．

▶ 特徴的な所見と診断（図1, 2）

- 明瞭な立ち上がりを有する表面平滑で強く発赤した病変で，大部分は有茎性あるいは亜有茎性を呈し表層をしばしば白色の炎症性滲出物が被蓋している．（詳細は**第3章-6参照**）
- 病理組織学的には囊胞状に拡張した腺管と浮腫状で慢性炎症細胞浸潤の目立つ間質が特徴で，平滑筋の介在はみられない．表層にはびらんと毛細血管の増生が広く認められ，介在する腺管に異型はなく配列は不規則，疎である．

▶ 鑑別のピットフォール

- 炎症性筋腺管ポリープ（inflammatory myoglandular polyp）も成人のS状結腸を中心に好発する単発性有茎性ポリープで，本症と同様に発赤調で野イチゴ様の外観を呈する．（詳細は**第3章-6参照**）．
- Peutz-Jeghers型ポリープは過誤腫性ポリープの1つであり，粘膜筋板が多中心性に深部に落ち込んだ樹枝状増生を特徴とするが，それに裏打ちされた上皮は正常ないし過形成の構築を呈する．したがって浅い分葉傾向を呈することが多く，pit patternは多彩で密である．

文献

1) Montgomery EA, et al：Hamartomatous polyps.「AFIP Atlas of Tumor Pathology, series 4, Tumors of the Intestines」(Montgomery EA, et al, eds), pp34-48, American Registry of Pathology, 2017
2) 久部高司, 他：過誤腫性病変—内視鏡診断の立場から．胃と腸, 48：1118-1128, 2013
3) 大倉康男：過誤腫性大腸ポリープ—病理診断の立場から．胃と腸, 48：1129-1139, 2013

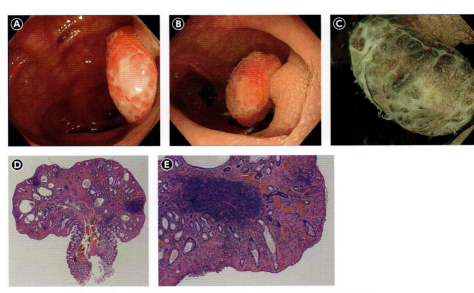

図1　50歳代，男性．便潜血検査陽性を契機に内視鏡検査が施行された

Ⓐ）S状結腸に1cmあまりの発赤調有茎性ポリープを認める．立ち上がり急峻で表面は平滑，拡張した類円形〜長楕円形の開口部が疎に分布し表層の一部を薄い白苔が被蓋している．Ⓑ）水浸観察．表層の白苔が剥離し網状の血管増生が認められた．付着部に広く白斑がみられる．Ⓒ）NBI併用拡大観察．類円形〜長楕円形の開口部が不規則に散在し，その周囲に微細網状の血管が密に観察される．Ⓓ）ポリペクトミー検体の病理組織所見（ルーペ像）．間質の浮腫と炎症細胞浸潤が顕著で，粘膜固有層に囊胞状に拡張した腺管が不均一に存在している．Ⓔ）病理組織所見（中拡大）．表層には毛細血管と線維芽細胞の増生がみられ，腺管は過形成を呈するが異型はない．

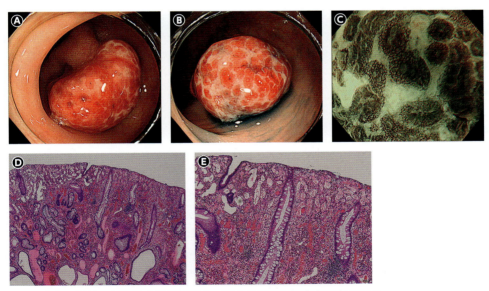

図2　6歳，男性．反復性の排便時出血，下血を契機に検査が施行された

Ⓐ）S状結腸下部に1cm大の発赤調有茎性ポリープを認める．Ⓑ）インジゴカルミン撒布像．白苔から顔を出すように長楕円形に開大し気孔のような外観の腺開口部がが疎に分布している．Ⓒ）NBI併用拡大観察像．腺開口部を囲むように網状の微小血管が認められる．ⒹⒺ）病理組織所見（中拡大および強拡大）．小児の病変も図1（成人）と同様の特徴を呈する．

第3章 良性腫瘍（大腸）

8 脂肪腫

吉井新二

疾患の概要

- 脂肪腫は成熟脂肪組織からなる非上皮性良性腫瘍の一種で，大腸に発生する良性の非上皮性腫瘍のなかで最も頻度が高く，右側結腸に好発し，ついでS状結腸に多い．
- 小型の場合は無症状であるが，大きくなると腸重積を合併するリスクが高まる．
- 単発でみられるが稀に多発しlipomatosisと呼称される[1]．

特徴的な所見と診断

- 内視鏡所見では，腫瘍表面は平滑で光沢のある粘膜下腫瘍（SMT）としてみられ，色調は正常から黄色調が多く軟らかい（図1Ⓐ）．鉗子圧迫により表面が陥凹するcushion sign（pillow sign，図1Ⓑ）や，外力が加わると容易に形が変形するsqueeze sign（図1Ⓒ）が特徴的である．
- 通常の生検では粘膜下腫瘍であるため，適切な標本の採取は困難であるが，同一部位からの生検をくり返す（ボーリングバイオプシー）と，粘膜下組織の脂肪組織が露出し確診が得られる（naked fat sign，図1Ⓓ）．
- 腸重積や蠕動の影響などにより炎症をきたした場合，びらんや潰瘍を伴うことがある（図2Ⓐ）．
- 無症状の場合は経過観察が多いが，腸重積など症状の原因となる場合は切除の適応となる（図2Ⓑ，図3Ⓐ，Ⓑ）．
- 病理組織学的所見としては粘膜下層に成熟脂肪細胞を認める（図3Ⓒ）[1]．

鑑別のピットフォール

- 各種のSMT様隆起を伴う疾患が鑑別に上がる．色調や軟らかさ（cushion sign）などから他のSMTとの鑑別を行う．類似した軟らかいSMTとしては**リンパ管腫**，**血管腫**があげられる．リンパ管腫では透明感が認められ，血管腫では暗赤色や青紫色を呈する[2]．脂肪腫に類似した正常から黄色調を呈するものとしてNETや顆粒細胞腫があげられるが，硬さの点で異なる．しかし表面の色調からの診断は困難な場合もあり，その際にはEUSが鑑別に有用である．
- びらんや潰瘍を伴った場合は，大腸癌や悪性リンパ腫，IFPなどが鑑別にあがる．鑑別診断にあたっては，通常内視鏡観察では腫瘍基部や辺縁の変化に着目することが重要である．また，EUSやCT，MRIで脂肪腫の所見を確認する必要がある[3]．

文献

1) 平田一郎，他：消化管脂肪腫の診断と治療．胃と腸，39：601-611，2004
2) 小林清典：特異な形態を呈した大腸隆起性病変の1例．消化器内視鏡，32：1571-1572，2020
3) 神谷芳雄，平田一郎：軟らかい粘膜下腫瘍．消化器内視鏡，21：1343-1348，2009

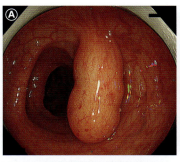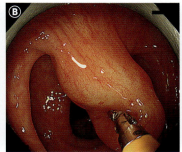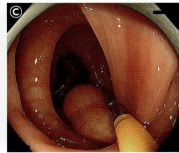
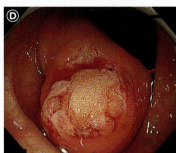

図1　脂肪腫の大腸内視鏡像
Ⓐ) S状結腸．20 mm黄色調のSMT．Ⓑ) cushion sign．Ⓒ) squeeze sign．
Ⓓ) naked fat sign．

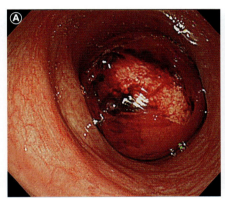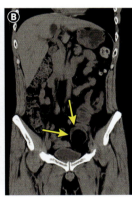

図2　腸重積症例．
Ⓐ) S状結腸．30 mm大のびらん，出血を伴うSMT様隆起．Ⓑ) 単純CT検査所見．S状結腸に脂肪濃度の低吸収域．いわゆる蟹爪状所見を認め腸重積の診断．

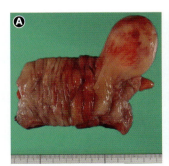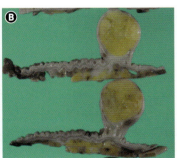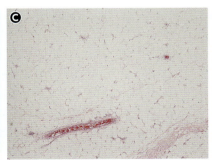

図3　病理像
Ⓐ) 切除標本．Ⓑ) 割面．充満した脂肪．Ⓒ) 病理組織学的所見：SMに成熟脂肪細胞．

第**3**章　良性腫瘍（大腸）

9　リンパ管腫

水本　健，桑井寿雄

▶ 疾患の概要

- リンパ管腫は右側結腸に好発する良性の粘膜下腫瘍で，多くは無症状で経過するものの腸重積や直腸出血を契機に発見されることも報告されている[1]．特に3 cm以上の病変で腸重積のリスクが高いとされている[2]．
- 成因としては腫瘍性の増殖[3]，粘膜下のリンパ組織の過形成，リンパ液のうっ滞によるリンパ管拡張などが考えられている[4]．
- 進行癌や腺腫といった腫瘍性病変との併存例が多数報告されており[5]，内視鏡発見例では癌の併存が12％とする報告もある[6]．内視鏡検査でリンパ管腫を認めた場合には併存病変に注意が必要である．
- 病理学的には，単純性リンパ管腫，囊胞状リンパ管腫，海綿状リンパ管腫に大別され，大腸では囊胞状が最も多いとされる[6]．

▶ 特徴的な所見と診断

- 表面平滑で柔らかなcushion sign陽性の粘膜下腫瘍で，鉗子による圧排や体位変換にて容易に変形を認める．
- 肉眼形態は多くが半球状隆起であるが，分葉状・多房性隆起や有茎性隆起を認めることもある．色調は淡青色調が多く，透明感があり透光性を認める．
- 超音波内視鏡検査では囊胞状リンパ管腫の組織像を反映し，隔壁を有する多房性の無エコー性腫瘤として観察されることが多い．

▶ 鑑別のピットフォール

- 鑑別疾患として，**脂肪腫**，**血管腫**，**GIST**，**平滑筋腫**や**NET**などの粘膜下腫瘍性病変があげられる．
- GIST，平滑筋，NETはcushion sign陰性の粘膜下腫瘍であり，EUSでも内部が充実性の腫瘍であることから鑑別が可能である．
- 脂肪腫，血管腫はリンパ管腫同様cushion sign陽性の粘膜下腫瘍であるが，鑑別として脂肪腫は黄色調，血管腫は青色調や暗赤色調を呈するのが典型例である．また，EUSで脂肪腫は高エコー腫瘤を呈し，血管腫は内部が不均一な低エコー腫瘤を呈することも鑑別に有用である．好発部位がリンパ管腫，脂肪腫は右側結腸であるのに対し，血管腫は直腸，S状結腸であることも鑑別の一助となる．

※画像は広島大学病院 消化器内科 山下　賢 先生，岡 志郎 先生より提供いただいた．

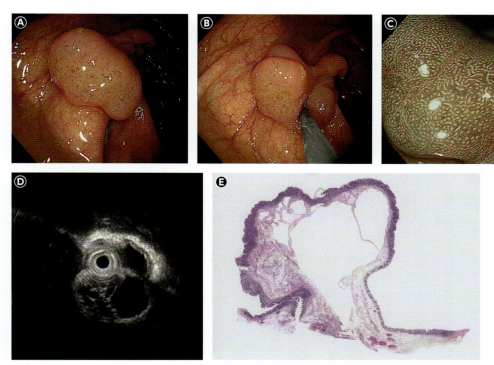

図　症例1

Ⓐ) 淡青色で透過性のある亜有茎性の粘膜下腫瘍を認める．Ⓑ) 鉗子での圧迫により，容易に変形をきたす．非常に柔らかな病変である．Ⓒ) NBI拡大観察では腫瘍表面に整なsurface patternを認め，粘膜下腫瘍を反映した所見である．Ⓓ) 超音波内視鏡検査では，多房性の無エコー性腫瘤として描出される．囊胞状リンパ管腫を反映した像である．Ⓔ) 粘膜下層に周囲に小型の血管を伴っている拡張したリンパ管を認め，リンパ管腫と診断される．

文献

1) 上村志臣, 他：腸重積をきたした盲腸リンパ管腫の1例. 日本臨床外科学会雑誌, 76：2237-2240, 2015
2) 吉岡 宏, 他：腸重積をきたした盲腸リンパ管腫の1例. 日本臨床外科学会雑誌, 68：607-611, 2007
3) GREENE EI, et al：Lymphangioma of the transverse colon. Am J Surg, 103：723-726, 1962
4) ARNETT NL & FRIEDMAN PS：Lymphangioma of the colon：roentgen aspects；a case report. Radiology, 67：882-885, 1956
5) 森山友章, 他：進行直腸癌と多発性ポリープに併存した大腸リンパ管腫の1例. Progress of Digestive Endoscopy, 79：98-99, 2011
6) 古賀秀樹, 他：消化管脈管系腫瘍（血管腫・リンパ管腫）の診断と治療. 胃と腸, 39：612-627, 2004

第3章 良性腫瘍（大腸）

10 化膿性肉芽腫

田丸弓弦，桑井寿雄

疾患の概要

- 化膿性肉芽腫（pyogenic granuloma：PG）は1897年にはじめて報告された皮膚および粘膜の結合織に由来する隆起性肉芽腫で[1]，膿原性肉芽腫，肉芽組織型血管腫，lobular capillary hemangiomaなどとも呼称される．
- 皮膚に多くみられ，消化管での報告は少なく特に大腸は稀である．
- 血便や貧血などの症状で発見されることが多い．
- 病理組織学的には，表層では炎症細胞浸潤を伴った毛細血管の増生と拡張，基底部では毛細血管の分葉状増殖を呈する．
- 治療法としては内視鏡的切除術が施行される場合が多いが，再発することもあるため完全切除が必須である[2]．

特徴的な所見と診断

- 有茎性〜亜有茎性の隆起性病変で，色調は発赤（図Ⓐ）〜暗赤色を呈することが多い．
- 表面にはびらんや潰瘍を伴い白苔に覆われていることが多く（図Ⓐ，Ⓑ），この白苔はフィブリンと炎症細胞から成る滲出物であり，容易には脱落しない（図Ⓘ）．
- 表層の毛細血管の増生を反映した不整のない拡張した血管が観察される（図Ⓒ〜Ⓔ，Ⓗ）．

鑑別のピットフォール

- 鑑別疾患として，inflammatory fibroid polyp（IFP），若年性ポリープ（juvenile polyp：JP），inflammatory myoglandular polyp（IMP），T1癌などがあげられる．
  - IFP：有茎性〜亜有茎性の硬い粘膜下腫瘍様隆起で，典型的には陰茎亀頭様の特有な外観を呈し，頂部にびらん，潰瘍，白苔を伴うことが多い．
  - JP：同様に有茎性〜亜有茎性の形態を示し表面の一部にびらん・白苔を伴うことがあるため鑑別が必要である．表面は比較的平滑で，腺開口部を取り囲むように類円形の発赤領域を認める．また，超音波内視鏡検査では，拡張した腺管を反映した類円形の無エコー域が観察される．
  - IMP：JPと同様，亜有茎性〜有茎性の形態を呈し，強い発赤調でびらんや薄い白苔を伴うことが多い．表面には大型で円形〜卵円形の腺管開口部を散在性に認める．
  - T1癌：T1b癌で現れるdesmoplastic reactionに伴う腺管構造の破壊とPGのびらん・潰瘍との鑑別が必要である[3]が，PGでは不整のない拡張した血管を認めるのが特徴である（図Ⓒ〜Ⓔ）．

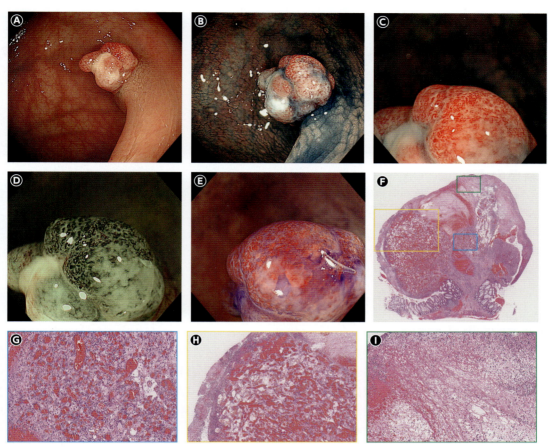

図 40歳代，男性．主訴：血便

Ⓐ）通常光観察像：S状結腸に径10 mm大の発赤調の亜有茎性病変を認める．病変中央には強固な白苔の付着を認める．**Ⓑ**）インジゴカルミン撒布像：凹凸を伴う隆起性病変として観察された．白苔の影響でインジゴカルミンののりが悪かった．**Ⓒ**）インジゴカルミン撒布拡大観察像：pitは認められず，不整のない拡張した血管が観察される．**Ⓓ**）NBI拡大観察像：表層に不整のない拡張した血管が観察される．surface patternははっきりしない．**Ⓔ**）クリスタルバイオレット染色拡大観察像：pitは観察されず拡張した血管のみ観察される．**Ⓕ**）病理組織学的所見（HEルーペ像）：分葉状の亜有茎性腫瘤を認め，間質には多数の毛細血管増生が観察される．**Ⓖ**）病理組織学的所見（**Ⓕ**青枠拡大像）：間質に多数の毛細血管増生および拡張を呈しており，周囲には好中球・リンパ球浸潤を伴い浮腫性変化も伴っていた．**Ⓗ**）病理組織学的所見（**Ⓕ**黄枠拡大像）：病変表層直下には毛細血管の増生を多数認めていた．**Ⓘ**）病理組織学的所見（**Ⓕ**緑枠拡大像）：白苔付着部の表層には炎症細胞，フィブリン析出を伴う炎症性の滲出物で覆われていた．**Ⓕ**は文献2より転載．

文献

1) Poncet A & Dor L：Botryomycose humaine. Rev Chir（Paris），18：996, 1897
2) Tamaru Y, et al：Recurrent pyogenic granuloma successfully treated with endoscopic submucosal dissection four months after endoscopic mucosal resection. Dig Liver Dis, 53：1053-1055, 2021
3) Asayama N Sr, et al：Pyogenic Granuloma Mimicking T1 Colorectal Carcinoma. Cureus, 13：e17536, 2021

第**3**章　良性腫瘍（大腸）

11　大腸子宮内膜症

吉村大輔

▶ 疾患の概要

- 子宮内膜症は子宮内膜組織が子宮外の骨盤腔等で異所性に増殖する成因不明の非腫瘍性疾患であり，20〜40代の女性に発症することが多い．
- 身体のほとんどの部位に認め得るが，ダグラス窩周囲が最も多い．消化管における好発部位は直腸腟中隔（前壁），S状結腸で，比較的稀な部位として虫垂，稀な部位として小腸があげられる．
- 周囲組織と癒着を形成することによる消化器症状は腹痛，下痢，便秘など非特異的であるが，月経周期と関連した出血をきたすこともある．

▶ 特徴的な所見と診断（図1〜3）

- 子宮内膜組織が腸管壁外から発育増殖するため，限局性片側性の伸展不良を呈する．その局在は病変の成り立ちからも必ず前壁，あるいは腸間膜付着対側となることが特徴である．
- 腸管壁における病変の主座は1つの病変のなかで漿膜外から粘膜下，上皮下まで不均一であることから，多様な形態の粘膜下腫瘤を形成し，慢性の炎症機転から粘膜面に発赤や顆粒状の凹凸，血管拡張などの変化をもたらすこともある．
- 生検で子宮内膜症組織が得られることは稀であり，生検陰性をもって本症を否定することはできない．

▶ 鑑別のピットフォール

- 壁外に癒着を伴うことから内視鏡では「壁外浸潤様」の所見を呈し，悪性疾患との鑑別に十分留意が必要である．病歴と照らし注腸X線造影〔横走ひだの収束像（transverse ridging）や鋸歯状の辺縁が前壁側にみられる〕やCT，MRI（出血成分の検出に優れる）など壁外の情報も総合した画像診断が望ましい．治療を含めて婦人科医へのコンサルトも必須である．

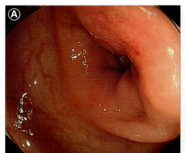
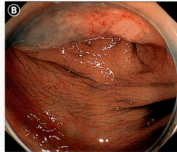
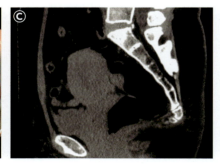

図1　40歳代，女性，便潜血検査陽性
Ⓐ）直腸RSに片側性の壁伸展不良を伴う粘膜下腫瘤がみられる．細径大腸内視鏡PCF-PQ260L（オリンパス社）がかろうじて通過した．Ⓑ）インジゴカルミン撒布像．近接観察では粘膜下腫瘤の頂部に粘膜発赤と血管拡張を認めた．Ⓒ）CT（矢状断）．子宮頸部後方，直腸RS前壁に壁肥厚を認めた．婦人科にコンサルトし子宮内膜症と診断された．

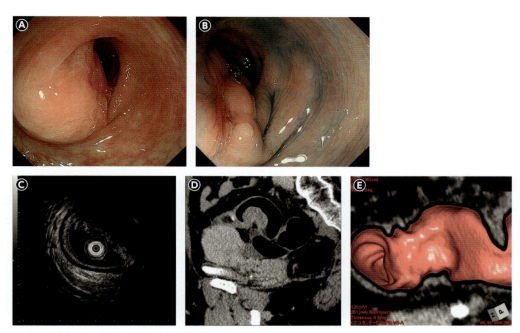

図2　30歳代，女性，子宮内膜症の治療中
Ⓐ）S状結腸下部から直腸RSに片側性の半球状粘膜下腫瘍を認めた．**Ⓑ**）インジゴカルミン撒布像．近接観察では粘膜下腫瘍の頂部に縦走する粘膜集中と発赤，短軸方向の伸展不良を認めた．**Ⓒ**）超音波内視鏡所見．15 MHzミニチュアプローブによる検査では管腔の半周にわたり第4層を中心とした壁肥厚と第2～3層の不整，第5層の消失を認め，壁外から管腔内に及ぶ腫瘤の像であった．**Ⓓ**）CT（矢状断）．S状結腸下部から直腸RS前壁に限局性壁肥厚を認めた．**Ⓔ**）CT colonography所見．壁の伸展不良となだらかな凹凸，横走ひだの集中像を認めた．

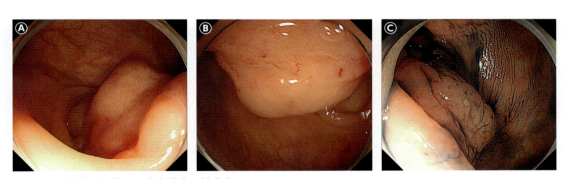

図3　30歳代，女性，子宮内膜症の精査中
Ⓐ）S状結腸下部に片側性の管腔伸展不良となだらかで不規則な凹凸を伴う粘膜下腫瘍を認めた．PCF-PQ260Lがかろうじて通過した．**Ⓑ**）頂部に半球状の平滑な隆起を認め，周囲に点状の発赤や樹枝状の血管拡張がみられた．**Ⓒ**）インジゴカルミン撒布像．粘膜面に異常なく短軸および長軸方向に収束し，表層に血管拡張を認めた．

文献
1）Zondervan KT, et al：Endometriosis. N Engl J Med, 382：1244-1256, 2020
2）清水誠治，他：腸管子宮内膜症．胃と腸，40：661-664, 2005

第3章　良性腫瘍（大腸）

12　colonic muco-submucosal elongated polyp（CMSEP）

橋本真一

▶ 疾患の概要

- 1994年に真武らは，正常粘膜で覆われ，粘膜下層の血管・リンパ管拡張を伴う浮腫状の疎性結合織から構成され，正常の筋層を認めない細長い有茎性ポリープをcolonic muco-submucosal elongated polyp（CMSEP）と報告した[1].
- 男女比はほぼ同等で中高年者に多く，横行結腸・S状結腸・上行結腸・下行結腸の順に多いとされる[2].
- 発生機序は2024年現在でも不明であるが，何らかの要因で粘膜・粘膜下層が限局的に隆起し，腸管運動により引き伸ばされ，しだいに浮腫や脈管拡張を伴うと推測されている[2].
- ポリープの平均長は3cm程度とされているが，長いものでは16cmという報告もある[2,3].

▶ 特徴的な所見と診断

- 典型像は正常粘膜で被覆された**細長い有茎性ポリープ**（**図1**）として認識される[2].
- 頭部で**脳回転様皺襞**を認めることがあり，茎部では**無名溝**の所見を認める場合が多い[2].
- **頭部・茎部の境界は明瞭でないことが多い**が，頭部の肥大や発赤を呈する（**図2**）ことがある[4].
- **茎部と周囲正常粘膜との境界が不明瞭**（**図3**）であることも特徴の一つである[4].
- 同時に複数個存在する場合もある[2].
- 病理組織学的には，正常粘膜に覆われ，浮腫状の疎性結合織や線維化を有する粘膜下層には血管・リンパ管拡張を伴う[2].

▶ 鑑別のピットフォール

- 鑑別が必要な疾患は少ないが，多発する症例では炎症性腸疾患（IBD）に合併するポリープとの鑑別が必要となる．CMSEPでは，周囲粘膜に潰瘍瘢痕などの，炎症の既往を示唆する所見を認めないことが鑑別のうえで重要である[2].

IBDに伴う炎症性ポリープ

- IBDにおいて，重度の粘膜障害をきたした後に治療により内視鏡的治癒を達成した症例に観察されることが多い（**図4**）．頭部と茎部の境界が不明瞭で細長い形態のことが多くCMSEPに類似しているが，サイズや形態は多彩である．周囲に潰瘍瘢痕があり病変が多発していればCMSEPと区別できる（**図5Ⓐ**）．**粘膜橋**（mucosal bridge）（**図5Ⓑ**）を形成することもある[2].

文献

1) 真武弘明，他：粘膜と粘膜下層から成る長い有茎性ポリープの4例—colonic muco-submucosal elongated polyp（CMSEP）の提唱．胃と腸，29：1330-1334，1994
2) 樫田博史：Colonic muco-submucosal elongated polyp（CMSEP）．消化器内視鏡，32：84-85，2020
3) 大津健聖，他：炎症性ポリープとcolonic muco-submucosal elongated polyp（CMSEP）．臨床消化器内科，26：1623-1628，2011
4) 河野弘志，他：CMSEP．消化器内視鏡，26：2015，2014

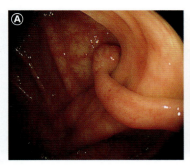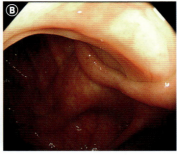

図1 通常光観察像

肝湾曲部に5cm長の正常粘膜で被覆された細長い有茎性ポリープを認める．Ⓐ）頭部〜茎部．Ⓑ）茎部〜付着部．

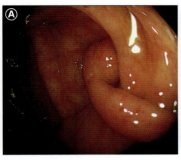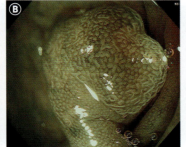

図2 頭部の近接像
Ⓐ）通常光観察像．Ⓑ）NBI拡大観察像．

図3 通常光観察像
付着部（⇨）と周囲粘膜との境界は不明瞭である．

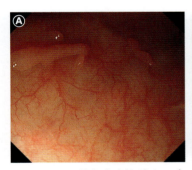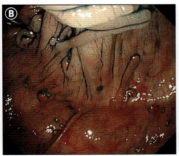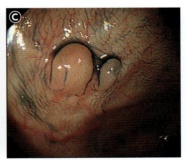

図4 IBDに伴う炎症性ポリープ
Ⓐ）通常光観察像（頭部と茎部の境界が不明瞭な細長い隆起性病変）．Ⓑ）インジゴカルミン散布像（ポリープ表面に無名溝を認める）．Ⓒ）インジゴカルミン散布像（サイズの小さなものも併存している）．

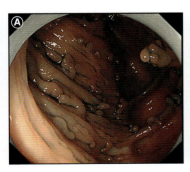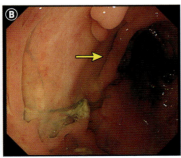

図5 IBDに伴う炎症性ポリープ
Ⓐ）インジゴカルミン散布像（サイズや形態が多彩なポリープを多数認める）．Ⓑ）通常光観察像〔粘膜橋（⇨）を認める〕．

第3章　良性腫瘍（大腸）

13　直腸良性リンパ濾胞性ポリープ

橋本真一

疾患の概要

- 直腸良性リンパ濾胞性ポリープ（benign lymphoid polyp）は，粘膜下層におけるリンパ濾胞の限局性過形成により，粘膜下腫瘍（SMT）様隆起を呈する疾患であり，**直腸扁桃**（rectal tonsil）と呼称されることも多い[1]．
- 腸管に生じるリンパ濾胞は，粘膜面から侵入する抗原物質に対して反応性に生じるものであり，消化管のリンパ濾胞増殖症は，小隆起が多発する**結節性リンパ過形成**と，比較的大きな孤立性隆起性病変を呈する直腸良性リンパ濾胞性ポリープに分類されるが，明確な判別基準は示されていない[2]．
- 欧米での報告数に比較して，本邦での報告は少ない[1]．
- 中高年の女性に多く血便を契機に発見されることが多いが，肛門部違和感で発症した小児例も報告されている[1,3]．

特徴的な所見と診断

- 直腸の良性リンパ濾胞性ポリープの好発部位は下部直腸であり，単発例が多く，大きさは0.5〜4.5 cmとさまざまであるが，ほとんどは20 mmまでの小病変であると報告されている[1,2]．
- 内視鏡所見は無茎性から亜有茎性の乳白色調のSMT様隆起として観察される．隆起の表面には，拡張血管が放射状に走行する車軸様の所見を呈することが多い（図1）[1,2]．
- 超音波内視鏡所見では，第2〜3層に限局性で境界明瞭な低エコー像を呈する（図2）[2]．
- 病理組織学的所見としては，粘膜下層に胚中心を有するリンパ濾胞の過形成がみられ，粘膜の萎縮・菲薄化がみられる．MALTリンパ腫などの腫瘍性病変との鑑別には免疫染色の追加も必須である（図3）[1]．

鑑別のピットフォール

- 直腸良性濾胞性ポリープは粘膜下腫瘍様隆起を形成するため，直腸に好発する粘膜下腫瘍との鑑別が問題となる．鑑別には隆起表面の血管網，単発か多発か，送気による伸展性などが参考となる．

直腸MALTリンパ腫

- 表面平滑なSMT様隆起の形態を示し，表層に拡張血管を伴うため内視鏡所見のみでは直腸良性濾胞性ポリープとの鑑別は難しい場合が多い．直腸MALTリンパ腫は多発することが多いが，単発の場合は生検病理組織学的診断でも確定診断が困難で，内視鏡的もしくは外科的な全摘除が必要となることもある[2]．

直腸神経内分泌腫瘍（NET）

- 粘膜層由来の腫瘍であるが腺管の深層で発生するため，粘膜筋板を越えて粘膜下層を中心に発育することにより，SMT様隆起を呈する．好発部位は直腸であり，色調は黄色調であることが多く頂部に陥凹を伴うこともある（図4）．送気による形態変化が乏しい点も鑑別の要点とな

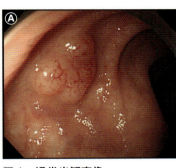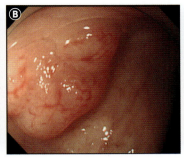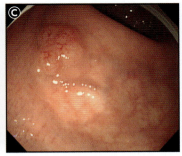

図1　通常光観察像
Ⓐ）下部直腸左壁側に10 mm大のSMT様隆起を認める．Ⓑ）近接像では表面に車軸様の血管拡張を認める．Ⓒ）送気により病変の形態変化を認める．

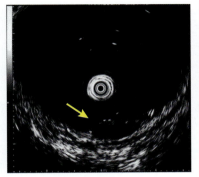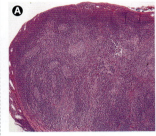

図2　超音波内視鏡像
第2～3層に限局性で境界明瞭な低エコー像を認める（⇨）．

図3　病理組織学的所見
Ⓐ）リンパ濾胞過形成を認める（40倍拡大）．Ⓑ）粘膜の萎縮・菲薄化を認める（100倍拡大）．

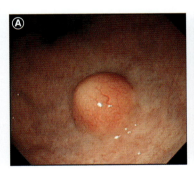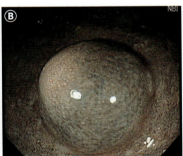

図4　直腸NET
Ⓐ）通常光観察像．Ⓑ）NBI像．

る．EUSでは第2～3層の低エコー像を呈するため直腸良性濾胞性ポリープとの鑑別は困難であるが，生検病理組織診断で高率に陽性となるため，鑑別診断における生検の有用性は高い．

文献
1) 佐野村誠，他：良性リンパ濾胞性ポリープ，直腸扁桃．消化器内視鏡，32：106-107, 2020
2) 原田馨太，他：大腸良性リンパ濾胞性ポリープ・ポリポーシス．「別冊日本臨牀 領域別症候群シリーズ No.12 消化管症候群（第3版）Ⅳ」（藤本一眞/編），pp165-168, 日本臨牀社，2020
3) 竹谷園生，他：小児の直腸に発生したrectal tonsilの1例．日本大腸肛門病学会雑誌，64：423-426, 2011

第3章　良性腫瘍（大腸）

14 肛門ポリープ

五十畑則之, 冨樫一智

疾患の概要

- 肛門ポリープは，歯状線において肛門陰窩の間に突出した肛門乳頭が慢性刺激による炎症のために肥大化したものである．病理組織学的にはfibroepithelial polypあるいはfibrovascular polypとされる．
- 癌化の危険性はない．

特徴的な所見と診断

- 一般的に色調は白色から淡いピンク色で，硬度は硬いことが多い．2～5 mm程度で多発することが多く，2 cmを越えることは少ない．
- 病理組織学的には表面を重層扁平上皮で覆われた腫瘍であり，紡錘形細胞と線維性間質と血管からなる病変である．NBI，BLI拡大観察では白色の間質の中に血管が確認できるが，JNET分類で定義されるようなsurface patternを認めることはなく腫瘍性病変との鑑別は容易である．
- 全周性の内痔核を認め，肥大した肛門乳頭と思われるポリープが多発している（図1Ⓐ）．BLI観察では白色の間質の中に血管が確認できる（図1Ⓑ）．

鑑別のピットフォール

- 3 cm以上の巨大なポリープは**平滑筋肉腫**，**肛門管癌**，**悪性リンパ腫**の鑑別が必要である．肛門ポリープ単独では治療の必要性は低いが，増大して肛門外への脱出，出血や疼痛を伴うものや，内痔核や裂肛を合併したものや，悪性腫瘍との鑑別が必要な場合には切除の適応になる．
- 歯状線以下には知覚神経が分布しているため，腰椎麻酔または局所麻酔下で経肛門的に外科的切除されることが多いが，局所麻酔下で内視鏡的に切除してもよい．
- 肥大した乳頭と粘膜脱型の内痔核を認めた（図2Ⓐ）．BLI拡大観察でポリープの部位は無構造であり非腫瘍と診断したが（図2Ⓑ），脱出をくり返すため外科的に切除した．

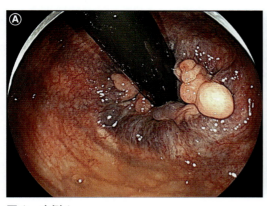 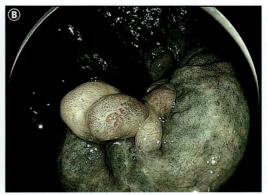

図1 症例1
Ⓐ）白色光観察．Ⓑ）BLI観察．

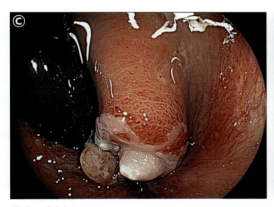 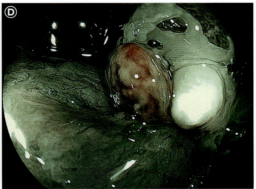

図2 症例2
Ⓐ）白色光観察．Ⓑ）BLI拡大観察．

第3章　良性腫瘍（大腸）

15　肛門尖圭コンジローマ

有田宗史，東　博

▶ 疾患の概要

- 肛門尖圭コンジローマ（condyloma acuminatum）は，ヒトパピローマウイルス（human papillomavirus：HPV）6，11型が原因となる性感染症（sexually transmitted disease）であり，肛門部および性器を含む周囲に発生する．
- 多くは性活動の活発な世代にみられるが，稀に両親や医療従事者の手指を介して乳幼児に感染することがあり，垂直感染の可能性も指摘されている．
- 5類感染症に指定されており，指定届出機関（全国約1,000カ所の泌尿器科，産婦人科等の性感染症定点医療機関）は月ごとに保健所に届け出なければならない．
- HPVは小型のDNAウイルスであり，塩基配列により90以上の型に分類される．尖圭コンジロームを引き起こす6，11型は低リスク型とされ，約30％が自然消退する．しかし，子宮頸癌の原因となり高リスクとされる16，18型などが感染している場合があり，注意を要する．
- 治療する場合は，イミキモド（ベセルナクリーム）外用療法，外科的切除，CO_2レーザー蒸散法，電気メスによる焼灼法や液体窒素による凍結法があり，最近ではCO_2レーザー蒸散法が注目されている．
- 治療後の再発が少なくなく，治療後3カ月間は経過観察が必要である．
- HIV感染の合併に注意する必要がある．
- 免疫抑制状態にある人では，尖圭コンジロームが巨大化する，治療後の再発率が高い，悪性化しやすいことが指摘されている．

▶ 特徴的な所見と診断

- 自覚症状に乏しく，肛門部の腫瘤触知・違和感などにより発見されることもある．
- 診断には内視鏡検査は不要であり，特徴的な肉眼形態により診断される．
- 視診上，褐色調や淡紅色を示す小隆起性丘疹の散在（図1），乳頭状形態（図2）を示し，大きなものではカリフラワー状（図3）を示す．
- 診断に迷う場合には，生検による組織学的検査を行う．

▶ 鑑別のピットフォール

- びらん・潰瘍を呈する場合は，**クラミジア感染，淋病，梅毒**などの性感染症との鑑別を要する．迷ったら，皮膚科および肛門科の医師にコンサルトする．

文献

1) Rosen T：Condylomata acuminata（anogenital warts）in adults：Epidemiology, pathogenesis, clinical features, and diagnosis. UpToDate, 2022
2) Palefsky JM：Virology of human papillomavirus infections and the link to cancer. UpToDate, 2022
3) 国立感染症研究所：尖圭コンジローマとは．
https://www.niid.go.jp/niid/ja/kansennohanashi/428-condyloma-intro.html

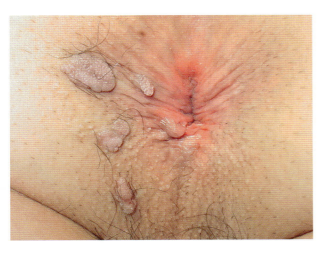

図1　小丘疹が散在する尖圭コンジローマ

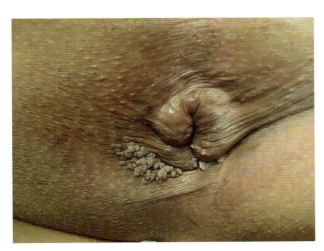

図2　乳頭状を示す尖圭コンジローマ

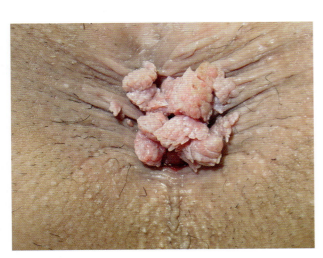

図3　カリフラワー状の尖圭コンジローマ

第 3 章　良性腫瘍（大腸）

16　虫垂粘液嚢腫

五十畑則之，冨樫一智

疾患の概要

- 虫垂粘液嚢腫は虫垂内腔に粘液が貯留し嚢胞状に拡張した状態で，虫垂粘液産生腫瘍（appendiceal mucinous neoplasm：AMN）ともよばれる．
- AMN は 2013 年の『大腸癌取扱い規約 第 8 版』より，WHO 分類に準拠して明らかな異型を伴う粘液癌（mucinous adenocarcinoma：MACA）と異型を伴わない低異型度虫垂粘液性腫瘍（low-grade appendiceal mucinous neoplasm：LAMN）に分類された．
- LAMN であっても腹膜偽粘液腫の原因となるため，臨床的に悪性の性質を示すことがある．

特徴的な所見と診断

- 内視鏡所見では虫垂口が粘膜下腫瘍様に隆起している所見や，虫垂口から粘液の排出を認める場合に本疾患が疑われる．診断には CT 検査が有効であり，虫垂が拡張し内部が低吸収な内容物で満たされていることが特徴である．
- 腹痛の精査目的に行った単純 CT 検査で虫垂の嚢腫状拡張を認めた（図 1 Ⓐ ）．大腸内視鏡検査で虫垂口が粘膜下腫瘍様に隆起していた（図 1 Ⓑ）．

鑑別のピットフォール

- 急性虫垂炎や腸閉塞などの急性腹症を契機に発症し，緊急的または準緊急的に手術が行われて診断に至る場合が約半数である．急性虫垂炎の場合は膿瘍形成と診断されることが多いため術前に本疾患を鑑別することは困難である．
- 他疾患の経過観察や腹痛以外の症状の精査目的に行った CT 検査で偶発的に診断される場合も多い．緊急手術が必要な症例では術前に大腸内視鏡検査が行われることは稀であるが，準緊急手術や無症状の症例では内視鏡検査は本疾患の診断に有効である．
- 治療は外科的切除が原則であるが，良悪性の鑑別は CT 検査でも内視鏡検査でも困難である．まず虫垂切除や盲腸切除を行い，病理診断で悪性であった場合には追加切除を検討することが多い．
- 腹痛の精査目的に行った造影 CT 検査で虫垂が嚢腫状拡張し上行結腸に重積していた（図 2 Ⓐ）．大腸内視鏡検査では発赤した粘膜下腫瘍が上行結腸に重積していた（図 2 Ⓑ）．腹腔鏡下回盲部切除術を施行した（図 2 Ⓒ）．虫垂の内腔はゼリー状の粘液が充満していた（図 2 Ⓓ）．病理診断は豊富な粘液を有する異型に弱い一層の円柱上皮細胞が乳頭状に増殖しており，LAMN であった（図 2 Ⓔ）．

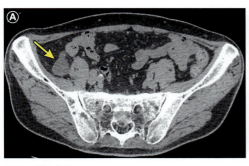
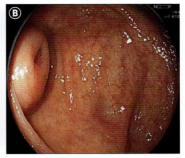

図1 症例1
Ⓐ）腹部単純CT検査　Ⓑ）大腸内視鏡検査

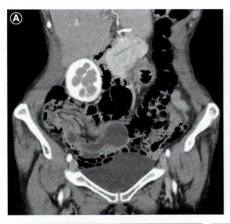
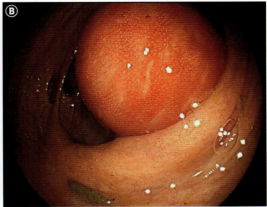
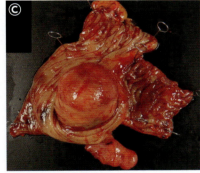
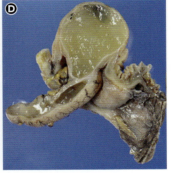
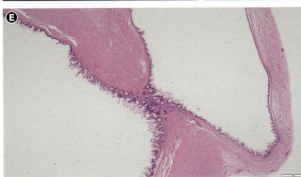

図2 症例2
Ⓐ）腹部造影CT検査
Ⓑ）大腸内視鏡検査
Ⓒ）手術標本
Ⓓ）手術標本（割面）
Ⓔ）病理診断所見（40倍）

第4章 良性腫瘍・腫瘍様病変（小腸）

1 腺腫

山村健史，中村正直

▶ 疾患の概要

- 小腸腺腫には孤発性病変と家族性大腸腺腫症（familial adenomatous polyposis：FAP）に伴い多発する病変がある．
- 小腸腺腫においても adenoma-carcinoma sequence が関連するとした報告があるが，FAP における小腸癌の合併頻度は低い．
- 孤発性腺腫は腸重積や腸閉塞などを起こした消化管閉塞症状か，下血や血便・貧血などの消化管出血を契機に見つかる．現在は小腸内視鏡やカプセル内視鏡の普及に伴い偶発的に平坦型病変や小病変も見つかるようになっている．
- FAPでは空腸中心に褪色調の5 mm以下の小さな平坦隆起病変が多発することが多い．カプセル内視鏡での検討では近位空腸には76％で病変を認め，遠位空腸と回腸では3％しか認めなかったと報告されている[1]．ただし小腸病変に対しては発癌頻度が不明であり，定期的な画像診断や小腸内視鏡は推奨されていない[2]．十二指腸腺腫に病変が多い場合は空腸にも病変がある可能性が高い．

▶ 特徴的な所見と診断

- 孤発性小腸腺腫では閉塞症状や消化管出血を契機に見つかるので，10 mm以上の大きな病変や隆起型病変が多い．表面は顆粒状で発赤を伴うことが多い（図1 Ⓐ，Ⓑ）．
- FAPでは褪色調の5 mm以下の平坦隆起病変が多発することが多い．インジゴカルミンを撒くとより明瞭になる（図2 Ⓐ，Ⓑ）．大きくなると側方進展腫瘍の形態を呈することもある（図2 Ⓒ）．また大きな病変だと発赤や陥凹を伴うこともあり（図2 Ⓓ，Ⓔ），その場合は癌の合併も考慮すべきである．

▶ 鑑別のピットフォール

- 大きな隆起型病変の存在診断は容易であるが，小さな平坦隆起病変は色素撒布をしないと困難なことがある．
- 上皮性腫瘍であり，周囲粘膜との境界は明瞭である．また表面構造は顆粒状で発赤を伴うことが多いが，大きくなると分葉状になり過誤腫との鑑別が困難になる．過誤腫との鑑別は内視鏡所見だけでは困難なことも少なくない．腺腫の場合は大きくなると隆起型の頻度が多くなるが，過誤腫では有茎性病変が多くなる．
- 最終診断は生検やポリープ切除を行い病理組織診断で行う（図1 Ⓒ，Ⓓ）．

文献
1) Schulmann K, et al：Feasibility and diagnostic utility of video capsule endoscopy for the detection of small bowel polyps in patients with hereditary polyposis syndromes. Am J Gastroenterol, 100：27-37, 2005
2)「遺伝性大腸癌診療ガイドライン2020年版」（大腸癌研究会/編），大腸癌研究会，2020
https://www.jsccr.jp/guideline/data/guideline2020_public_comment.pdf

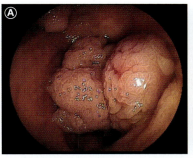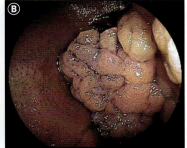
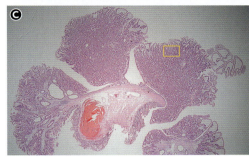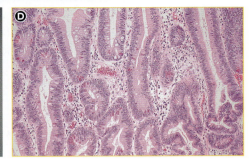

図1 孤発性小腸腺腫の内視鏡像

Ⓐ）白色光観察．腸重積の精査目的に小腸内視鏡を施行．上部空腸半周性，長径25 mmの隆起型病変を認める．Ⓑ）インジゴカルミン撒布．Ⓒ）病理組織像（HE染色）．Ⓓ）病理組織像（Ⓒ黄枠部拡大）．病理組織からは腺管上皮に中程度異型を伴う管状腺腫と診断された．

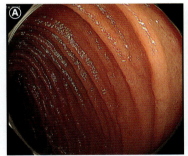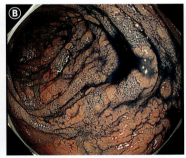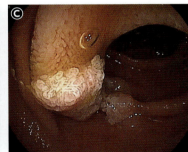
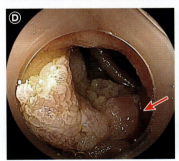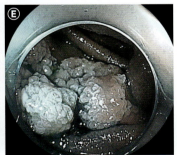

図2 FAP例における小腸腺腫の内視鏡像

Ⓐ）大腸全摘術後の回腸（白色光観察）．一部に粘膜の凹凸はわかるがはっきりとした病変の指摘は困難である．Ⓑ）Ⓐと同部位のインジゴカルミン撒布．小さな平坦病変が多発しているのがわかる．Ⓒ）空腸の長径2 cmの平坦病変（白色光観察）．上部空腸に褪色調，1/4周性の平坦隆起性病変を認める．Ⓓ）白色光近接像．➡に発赤部を認める．Ⓔ）インジゴカルミン撒布近接像．発赤部は表面構造が，周囲より不整を認める．

第4章　良性腫瘍・腫瘍様病変（小腸）

2　過誤腫

山村健史，中村正直

▶ 疾患の概要

- 過誤腫は胎生期に組織成分の量的組み合わせ比率異常により発生する．特定の細胞が過剰に増殖した組織形成異常であり，個体組織と同調的に発育する非腫瘍性病変である．
- 孤発性の過誤腫性ポリープは稀であるが，孤発性病変ではPeutz-Jeghersポリープ（PJP）やmyoepithelial hamartoma，Brunner腺過誤腫などがあげられる．
- 過誤腫性ポリポーシスは非遺伝性ポリポーシスのCronkhite-Canada症候群と，遺伝性ポリポーシスであるPeutz-Jeghers症候群（PJS），若年性ポリポーシス症候群，Cowden病（PTEN過誤腫症候群），結節性硬化症に分類される．いずれも小腸に病変を有する可能性がある．
- PJSの小腸病変では15 mm以上のポリープは腸重積のリスクであることが知られており[1, 2]，大きな病変では悪性化の可能性もある．小腸ポリープの内視鏡的切除を行うことで，短長期的に外科的治療を減らすことができると報告されており，10〜15 mmより大きいポリープは切除すべきと考えられている．

▶ 特徴的な所見と診断

- PJPは大きくなると分葉状になり，有茎性となる（図1🅐）．病理組織的には粘膜筋板の樹枝状増生と粘膜上皮の過形成を認めることが特徴である（図1🅑，🅒）．PJSでは小腸・大腸にPJPが多発し，大きくなると有茎性病変が増加する（図1🅓）．
- 若年性ポリポーシスは若年性ポリープ（juvenile polyp）が消化管に多発する．発赤調で表面は平滑，分葉状，絨毛状で光沢が目立つ．大きくなると亜有茎〜有茎病変となる．
- Cowden病は食道にも白色調隆起を認めることが特徴であり（図2🅐），病理組織学的にはglycogenic acanthosisである．小腸・大腸では同色調〜白色調を有する5 mm以下の多発ポリープを認め（図2🅑，🅒），それらは病理組織学的に過誤腫や過形成性ポリープである．皮膚や口腔粘膜，四肢の角化症はじめ全身臓器に過誤腫が多発する．
- Cronkhite-Canada症候群はほぼ全例で胃・大腸に多発する過誤腫を認める．小腸は絨毛の浮腫状の腫大や白色化，小型ポリープが散在する．

▶ 鑑別のピットフォール

- PJSは大きくなると有茎性病変が多く，表面構造が分葉状で粗大結節や脳回様と表現される．しかし腺腫も大きくなると分葉状になり，内視鏡診断による鑑別は困難なことも少なくない．
- 過誤腫はポリポーシスの種類により内視鏡像が異なることがある．ポリープの生検や内視鏡切除による病理組織診断で過誤腫と診断は可能である．過誤腫性ポリポーシスの診断は消化管検査だけでなく，**随伴病変としての消化管外症状（皮膚，口腔，他臓器病変）**や家族歴などの遺伝形式を考慮し各診断基準に沿って行う．

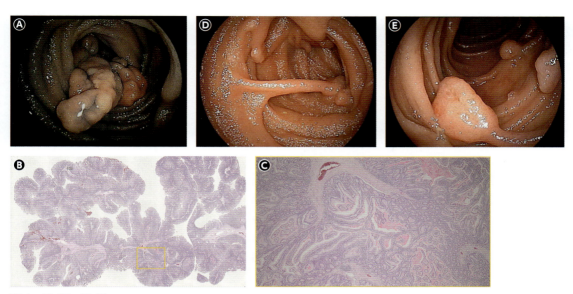

図1 PJP, PJS

Ⓐ）孤発性有茎性PJP．頭部は分葉状で，一部は発赤を認める．Ⓑ）Ⓐの切除標本のルーペ像．Ⓒ）Ⓑ黄枠部の拡大図．異型のない過形成性腺上皮で構成され，粘膜筋板が樹枝状に増生する．Ⓓ）PJS．有茎性病変～平坦病変までさまざまな形態のポリープを認める．Ⓔ）PJS．表面発赤を認め，頭部結節状隆起を示す有茎性ポリープ．

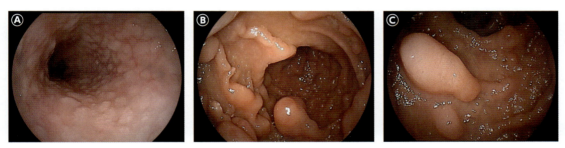

図2 Cowden病

Ⓐ）食道に多発する白色調隆起を認める．Ⓑ）表面平滑な隆起型ポリープと小ポリープが散在している．Ⓒ）隆起型ポリープ．

文献

1) Ohmiya N, et al：Management of small-bowel polyps in Peutz-Jeghers syndrome by using enteroclysis, double-balloon enteroscopy, and videocapsule endoscopy. Gastrointest Endosc, 72：1209-1216, 2010
2) Sakamoto H, et al：Nonsurgical management of small-bowel polyps in Peutz-Jeghers syndrome with extensive polypectomy by using double-balloon endoscopy. Gastrointest Endosc, 74：328-333, 2011

第4章 良性腫瘍・腫瘍様病変（小腸）

3 脂肪腫

山村健史，中村正直

▶ 疾患の概要
- 脂肪腫は回腸，特に下部回腸に好発するが，空腸にもみられる．
- 他の小腸腫瘍と同様に，大きくなると腸重積や腸閉塞の原因となったり，表面に潰瘍ができ消化管出血や貧血の原因となる．小さいうちは無症状である．
- 無症状の場合は経過観察を行うが，有症状例では内視鏡的切除や外科手術が必要になる．

▶ 特徴的な所見と診断
- 内視鏡ではSMTの形態をとり，色調は淡黄色調を示すのが特徴的（図1Ⓐ）であるが，周囲粘膜と同じ色調のこともある．鉗子で圧迫すると軟らかく（cushion sign，図1Ⓑ），生検を行うと内部から脂肪組織が露出してくる（naked fat sign）．
- 超音波内視鏡では第3層を主座とする均一な高エコー腫瘤として描出され（図1Ⓒ），CTではfat densityを示す腫瘤として描出される．
- 腸重積などを起こして腫瘍表面に物理的刺激が加わるなどの原因で表面にびらんや潰瘍を形成することがある．
- EMRで病変全体を切除することで，病理組織学的に確定診断を行うことが可能である（図1Ⓔ，Ⓕ，Ⓖ）．

▶ 鑑別のピットフォール
- 粘膜下腫瘍全般が鑑別にあげられるが，特徴的な色調や硬さなどの内視鏡所見，超音波内視鏡やCT像を用いて鑑別は比較的可能である．**リンパ管腫**は脂肪成分に富むため似た特徴を有するが，色調は灰白色が特徴であり，粘膜内に拡張したリンパ管が顆粒状の黄白色斑として表面に現れる点が異なる．また超音波内視鏡では粘膜内から粘膜下層内に拡張したリンパ管を示す無エコー領域を認める．
- 出血例では，脂肪腫の表面に潰瘍を形成している可能性が高い．大きな病変だと全体を観察するのは容易ではないため，鉗子などで圧迫しながら表面全体を観察するように心がける（図2）．

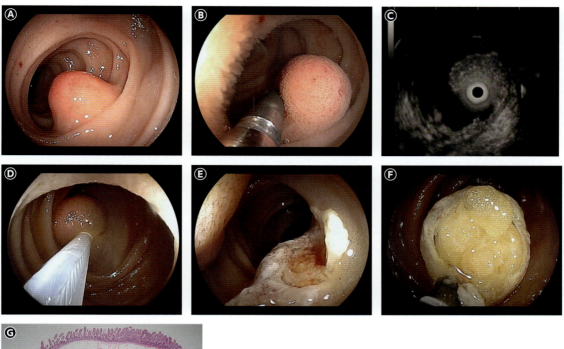

図1　回腸脂肪腫

Ⓐ）淡黄調の正常粘膜に覆われた粘膜下腫瘍．Ⓑ）鉗子で圧迫すると弾性軟．Ⓒ）細径プローブを用いた超音波内視鏡像（15 MHz）．第3層を主座とする均一な等〜高エコー腫瘤として描出される．Ⓓ）EMRで切除．Ⓔ）切除後潰瘍．脂肪の露出を認める．Ⓕ）切除標本．内部は脂肪組織が充満している．Ⓖ）病理組織像．病理組織では粘膜下層に豊富な脂肪組織を認め，脂肪腫と診断された．

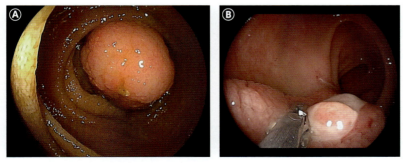

図2　消化管出血を契機に認めた回腸脂肪腫

Ⓐ）表面発赤調の正常粘膜に覆われた粘膜下腫瘍．Ⓑ）鉗子圧迫による全体観察．表面に潰瘍形成を認め，出血源と考えられた．

第4章　良性腫瘍・腫瘍様病変（小腸）

4　リンパ管腫

川野誠司

▶ 疾患の概要[1]
- リンパ管が袋状に膨らんで囊胞様になったもので，囊胞の中身はリンパ（液）とされる．
- リンパ管の形成異常により生じること，生物学的には腫瘍的性質に乏しいことが認識されるようになり，近年では「リンパ管奇形」とよばれるようになっている．
- 病理学的には単純性，海綿状，囊胞状の3つに分類され，小腸では海綿状リンパ管腫が最も頻度が高いとされる．
- 空腸・回腸の局在性は認められないとされており，カプセル内視鏡やバルーン内視鏡施行時に偶然発見されることが多い．

▶ 特徴的な所見と診断
- cushion sign陽性の柔らかい粘膜下腫瘍（SMT）として認識されることが多く，鉗子で圧迫すると容易に変形する．
- 肉眼型は半球状，囊腫状，山田Ⅲ型様をとることが多いが（図Ⓐ），広基性の扁平隆起を呈する場合もある（図Ⓑ）．
- 表面の性状は黄白色の微細顆粒状を呈することが特徴的で，病理学的に粘膜固有層内のリンパ管拡張を反映しているためと考えられている（図Ⓒ）．

▶ 鑑別のピットフォール
- **リンパ管拡張症，濾胞性リンパ腫**などが鑑別にあげられる．リンパ管拡張症は微小の散布状白点が管腔全体にびまん性に拡がる一方でSMT様に隆起は伴わない（図Ⓓ）．濾胞性リンパ腫は白色の小顆粒状隆起が集簇，あるいは散在して認められる．いずれも形態学的には比較的鑑別が容易である（図Ⓔ）．
- 微細顆粒状部をNBI拡大観察するとリンパ管腫は絨毛内にwhite opaque substance（WOS）や拡張した毛細血管を認め，鑑別診断に有用である[2]（図Ⓕ）．

文献
1) 中村　元，勝木伸一：リンパ管腫．日本臨牀，80：151-154，2022
2) Sakamoto H, et al：Nonsurgical management of small-bowel polyps in Peutz-Jeghers syndrome with extensive polypectomy by using double-balloon endoscopy. Gastrointest Endosc, 74：328-333, 2011

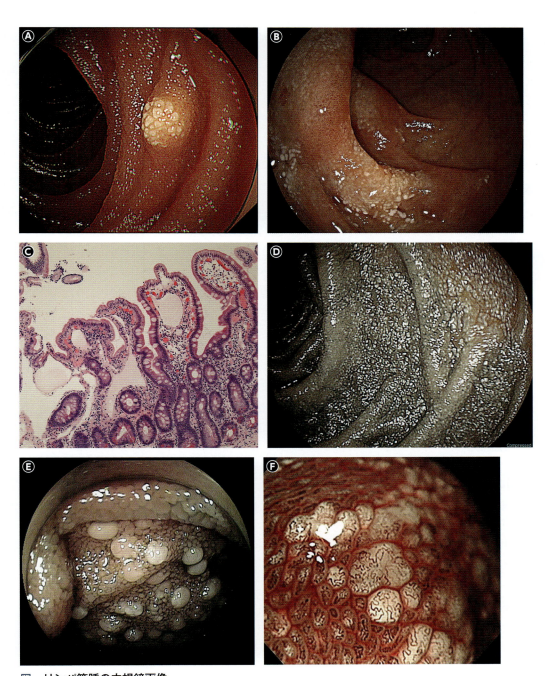

図　リンパ管腫の内視鏡画像
Ⓐ Ⓑ）黄白色調で表面に小結節の集簇を有する柔らかなSMT様隆起として認められる．**Ⓒ**）病理組織では粘膜下層に拡張したリンパ管を多数認める．**Ⓓ**）リンパ管拡張症：微小な散布状白点が管腔全体にびまん性に認める．**Ⓔ**）濾胞性リンパ腫：白色顆粒状隆起の集簇を認める．**Ⓕ**）リンパ管腫のNBI拡大画像：絨毛内にWOSや拡張した毛細血管を認める．

第4章 良性腫瘍・腫瘍様病変（小腸）

5 血管腫

川野誠司

疾患の概要
- 血管内皮細胞をもつ拡張血管が増殖した良性の腫瘍様病変を指すが，血管奇形とみなされる良性病変に対しても慣習的に用いられてきた経緯がある．
- 毛細血管腫（capillary hemangioma）と海綿状血管腫（cavernous hemangioma）および両者の混合型に分類され，小腸では海綿状血管腫の頻度が最も高いとされている[1]．
- 稀な疾患であり，症状は貧血・血便が最も頻度が高い．その多くは小児期から存在すると推測されるが，報告例のほとんどは成人例である[2]．

特徴的な所見と診断
- 海綿状血管腫は蒼白色〜暗赤色と色調は多彩で，広基性〜亜有茎性の比較的柔らかい類円形隆起性病変を呈する（図Ⓐ）．
- 小病変は正常粘膜に被覆され扁平であるが（図Ⓑ），サイズが大きい病変は粘膜下腫瘍（SMT）様隆起を伴うようになり（図Ⓒ），しだいに粘膜が菲薄化し頂部が露出して強い発赤調を呈する（図Ⓓ）．

鑑別のピットフォール
- 動静脈奇形（AVM）では正常粘膜に覆われたSMTの形態を呈し，周囲に拡張した血管の蛇行を認める（図Ⓔ）．
- 化膿性肉芽腫（pyogenic granuloma）では発赤調の亜有茎性隆起で全体が白苔に覆われる場合もある（図Ⓕ）．

文献
1) 井野裕治, 他：海綿状血管腫．消化器内視鏡, 25：1020-1021, 2013
2) 藤森俊二, 他：小腸血管腫．日本臨牀, 80：300-304, 2022

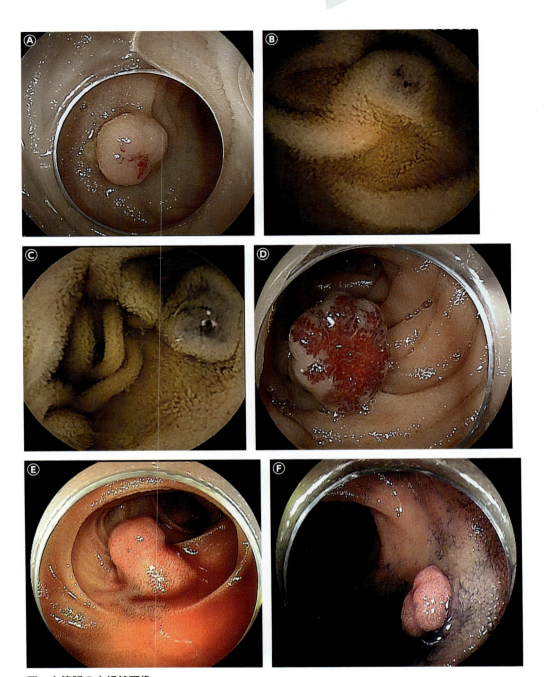

図　血管腫の内視鏡画像

Ⓐ）亜有茎性の比較的柔らかい類円形隆起性病変を呈する．Ⓑ）サイズが小さい場合，正常上皮に被覆され比較的扁平である（カプセル内視鏡画像）．Ⓒ）サイズが大きくなると，SMT様隆起を伴うようになる（カプセル内視鏡画像）．Ⓓ）粘膜は菲薄化し，表面が強い発赤調を呈する．Ⓔ）動静脈奇形（AVM）：粘膜下腫瘍様隆起の周囲に拡張した血管の蛇行を認める．Ⓕ）化膿性肉芽腫（pyogenic granuloma）：亜有茎性隆起性病変で全体が発赤調を呈する．

第4章 良性腫瘍・腫瘍様病変（小腸）

6 化膿性肉芽腫

福本　晃

▶ 疾患の概要

- 化膿性肉芽腫（pyogenic granuloma）は皮膚や粘膜に生じる腫瘍性病変で，病理組織学的には毛細血管腫の所見を呈する[1]．
- 後天的にできた血管腫に二次的に炎症を伴ったものと考えられており，必ずしも感染や化膿によるものではない．
- 小腸に発生すると消化管出血・貧血の原因となり得る．

▶ 特徴的な所見と診断

- 発赤調の隆起性病変として認められる（図1，2）．
- 表面にびらんや潰瘍を呈することが多く，それに伴い表面は炎症性滲出物による白苔に覆われていることが多い（図2）．
- 病理組織所見では，血管内皮細胞の増殖および拡張した毛細血管の分葉状増殖，浮腫状間質が特徴である（図4〜6）[2]．

▶ 鑑別のピットフォール

- 発赤調の隆起性病変や，潰瘍・びらんを伴う非上皮性の隆起性病変が鑑別にあがる．前者としては**過誤腫・動静脈奇形・血管腫**があがり，後者としては**炎症性線維状ポリープ**（IFP），**消化管間質腫瘍**（GIST），**神経内分泌腫瘍**（NET）などがあげられる．
- 内視鏡切除を行われることも増えてきたが，不完全切除は再発のリスクとなるので注意を要する[3]．

文献
1) 内山　正，他：当科で過去20年間に経験したpyogenic granulomaの臨床統計的観察．日本口腔外科学会雑誌，34：603-608，1988
2) 赤池源介，他：骨・軟部の血管性腫瘍の画像所見とその分類．臨床画像，30：730-738，2014
3) 鎌田はるか，他：S状結腸に発生したPyogenic granulomaの1例．Progress of Digestive Endoscopy，96：142-144，2020

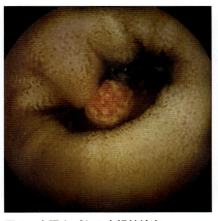

図1　小腸カプセル内視鏡検査
発赤調の隆起性病変.

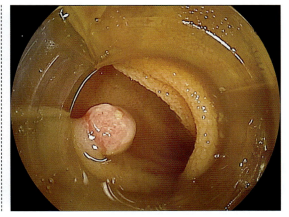

図2　ダブルバルーン小腸内視鏡検査（経肛門）
表面にびらんと滲出物の付着を認める.

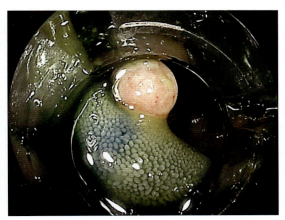

図3　内視鏡切除
粘膜下局注にて良好な病変挙上が得られた.

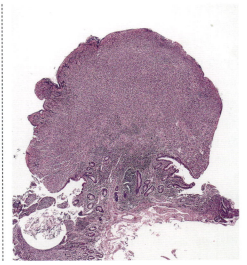

図4　切除病変（ルーペ像）

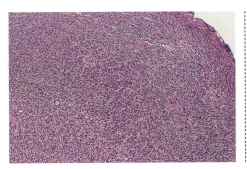

図5　病理組織像（HE染色，弱拡大）
血管内皮細胞の増生と炎症細胞浸潤を認める.

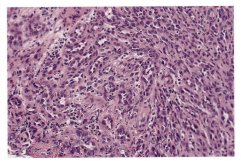

図6　病理組織像（HE染色，強拡大）

第4章　良性腫瘍・腫瘍様病変（小腸）

7　炎症性線維状ポリープ

福本　晃

▶ 疾患の概要

- 炎症性線維状ポリープ（inflammatory fibroid polyp：IFP）は消化管SMに発生する好酸球浸潤を伴う原因不明の炎症性腫瘤である．
- 炎症性ポリープのなかでも炎症を背景に形成される狭義の炎症性ポリープではなく，炎症自体が構成要素である[1]．
- *PDGFRA*遺伝子変異の存在を指摘されており[2]，炎症性病変ではなく腫瘍様病変の可能性がある．
- 腫瘍が先進部となり腸重積として発症することが多い[3]．

▶ 特徴的な所見と診断

- 肉眼的には有茎性〜亜有茎性の粘膜下腫瘍様の形態を示し，虚血（重積）により，しばしば表面にびらんや潰瘍を伴い陰茎亀頭様の外観を呈する病変が多い[4]．
- 病理組織では病変が主としてLPM〜SMに存在，線維芽細胞・膠原線維など結合織の増生，好酸球・リンパ球・形質細胞などの炎症細胞浸潤，細小動脈・毛細血管・リンパ管など小脈管の増生，小血管周囲の線維性結合組織の同心円上配列（onion skin pattern）が特徴である[5]．

▶ 鑑別のピットフォール

- 潰瘍を伴う粘膜下腫瘍が鑑別にあがる．
- **神経内分泌腫瘍（NET），消化管間質腫瘍（GIST），潰瘍を伴った脂肪腫**などが鑑別にあがるが，内視鏡所見のみでの鑑別は困難なことが多く，CT所見など含めて総合的に判断する必要がある．

文献
1) 清水誠治：炎症性ポリープ（inflammatory polyp）．胃と腸，52：626-627，2017
2) Huss S, et al：Activating PDGFRA mutations in inflammatory fibroid polyps occur in exons 12, 14 and 18 and are associated with tumour localization. Histopathology, 61：59-68, 2012
3) 奥村晋也，他：腸重積症を発症した回腸inflammatory fibroid polypの1例．臨床外科，69：611-615，2014
4) 小林広幸，他：消化管炎症性類線維ポリープ（IFP）の診断と治療．胃と腸，39：640-646，2004
5) HELWIG EB & RANIER A：Inflammatory fibroid polyps of the stomach. Surg Gynecol Obstet, 96：335-367, 1953

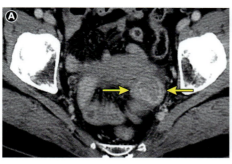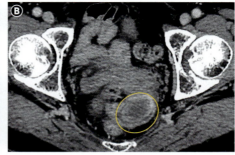

図1　腹部造影CT検査
Ⓐ）骨盤内小腸に重積像を認める（→）．Ⓑ）先進部に腫瘤を認める（○）．

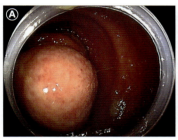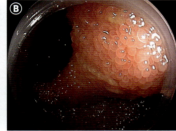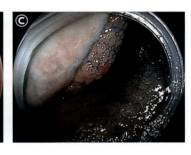

図2　ダブルバルーン小腸内視鏡検査（経肛門）
Ⓐ）「陰茎亀頭様」外観．Ⓑ）付着部は亜有茎性である．Ⓒ）インジゴカルミン撒布像，潰瘍辺縁．

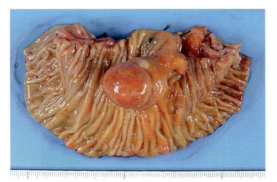

図3　摘出標本所見肉眼像（腹腔鏡下回腸部分切除）

腫瘍表面の上皮は脱落．

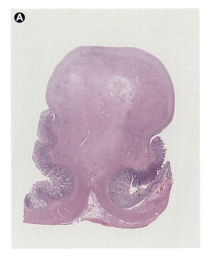

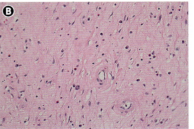

図4　病理組織所見（HE染色）
Ⓐ）ルーペ像．病変は粘膜下層に存在．Ⓑ）強拡大．線維芽細胞の粗な増生，膠原線維・小血管の増生，好酸球を含む炎症細胞浸潤を認める．

第**4**章　良性腫瘍・腫瘍様病変（小腸）

8　異所性膵

半田　修，梅垣英次

疾患の概要

- 異所性膵（副膵，迷入膵とも呼ばれる）は，本来の膵臓とは解剖学的に連続性を欠き，血行支配も異なる他臓器に存在する膵組織で，先天性の解剖学的異常とされる．
- 膵近傍に好発し，十二指腸（29％），胃（27％），空腸（16％），回腸（6％），Meckel憩室内（6％），胆嚢，腸間膜などに発生する[1]．小腸異所性膵は成人例ではその多くが無症候性に経過し，他の腹部手術時や剖検時に偶然発見されることが多い．発生頻度は剖検例で0.5〜14％である．
- 当院でも小腸異所性膵と組織学的に診断されたものは2007年からの16年間で12症例であり，全例が他疾患の精査中（図1，2）もしくは，手術中（図3，4）に偶発的に発見されていたため，術前内視鏡施行例は皆無であった．
- 発見時の平均年齢は30〜50歳代で，男女比は2：1と男性に多い．
- 一般的に小腸異所性膵の術前の確定診断は困難であるが，近年のバルーン式小腸内視鏡により術前診断可能な症例の報告も散見される．
- 無症候性のことが多く，経過観察とされるが，合併症としての消化管出血，イレウス，膵炎，膵仮性嚢胞，膵癌などを合併した場合は手術が考慮される．
- 異所性膵の組織学的分類としてはHeinrich分類がある[2]．II型が最も多く，50％を占める．
  - I型：ランゲルハンス島，膵腺房細胞，導管を有しているもの
  - II型：ランゲルハンス島を欠き，膵腺房細胞，導管を有しているもの
  - III型：導管のみ有するもの

特徴的な所見と診断

- MRCPで膵臓と同様の造影効果および膵管の描出を認める．
- 内視鏡では表面平滑で弾性硬な半球状の粘膜下腫瘍様隆起で頂部に浅い陥凹を伴うことが多い．通常生検での診断は困難で，ボーリングバイオプシーや，超音波下針生検が用いられるが，診断能は高くない．
- 超音波内視鏡では第3〜4層に主座を置く，境界不明瞭で内部不均一な低エコー腫瘤として描出される．導管の描出が診断に有用である．
- 大きさは5〜30 mmが大部分．

文献

1) DE CASTRO BARBOSA JJ, et al：Pancreatic heterotopia；review of the literature and report of 41 authenticated surgical cases, of which 25 were clinically significant. Surg Gynecol Obstet, 82：527-542, 1946
2) Singh DP & Bansal R：Heterotopic Pancreas Presenting as Gastric Polyp. Surgical Science, 5：135-137, 2014
3) 青山大輝, 他：異所性膵. 日本臨牀, 80：165-168, 2022

鑑別のピットフォール

- 鑑別診断としては他臓器癌の転移，**GIST**，**神経内分泌腫瘍**，**悪性リンパ腫**，デスモイドなどの粘膜下腫瘍があげられるが，内視鏡像のみから鑑別することは困難である．
- 造影CTでは異所性膵は膵臓と同程度に比較的均一に造影されるが，境界がやや不明瞭な造影効果を呈する．GISTではサイズが小さいものは比較的均一に造影されるため鑑別が困難であるが，大きくなると壊死や出血を反映して不均一な造影がみられる．
- 膵癌を合併した場合，小腸異所性膵との鑑別は難しいが，合併膵癌では20 mmを超える報告がほとんどで，嘔吐や腹痛などの症状を呈する．
- 膵炎を合併した場合は，40 mmを超える，慢性炎症による石灰化を伴う，などの報告がある[3]．

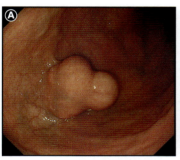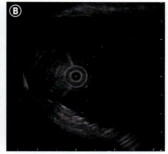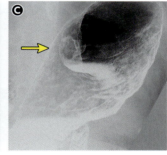

図1　胃GIST（の精査目的で偶発的に発見された空腸異所性膵）
Ⓐ）白色光観察で胃穹窿部に25 mm大の胃粘膜下腫瘍を認める．Ⓑ）超音波内視鏡像では第2層に主座を置く粘膜下腫瘍で，一部MPに固着している．Ⓒ）バリウムによる二重造影像（⇨GIST）．

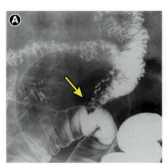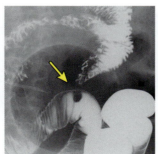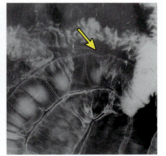

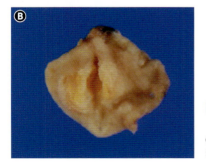

図2　（胃GISTの精査目的で偶発的に発見された）空腸異所性膵
Ⓐ）バリウム造影検査で偶発的に発見された10 mm大の小腸粘膜下腫瘍（⇨）．Ⓑ）切除標本（中央に割あり）．

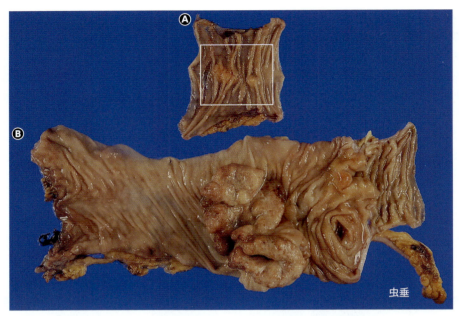

図3 上行結腸癌の手術中に偶発的に発見された空腸異所性膵の切除標本
Ⓐ) 近接して2個の空腸粘膜下腫瘍を認める．Ⓑ) 上行結腸進行癌．

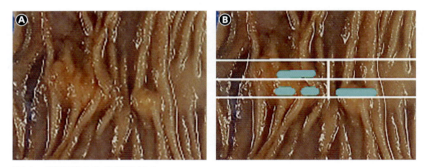

図4 図3標本白枠部の拡大
Ⓐ) 近接して2個の空腸粘膜下腫瘍を認める．Ⓑ) 病理学的に異所性膵と診断（水色）．

第4章 良性腫瘍・腫瘍様病変（小腸）

9 重複腸管

半田 修，塩谷昭子

疾患の概要

- 重複腸管は消化管様の壁構造を有する嚢状もしくは管状の構造物（重複腸管）が消化管に隣接して存在する先天性疾患である．
- 内面に消化管上皮を有し，平滑筋層を有し，本来の消化管のある部位に隣接し，筋層を共有するものと定義される[1]．
- 消化管と交通のない「非交通性」と，交通がある「交通性」があり，嚢状では非交通性，管状では交通性が多い．
- 消化管のいずれの部位にも発生しうるが，回腸が好発で30〜33％，食道17〜20％，結腸13〜30％，空腸10〜13％，胃7％，幽門4％，十二指腸4〜5％，回盲弁4％，直腸4％であり，7〜15％は同時に消化管の他部位にも重複腸管を有する．
- 嚢状型は小腸に多く，管状型は結腸・直腸に多い．
- 4,500人に1人の頻度．男性57％，女性43％．
- 70〜80％が2歳までに発見されるが，無症状で経過し，成人で偶発的に発見されたり，合併症の発症が発見の契機となることがある．
- 異所性胃粘膜や異所性膵組織を約30〜50％で認め，消化管出血の原因となりうる．
- 重複腸管による正常腸管の圧迫や閉塞，捻転を生じることがある．

特徴的な所見と診断

- 腹部超音波検査では嚢状あるいは管状の構造物として正常腸管近傍に層状に描出される（double wall sign）が，管腔内側の粘膜が高エコー，筋層が低エコーを呈する．
- 造影CTやMRIは病変の全体像，隣接臓器との位置関係，他疾患鑑別に有用である．
- 交通性の場合，消化管造影により重複腸管が描出されることがあり，診断に有用である．また，カプセル小腸内視鏡（図1）やバルーン式小腸内視鏡（図2）で重複腸管腔が観察できることもある．
- バリウム造影検査では正常腸管に隣接する形で重複腸管が造影される（図3）．
- 異所性胃粘膜を有する場合，^{99m}Tc-シンチグラフィで集積像がみられる（図4）．

文献

1) Ladd WE：Surgical treatment of duplications of the alimentary tract：enterogenous cysts, enteric cysts, or ileum duplex. Surg Gynecol Obstet, 70：295-307, 1940
2) 半田 修，他：憩室，Meckel憩室．臨牀消化器内科，28：1054-1060, 2013
3) 隅岡昭彦，他：重複腸管．日本臨牀，80：169-172, 2022

▶ 鑑別のピットフォール

- 重複腸管は消化管のいずれの場所にも発生しうるため，囊胞性疾患すべてが鑑別となる．
- 成人では**Meckel憩室**との鑑別が難しい．Meckel憩室は回盲弁から100 cm以内の下部回腸に好発するが，重複腸管と同様に腸管壁を有し，異所性胃粘膜を認めることもあり，その場合は^{99m}Tc-シンチグラフィで集積像がみられる[2]．両者の術前の鑑別は難しく，術中所見で腸間膜付着側対側に存在していればMeckel憩室，付着側同側であれば重複腸管と診断可能である（図5）[3]．
- **腸間膜囊胞**や**大網囊胞**も腸管に近接して囊胞構造を認めるため，鑑別疾患となりうるが，重複腸管と異なり，多房性が多いこと，腸管との筋層共有がみられないこと，薄い壁構造であることなどが鑑別点となる．囊胞内に出血や感染があると，内部エコーが生じ，壁の肥厚がみられるため鑑別が困難になりうる．
- **卵巣囊腫，胆道拡張症，水腎症，リンパ管腫，奇形腫**なども鑑別にあがるが，壁の蠕動運動が重複腸管では重要な所見である．

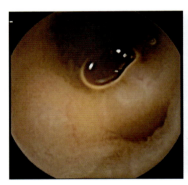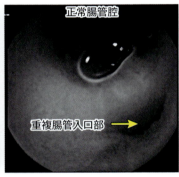

図1 カプセル小腸内視鏡像

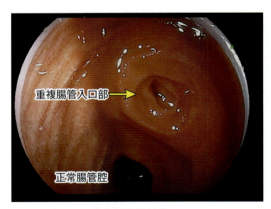

図2 バルーン式小腸内視鏡像

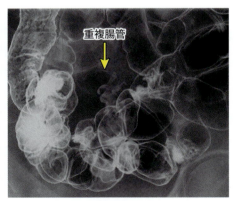

図3 バリウム造影検査

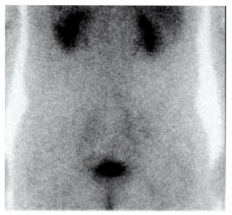
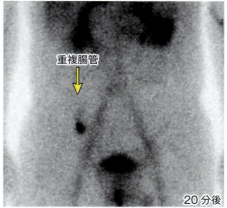

図4 99mTc-シンチグラフィ

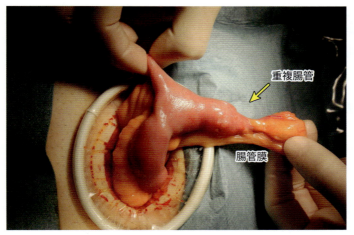

図5 重複腸管

第5章 消化管ポリポーシス

1 家族性大腸腺腫症

岡本耕一

疾患の概要

- 家族性大腸腺腫症（familial adenomatous polyposis：FAP）あるいは*APC*関連ポリポーシスは*Adenomatous polyposis coli*（*APC*）遺伝子の生殖細胞系列の病的バリアントを原因とする常染色体顕性遺伝性疾患である．
- FAPにおける大腸癌の発生率は，40歳代で約50％，放置すれば60歳ごろでは90％に達する[1]．
- FAPでは20歳代で予防的大腸全摘術を実施することが推奨されているが，手術拒否症例に対して，積極的に大腸ポリープを摘除して経過観察する積極的内視鏡的摘除（intensive down-staging polypectomy：IDP）が提唱され[2]，2022年4月に診療報酬改定においてIDPの追加加算が承認された．

特徴的な所見と診断

- 大腸の腺腫性ポリポーシスを特徴とし，大腸腺腫が10～100個未満の場合をattenuated型，腺腫数が100個以上で正常粘膜を覆うほどではない場合は非密生型，正常粘膜を覆うほどであれば密生型と呼称する（図1）．
- デスモイド腫瘍（図2）や十二指腸腺腫（癌，乳頭部癌を含む，図3）などの大腸外病変が発生し，FAP患者の大腸癌以外の主要な死因となるため，生涯にわたるサーベイランスが必要である．

鑑別のピットフォール

- 臨床的にFAPと診断された患者にMUTYH関連ポリポーシス（図4），体細胞APCモザイク，ポリメラーゼ校正関連ポリポーシスなどが含まれる．
- gastric adenocarcinoma and proximal polyposis of the stomach（GAPPS）は胃底腺ポリポーシスを有する胃癌であり胃表現型に関してはFAPと類似する点が多く，同じ*APC*遺伝子の病的バリアントを原因としている（図5）．しかし，十二指腸や大腸に病変を有さないなどFAPとは疾患概念を異にする点が多い．

文献

1) Iwama T, et al：A clinical overview of familial adenomatous polyposis derived from the database of the Polyposis Registry of Japan. Int J Clin Oncol, 9：308-316, 2004
2) Ishikawa H, et al：Endoscopic management of familial adenomatous polyposis in patients refusing colectomy. Endoscopy, 48：51-55, 2016

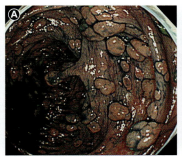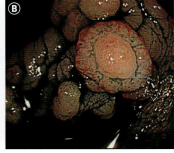

図1 IDP施行中に大腸SM癌を認めた症例
Ⓐ）インジゴカルミン撒布像：非密生型の腺腫性ポリポーシス．
Ⓑ）インジゴカルミン撒布像：上行結腸に約10 mm大の2段状隆起性病変を認める．

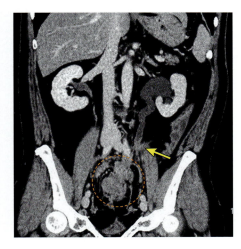

図2 腹部造影CT検査
大腸全摘術後に発生したデスモイド腫瘍（◯）による左尿管狭窄（⇨）．

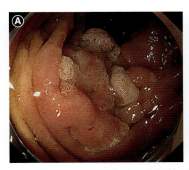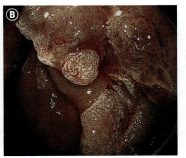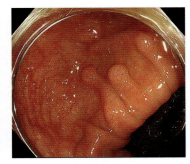

図3 十二指腸乳頭部癌の内視鏡所見
Ⓐ）通常光観察像：乳頭部を中心にWOSを伴う発赤調の平坦隆起性病変を認める．Ⓑ）NBI拡大観察像：surface pattern，vessel patternとも不整であり癌合併を疑う．

図4 MUTYH関連ポリポーシスの腺腫性ポリポーシス

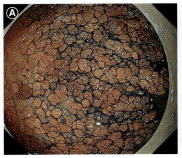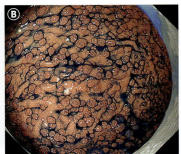

図5 FAPとGAPPSの胃底腺ポリポーシス
Ⓐ）インジゴカルミン撒布像：FAPの胃底腺ポリポーシス．
Ⓑ）インジゴカルミン撒布像：GAPPSの胃底腺ポリポーシス．

第5章 消化管ポリポーシス

2 Cronkhite-Canada症候群

堀内知晃, 穂苅量太

疾患の概要

- Cronkhite-Canada症候群（Cronkhite-Canada syndrome：CCS）は消化管に非腫瘍性ポリポーシスが発生する非遺伝性の疾患である．
- 慢性下痢を主訴とする消化器症状および，脱毛，爪甲萎縮，皮膚色素沈着という特徴的な皮膚症状がみられる．蛋白漏出性胃腸症を伴うことが多い．
- 世界的に稀な疾患とされているが，本邦からの報告例が多い．
- 病態は明らかとなっていないが，ステロイドが奏効することが多く，ポリープの消褪を認める．内視鏡的寛解を維持することで消化管の発癌リスクが減少する[1]．

特徴的な所見と診断

- 主に胃と大腸に，大小さまざまな非腫瘍性ポリープが多発する．
- CCSのポリープの分布様式として，散在型（図1Ⓐ），密集型（図1Ⓑ），類密集型（図1Ⓒ），肥厚型（図1Ⓓ）に分類され，多彩な内視鏡像を呈する．
  ※散在型は内視鏡画像上ポリープ間に炎症所見を認めないが，類密集型はポリープ介在粘膜に発赤や浮腫性変化を認める．
- 大腸に発生するポリープは大型で散在性の分布が多く，表面が発赤調で白色調の腺管開口部を呈しイチゴ状（strawberry like）とよばれる（図2Ⓐ）．しかし，間質の浮腫状変化が強くなり紅白が逆転したタピオカドリンク様（bubble tea like）の外観を呈することがある（図2Ⓑ）[2]．
- 胃に発生するポリープは小型で密集性の分布が多く，イクラ状（red caviar like）の形態を示す（図2Ⓒ）[2]．

鑑別のピットフォール

- 病理組織学的に，CCSのポリープは炎症細胞浸潤とLPMの浮腫状変化や腺管の嚢胞状拡張を認め**過誤腫性ポリープ**と診断されることが多い．しかしながら，CCSでは他の消化管ポリポーシスとは異なりポリープ介在粘膜にもLPMの浮腫状変化や炎症所見を伴うことが特徴的である（図3）．ポリープから生検するとともに，介在粘膜部分から生検することが診断に重要である．
- 初回観察時には指摘ができなかった腺腫や癌などが，非腫瘍性ポリポーシスの消褪後に顕在化することがあり（図4），内視鏡でのフォローアップが必要である．

文献

1) Watanabe C, et al：Endoscopic and clinical evaluation of treatment and prognosis of Cronkhite-Canada syndrome：a Japanese nationwide survey. J Gastroenterol, 51：327-336, 2016
2) 「Atlas of Cronkhite-Canada Syndrome」（Hokari R & Hisamatsu T, eds），Springer Nature, 2022

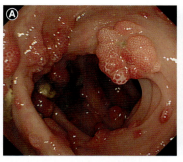
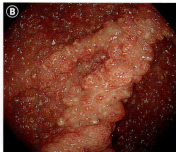
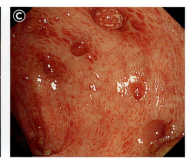
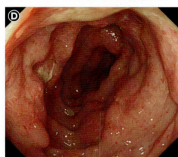

図1　CCSのポリープの分布様式
Ⓐ）散在型．**Ⓑ**）密集型．**Ⓒ**）類密集型．**Ⓓ**）肥厚型．

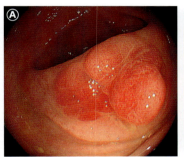
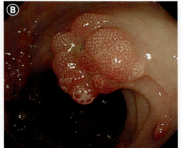
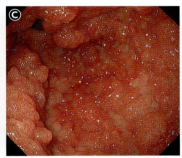

図2　CCSのポリープの特徴
Ⓐ）大腸の発赤調・大型・散在型ポリープ（イチゴ状）．**Ⓑ**）大腸の白色調・大型・散在型ポリープ（タピオカドリンク様）．**Ⓒ**）胃の小型・密集型ポリープ（イクラ状）．

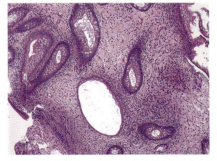
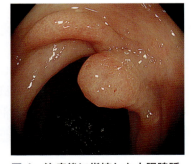

図3　CCSのポリープ介在粘膜の病理組織像

図4　治療後に指摘した大腸腺腫

第5章 消化管ポリポーシス

3 Cowden症候群

堀内知晃,穂苅量太

▶ 疾患の概要
- Cowden症候群は,癌抑制遺伝子である*PTEN*遺伝子の病的バリアントを原因とする常染色体優性遺伝疾患[1]であるが,孤発例も存在する.
- 全身臓器に過誤腫性病変が発生し,全消化管の過誤腫性ポリポーシスのほか,顔面外毛根鞘腫,肢端角化症,口腔内乳頭腫などの皮膚粘膜病変が特徴的である.
- 高頻度に乳癌,甲状腺癌,子宮内膜癌,大腸癌,腎細胞癌などの悪性腫瘍を発症する.

▶ 特徴的な所見と診断
- 診断の大基準には乳癌,子宮内膜癌,甲状腺濾胞癌,消化管過誤腫,成人型Lhermitte-Duclos病,巨頭症,陰茎亀頭の斑状色素沈着,多発性皮膚粘膜病変,口腔粘膜の乳頭腫がある[1].また,その他小基準があり,いくつかの基準を満たすことで診断される.
- 大腸内視鏡では特にS状結腸から直腸にかけて数mmの半球状ポリープが密集する(図1 Ⓐ～Ⓒ).病理組織学的には多くが過形成性または過誤腫性ポリープである.
- 全消化管にポリポーシスを認め,小腸にも白色調の半球状隆起が多発する(図1 Ⓓ).

▶ 鑑別のピットフォール
- **クラミジア直腸炎**や**リンパ濾胞性直腸炎**(図2)はCowden症候群と類似した形態の小隆起が多発する[2].
  - 病変が直腸に限局することや,粘膜層のリンパ濾胞形成を反映して隆起の中央が白色調となること,生検でリンパ濾胞を認めることなどが鑑別点となる.
- 消化管の過誤腫性ポリポーシスをきたす鑑別疾患として,**Peutz-Jeghers症候群**,**若年性ポリポーシス症候群**がある.
  - 食道ポリポーシスはCowden症候群に特徴的な所見であり,他の消化管ポリポーシスとの鑑別に重要である[3].食道にびまん性白色扁平隆起を認め(図3 Ⓐ),組織学的にはグリコーゲンアカントーシスを示す(図3 Ⓑ).
- 本邦では消化管内視鏡が普及しており,内視鏡検査を契機に診断されることがある.
  - 内視鏡観察時にインジゴカルミンを撒布するとポリポーシスが明瞭となり有用である(図4).
  - Cowden症候群を疑う場合には皮膚粘膜所見を観察するとともに,乳癌,甲状腺癌,子宮内膜癌,大腸癌,腎細胞癌,脳腫瘍などのサーベイランスが必要である.

文献
1) 高山哲治,他:小児・成人のためのCowden症候群/PTEN過誤腫症候群診療ガイドライン(2020年版).遺伝性腫瘍,20:93-114, 2020
2) 米野和明,岩男 泰:Cowden病.胃と腸,52:799-801, 2017
3) Pilarski R, et al:Cowden syndrome and the PTEN hamartoma tumor syndrome:systematic review and revised diagnostic criteria. J Natl Cancer Inst, 105:1607-1616, 2013

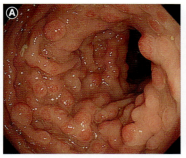 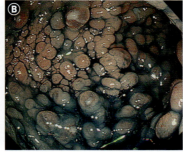 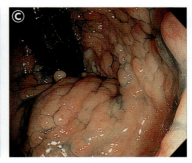

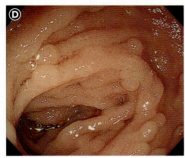

図1　Cowden症候群の下部消化管内視鏡像
Ⓐ）S状結腸のポリポーシス．Ⓑ）S状結腸のインジゴカルミン撒布像．Ⓒ）直腸のインジゴカルミン撒布像．Ⓓ）遠位回腸のポリポーシス．

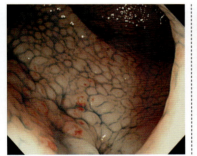 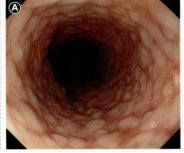

図2　リンパ濾胞性直腸炎
白色光観察像．

図3　Cowden症候群の食道病変
Ⓐ）白色光観察像．Ⓑ）病理組織画像（glycogenic acanthosis）．

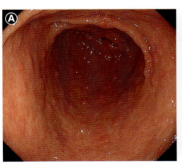 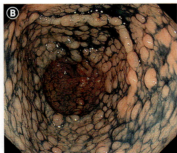

図4　Cowden症候群の胃病変

第5章 消化管ポリポーシス

4 結節性硬化症

川崎啓祐，鳥巣剛弘

疾患の概要

- 結節性硬化症（tuberous sclerosis complex：TSC）は全身の諸臓器に局所性形成異常と過誤腫が発生する神経皮膚症候群の1つである[1]．
- 常染色体顕性（優性）遺伝性疾患で，原因遺伝子である*TSC1*（遺伝子座：9q34）もしくは*TSC2*（遺伝子座：16p13.3）の機能喪失変異が生じ発症する．
- 1/3は家族発症例で，2/3は新生突然変異による孤発例である．

特徴的な所見と診断

- TSCでは全身諸臓器（皮膚，脳，眼，心，肺，腎など）に多彩な病変や症状が出現する．さらには精神発達遅滞，自閉症，注意欠如・多動性障害などのさまざまな精神神経疾患をきたしやすく，それらはTAND（TSC-associated neuropsychiatric disorders）と総称される[2]．
- 稀に消化管ポリポーシスを合併するが，TANDの影響で内視鏡検査が施行困難な症例が多いものと思われ，その合併頻度は実際よりも高い可能性がある．
- ポリープは軽微なことが多く，一般的には無症状で，時に血便，排便時痛，偽性腸閉塞をきたす．
- 全消化管，なかでも大腸，特に遠位大腸に過誤腫性ポリポーシスを合併するが，通常型腺腫や炎症性ポリープなどもみられる[3〜5]．ポリープは大部分小型で色調は褪色調で，広基性の形態をとる（図）．個数はさまざまである．
- ポリープの癌化のリスクは低いとされるが，小腸癌や大腸癌合併例の報告もある．
- TSCの国際診断基準[1]を表に示す．

鑑別のピットフォール

- 他の消化管ポリポーシス，特に**若年性ポリポーシス症候群**，**PTEN過誤腫症候群**（Cowden症候群，Bannayan-Riley-Ruvalcaba症候群など），**Petuz-Jeghers症候群**，**Cronkhite-Canada症候群**などの過誤腫性ポリポーシスとの鑑別が必要となる．
- ポリープの分布や病理組織所見，消化管外兆候などの所見を加味すればTSCとの鑑別は可能と思われる[4]．

文献

1) Northrup H, et al：Updated International Tuberous Sclerosis Complex Diagnostic Criteria and Surveillance and Management Recommendations. Pediatr Neurol, 123：50-66, 2021
2) Krueger DA & Northrup H：Tuberous sclerosis complex surveillance and management：recommendations of the 2012 International Tuberous Sclerosis Complex Consensus Conference. Pediatr Neurol, 49：255-265, 2013
3) Hizawa K, et al：Gastrointestinal involvement in tuberous sclerosis. Two case reports. J Clin Gastroenterol, 19：46-49, 1994
4) Santos L, et al：Hamartomatous polyposis in tuberous sclerosis complex：Case report and review of the literature. Pathol Res Pract, 211：1025-1029, 2015
5) Reis LB, et al：Tuberous Sclerosis Complex with rare associated findings in the gastrointestinal system：a case report and review of the literature. BMC Gastroenterol, 20：394, 2020

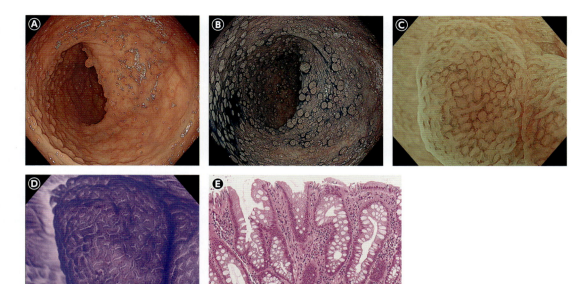

図　大腸内視鏡像
Ⓐ）直腸に周囲粘膜と同色調ないし褪色調の小型のポリープが多発してみられる．Ⓑ）インジゴカルミン撒布にてポリープは明瞭となる．Ⓒ）ポリープのNBI拡大観察では，円形から管状，樹枝状の構造がみられ，血管の増生は乏しい．Ⓓ）ポリープのクリスタルバイオレット染色拡大観察では，星芒状から管状，樹枝状のpitがみられる．管状，樹枝状pitの辺縁にはいずれにも鋸歯状変化を伴っている．Ⓔ）ポリープの切除標本病理像．軽度の過形成性変化がみられる．

表　結節性硬化症の診断基準

大症状			小症状		
1	低色素斑	5 mm以上が3つ以上	1	金平糖様皮疹	
2	顔面血管線維腫，頭部の線維性局面	顔面血管線維腫は3つ以上	2	歯エナメル小窩	3つ以上
3	爪線維腫	2つ以上	3	口腔内線維腫	2つ以上
4	シャグリンパッチ（粒起革様皮）		4	網膜無色素斑	
5	多発性網膜過誤腫		5	多発性腎嚢胞	
6	多発性皮質結節，放射状大脳白質神経細胞移動線		6	腎以外の過誤腫	
7	上衣下結節	2つ以上	7	骨硬化性病変	
8	上衣下巨細胞性星細胞腫		遺伝学的検査		
9	心横紋筋腫		TSC1またはTSC2の病的バリアント		
10	リンパ脈管筋腫症				
11	血管筋脂肪腫	2つ以上			
確定診断	①大症状2つ（大症状10と11のみでは基準は満たさない）②大症状1つと小症状2つ③TSC1またはTSC2の病的バリアント				
疑い診断	①大症状1つ②小症状2つ以上				

文献1より引用．

第5章 消化管ポリポーシス

5 von Recklinghausen病

吉田友直，矢野智則

疾患の概要
- 神経線維腫症Ⅰ型（neurofibromatosis type 1：NF1）あるいはvon Recklinghausen病は，皮膚のカフェ・オ・レ斑と神経線維腫を主徴とし，骨，眼，神経系，（副腎，消化管）などに多彩な症候を呈する母斑症であり，常染色体性優性の遺伝性疾患である[1]．

特徴的な所見と診断
- カフェ・オ・レ斑と神経線維腫（図Ⓐ）が主たる特徴的な症候であるが，その他にみられる症候の1つとして，消化管間質腫瘍（GIST）がある．
- カフェ・オ・レ斑は扁平で盛り上がりのない斑であり，色は淡いミルクコーヒー色から濃い褐色に至るまでさまざまで，色素斑内に色の濃淡はみられない．形は長円形のものが多く，丸みを帯びた滑らかな輪郭を呈している[1]．
- 皮膚の神経線維腫は指の先ほどの大きさの柔らかい腫瘍で思春期頃より全身に多発する．この他，末梢神経内の神経線維腫（nodular plexiform neurofibroma），びまん性の神経線維腫（diffuse plexiform neurofibroma）がみられることもある．悪性末梢神経鞘腫瘍は末梢神経から発生する肉腫で患者の2～4％に生じる[1]．
- 小腸腫瘍は，健診等での腹部超音波やCTで腹部腫瘤として指摘されるケースが多い．ある程度の大きさであれば造影CTで小腸腫瘍として描出され（図Ⓑ～Ⓓ），小腸内視鏡でも観察可能である（図Ⓔ，Ⓕ）．
- 造影CTにおいて，小腸GISTは早期相で濃染する表面平滑な腫瘤として描出される．非常に大きな腫瘍（＞15 cm）は，壊死，出血，または変性成分のために，より複雑な形状に見える場合がある[2]．

鑑別のピットフォール
- 造影CTで多発する小腸腫瘍を認めた場合，本疾患のほかに，**小腸悪性リンパ腫**，**小腸カルチノイド**，**小腸癌**などが鑑別にあがる．ただし，多発小腸カルチノイドは本邦では珍しく，原発性多発小腸癌もきわめて稀である．
- 確定診断には小腸内視鏡下での生検が必要である．ただし，GISTは粘膜下腫瘍のため正診率が低く悪性度評価も困難なうえ，血流豊富で生検後出血のリスクが高いため，生検の是非は慎重に判断する．

文献
1) 難病情報センター：神経線維腫症Ⅰ型，Ⅱ型（指定難病34）．厚生労働省作成の概要・診断基準等及び臨床調査個人票
2) Tateishi U, et al：Gastrointestinal stromal tumor. Correlation of computed tomography findings with tumor grade and mortality. J Comput Assist Tomogr, 27：792-798, 2003

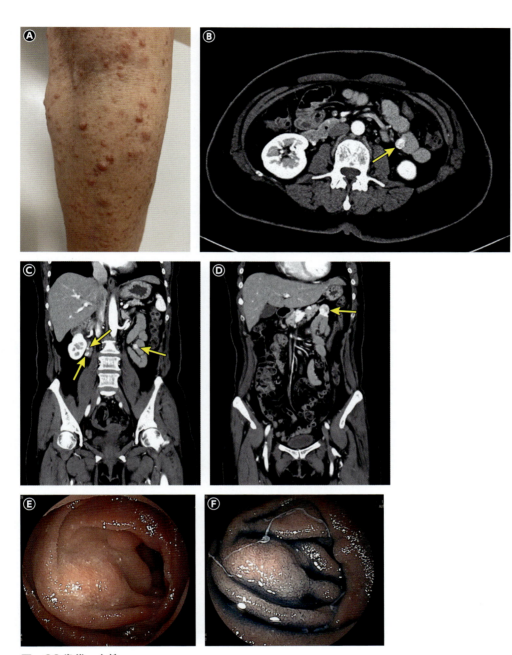

図 60歳代，女性

Ⓐ）上腕の皮膚に多発するカフェ・オ・レ斑と神経線維腫．Ⓑ〜Ⓓ）造影CT像．早期相で濃染する腫瘤を十二指腸から上部空腸に複数認めた（→）．Ⓔ）経口小腸鏡像．上部空腸に表面平滑でなだらかに隆起する粘膜下腫瘍を認めた．Ⓕ）インジゴカルミン撒布像．表面に潰瘍やびらんは認めなかった．本症例では，このほかにも十二指腸〜上部空腸に同様の病変を複数認めた．

第5章 消化管ポリポーシス

6 Peutz-Jeghers症候群

岡本耕一

疾患の概要

- Peutz-Jeghers症候群は，*STK11*（*serine/threonine kinase 11*）の生殖細胞系列の病的バリアントを原因とする常染色体顕性遺伝性疾患である．
- 消化管に過誤腫性ポリープが多発し，生涯にわたり消化管病変のサーベイランスと内視鏡治療を要する．
- 発症者の約17〜50％は家族歴を認めない孤発例である[1]．

特徴的な所見と診断

- 食道を除く全消化管の過誤腫性ポリポーシス（図1）と皮膚・粘膜の色素斑（図2）を特徴とする．
- ポリープは十二指腸から上部空腸に好発し，内視鏡所見は有茎〜亜有茎性でやや発赤調，大きなポリープでは分葉を伴う（図3Ⓐ，Ⓑ）．また，病理組織学的には粘膜筋板からの平滑筋線維束の樹枝状増生が特徴的である（図3Ⓒ）．
- 小腸ポリープは増大することにより腸閉塞，腸重積の原因となり，9歳以降で腸重積のリスクが高くなるため8歳までに内視鏡検査を行うことが推奨されている（図4）．
- 出血，消化管閉塞，腸重積の原因となりうるポリープに対して内視鏡的ポリープ切除術あるいは，出血や穿孔のリスクが低い内視鏡的阻血治療も提案されている（図5）．
- 食道を除く消化管と消化管以外の臓器に悪性腫瘍が認められ，適切なサーベイランスが必須である．
- ひとたび外科的治療が行われ術後癒着が生ずると，バルーン内視鏡の深部小腸への挿入が困難になるため，外科的治療を回避するよう管理することが大事である．

鑑別のピットフォール

- その他の遺伝性過誤腫性ポリポーシスに**若年性ポリポーシス，Cowden症候群/PTEN過誤腫症候群**があり鑑別を要し，2020年に3疾患の診療ガイドラインが作成されている（図6）[2〜4]．

文献

1) Yamamoto H, et al：Clinical Guidelines for Diagnosis and Management of Peutz-Jeghers Syndrome in Children and Adults. Digestion, 104：335-347, 2023
2) 山本博徳，他：小児・成人のためのPeutz-Jeghers症候群診療ガイドライン（2020年版）．遺伝性腫瘍，20：59-78，2020
3) 松本主之，他：小児・成人のための若年性ポリポーシス症候群診療ガイドライン（2020年版）．遺伝性腫瘍，20：79-92，2020
4) 高山哲治，他：小児・成人のためのCowden症候群/PTEN過誤腫症候群診療ガイドライン（2020年版）．遺伝性腫瘍，20：93-114，2020

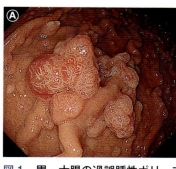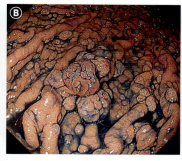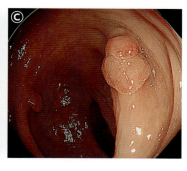

図1　胃・大腸の過誤腫性ポリープ
Ⓐ）通常光観察像：胃体中部大彎側に有茎性または亜有茎性の発赤と褪色調の混在するポリープが散見される．Ⓑ）インジゴカルミン撒布像：表面構造は，蕾状や脳回状など多彩である．Ⓒ）通常光観察像：S状結腸に約6 mm程度のやや発赤調のⅠspポリープが散見される．

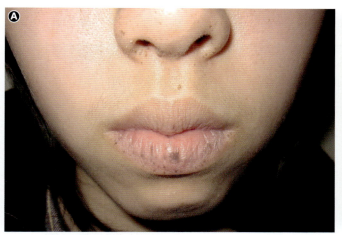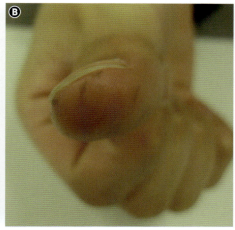

図2　皮膚・粘膜の色素斑
Ⓐ）口唇に多発する色素斑．Ⓑ）指趾尖部の指腹の色素斑．

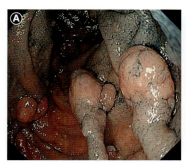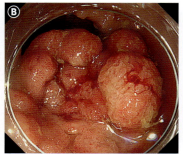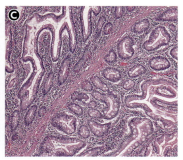

図3　十二指腸，小腸の過誤腫性ポリープ
Ⓐ）インジゴカルミン撒布像：十二指腸に多発性に過誤腫性ポリープを認める．Ⓑ）通常光観察像：小腸に約30 mm大の易出血性の過誤腫性ポリープを認める．Ⓒ）病理組織像：粘膜筋板からの平滑筋線維束の樹枝状増生を認める．

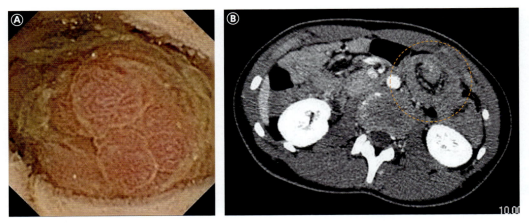

図4 小腸の過誤腫性ポリープによる腸重積
Ⓐ）カプセル内視鏡検査：空腸に管腔を覆う巨大な過誤腫性ポリープを認める．Ⓑ）腹部造影CT検査：治療前に空腸の腸重積を発症した（◯）．

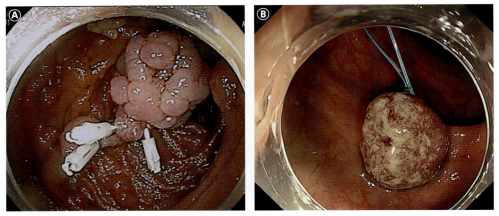

図5 内視鏡的阻血治療
Ⓐ）通常光観察像：小腸の過誤腫性ポリープに対してクリップによる阻血治療．Ⓑ）通常光観察像：直腸の過誤腫性ポリープに対して留置スネアによる阻血治療．

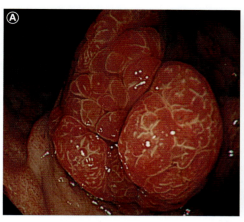 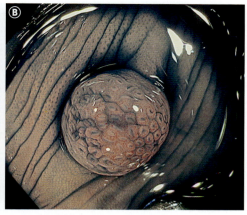

図6 若年性ポリポーシスとCowden症候群/PTEN過誤腫症候群の内視鏡所見
Ⓐ）通常光観察像：若年性ポリポーシスの胃過誤腫性ポリープ．Ⓑ）インジゴカルミン撒布像：Cowden症候群/PTEN過誤腫症候群の大腸過誤腫性ポリープ．

第6章 病原体感染などに起因する下部消化管病変

細菌性感染（急性）

1 エルシニア腸炎

江﨑幹宏，芥川剛至

▶ 疾患の概要

- エルシニア腸炎は *Yersinia enterocolitica* あるいは *Yersinia pseudotuberculosis* に起因する腸管感染症である．
- 感染経路として，宿主動物の糞便汚染による**水系感染**や，加熱不十分な食用肉摂取による**経口感染**があげられる．
- 潜伏期間は通常数日から1週間程度とされるが，2週間と長い場合もあり，感染源特定が困難な場合もある．
- 臨床病型は，①胃腸炎型，②回盲部炎症型，③結節性紅斑型（発疹型），④関節炎型，⑤敗血症型，に分類され多彩な臨床像を呈する．

▶ 特徴的な所見と診断

- 経口的に摂取された本菌は，Peyer板や孤立リンパ小節などのリンパ組織に侵入・増殖しリンパ行性に広がるため，終末回腸近傍を中心とした**腸間膜リンパ節腫大**が目立ち（図1 ➡），本症の特徴とされる．
- 内視鏡所見としては，終末回腸のPeyer板や回盲弁の腫大やアフタ（図2 Ⓐ），終末回腸から盲腸・上行結腸に多発する**アフタやびらん**（図2 Ⓑ）が特徴とされる．これらの所見が高度となり潰瘍形成を認める場合（図3）や，アフタ様病変が遠位大腸まで広範に認める場合もある．
- 検査施設は限られるが，**血清エルシニア抗体価測定**が確定診断に有用である．

▶ 鑑別のピットフォール

- エルシニア腸炎は，病理組織学的には好中球浸潤を伴う**類上皮細胞肉芽腫の形成**（図4）が特徴とされることと，経過中に**結節性紅斑**が出現する場合とがあり，Crohn病などの**炎症性腸疾患との鑑別**が最も重要となる．
  - ◆ Crohn病でも初期には本症でみられるようなPeyer板上の多発びらん（図5 Ⓐ）を見ることはあるが，Crohn病は典型像として腸間膜付着側を中心に**縦走潰瘍**などの粘膜病変を形成する（図5 Ⓑ）．
  - ◆ Peyer板上に注目すると，**腸間膜付着対側に病変を形成する疾患との鑑別が必要となる．腸管Behçet病**は腸間膜付着対側の類円形の**下掘れ潰瘍**（図6）を特徴とするが，本症でみられる潰瘍は**下掘れ傾向を有さない**．
- 本症と同様に，終末回腸から右側結腸を中心に病変形成を認める**腸チフス・パラチフス**が感染性腸炎のなかでは重要な鑑別疾患としてあげられる．
  - ◆ 腸チフス・パラチフスでは円形ないし類円形の下掘れ潰瘍を形成するのに対し，本症では小型の**びらん・潰瘍が主体**であることが多い．

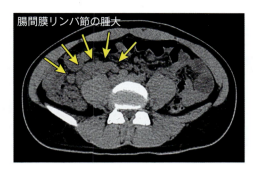

図1 腹部単純CT検査
回盲部周囲に多数のリンパ節腫大を認める.

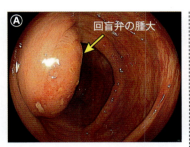

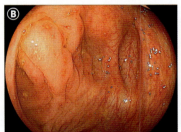

図2 内視鏡所見
Ⓐ) 回盲弁部. Ⓑ) 盲腸.

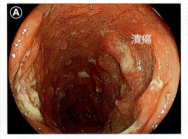

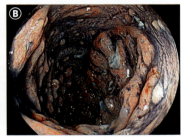

図3 終末回腸の内視鏡所見
Ⓐ) 白色光観察. Ⓑ) インジゴカルミン撒布像.

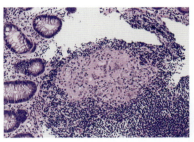

図4 非陥落性類上皮細胞肉芽腫

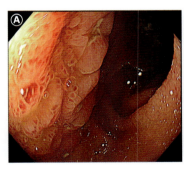

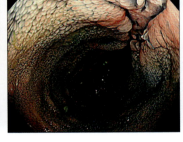

図5 Crohn病
Ⓐ) Peyer板上の発赤・アフタ. Ⓑ) 終末回腸の縦走潰瘍.

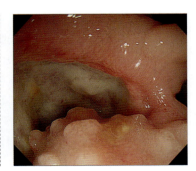

図6 腸管Behçet病

第6章 病原体感染などに起因する下部消化管病変

細菌性感染（急性）

2 カンピロバクター腸炎

小林広幸，蔵原晃一

▶ 疾患の概念

- カンピロバクター腸炎は主にグラム陰性桿菌である*Campylobacter*属の*C. jejuni*あるいは*C. coli*に起因する感染型食中毒症であり，前者が大部分を占める．
- 病原菌の*C. jejuni*はニワトリの腸管内常在菌であり，加熱不十分な鶏肉とその加工品の経口摂取により発症することが多く，*C. coli*はブタでの保菌率が高い．
- 潜伏期間2～5日間とされているがときに10日程度と長い場合もある．主な消化管症状は下痢，腹痛であるが血便を伴うことも少なくない．
- 消化管症状の前駆症状として頭痛，悪寒，発熱などの全身症状を有することが多く，一過性であるが時に39℃以上の高熱を伴う．

▶ 特徴的な所見と診断

- 大腸病変は直腸からびまん性に大腸全域に及ぶことが多く，内視鏡所見としては**点状・斑状の発赤ないし出血**，**びらん**，**浮腫**，**アフタ様病変**などを呈する（図1**Ⓐ**，**Ⓑ**）．
- 最も特徴的な所見は回盲弁上の潰瘍（図1**Ⓒ**）であるが，潰瘍の発生頻度は40～70％程度と報告により差がみられる．なお，潰瘍治癒には約1カ月程度要するとされている．
- 便あるいは病変部位から採取した生検組織の細菌培養（微好気性培養）にて病原菌を確定（数日以上必要）するが，採取した下痢便を直接塗抹グラム染色後に鏡検し**グラム陰性の小型のらせん状桿菌**を確認できれば迅速診断の一助となる．

▶ 鑑別のピットフォール

- 内視鏡で病変が直腸から連続性・びまん性に認められる（特に盲腸まで内視鏡観察されていない）場合には，**潰瘍性大腸炎**（図2**Ⓐ**，**Ⓑ**）との鑑別が問題となる．
  - ◆ カンピロバクター腸炎では発症が急性であり，一見びまん性炎症にみえる内視鏡所見にも血管透見が保たれている部位が介在していることが多い（図1**Ⓐ**，**Ⓑ**）．
- カンピロバクター腸炎に特徴的とされる回盲弁上の潰瘍は，エルシニア腸炎やサイトメガロウイルス腸炎，腸管Behçet病でも認められる．
  - ◆ エルシニア腸炎では回盲弁のみならず盲腸のアフタ様びらんや終末回腸のPeyer板部にも随伴小潰瘍が好発していること（図3**Ⓐ**，**Ⓑ**），サイトメガロウイルス腸炎（図4）や腸管Behçet病の潰瘍（図5）は深掘れの境界明瞭な病変であり，多発していることが多い．
- カンピロバクター腸炎発症1～2週間後に**反応性関節症**（**Reiter症候群**）が認められたり，数週間以降に稀ながら（本症1,000～3,000人に1人程度），脱髄性神経疾患である**Guillain-Barré症候群**を発症することがある．後者の発生機序としては*C. jejuni*に対する血清抗体が神経軸索膜に存在するガングリオシドに交差反応で結合し傷害を生じると推定されている．

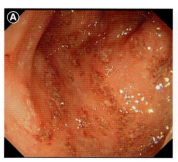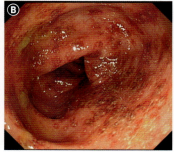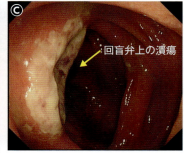

図1　カンピロバクター腸炎の内視鏡像
Ⓐ）S状結腸．Ⓑ）下行結腸．Ⓒ）回盲弁部．

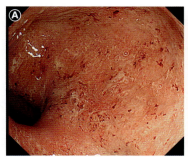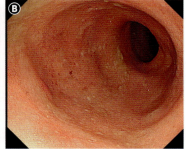

図2　潰瘍性大腸炎の内視鏡像
Ⓐ）直腸．Ⓑ）S状結腸．

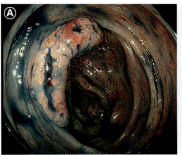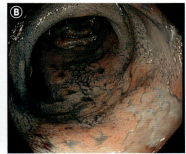

図3　エルシニア腸炎の内視鏡像
Ⓐ）回盲弁上の潰瘍，盲腸のアフタ様びらん．Ⓑ）終末回腸のPeyer板上の潰瘍．

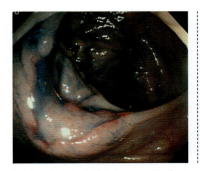

図4　サイトメガロウイルス腸炎の内視鏡像
回盲弁上の境界明瞭な潰瘍．

図5　腸管Behçet病の内視鏡像
回盲弁，盲腸の境界明瞭な多発潰瘍．

文献

1) 小林広幸，他：細菌感染と腸炎（2）細菌性食中毒．臨牀消化器内科，19：1115-1122，2004
2) 小林広幸，他：急性感染性疾患による回盲部病変の診断と治療．INTESTINE，17：345-352，2013
3) 清水誠二：カンピロバクター腸炎．「感染性腸炎A to Z」（大川清孝，清水誠治/編，中村志郎，他/編集協力），pp12-15，医学書院，2008
4) 小林広幸，蔵原晃一：回盲部潰瘍の鑑別診断．消化器内科，3：89-97，2021

第6章　病原体感染などに起因する下部消化管病変

細菌性感染（急性）

3　サルモネラ腸炎

頻　度 ★★☆
難易度 ★★☆

松井佐織

疾患の概要

- サルモネラ腸炎は非チフス性サルモネラ属菌でヒトに病原性をもつ*Salmonella enterica*と*Salmonella bongori*の2種による腸管感染症である．
- 感染経路は経口感染であり，家畜（ブタ，ニワトリ，ウシ）や爬虫類，両生類などで保菌率が高いため，食中毒のほかにペットからの感染例も報告される．また，感染者や保菌者の糞便も二次感染の原因となる可能性がある．
- 潜伏期間は8～48時間であり，比較的短期間である．
- サルモネラは組織侵入型の細菌であり，臨床病型は①胃腸炎型，②菌血症型，③局所感染型，④保菌型に分類される．腸管外病変として菌血症や肝・腎障害，心内膜炎，髄膜炎，関節炎などが知られ，小児や高齢者は感受性が高いため重篤化しやすく，HIV感染症や悪性リンパ腫など細胞性免疫障害がある場合も菌血症や腸管外病変を発症しやすくなる．

特徴的な所見と診断

- 下痢や腹痛，発熱などで発症し，血便が少ないため内視鏡検査を実施することは少ない．一般的に右側結腸が主体で下部直腸の病変は稀である．
- 内視鏡所見としては終末回腸の孤立リンパ小節の腫大や**回盲弁の腫大**（図1Ⓐ▶）を伴う場合があり，結腸では，**浮腫や発赤**（図1Ⓑ），びらんなどが多いが，**潰瘍**（図1Ⓑ，Ⓒ）を伴うことがある．非連続性で**正常粘膜が介在する**（図1Ⓒ▶）ことも多いが，比較的重症になると連続性病変もあり，虚血性腸炎の合併と思われるような狭窄を伴う症例もある．
- 超音波検査やCTでは腸管浮腫が消化管壁肥厚（図2▶）として描出されるが，局所の炎症が軽微な場合は指摘されにくい．病理組織像は非特異的な炎症と浮腫を認めるが，特異的なものはない．

鑑別のピットフォール

- サルモネラ腸炎では浮腫や粘膜内出血が主体となる疾患が鑑別となる．炎症性腸疾患としては**潰瘍性大腸炎やカンピロバクター腸炎，エルシニア腸炎**などとの鑑別が問題となる．また，潰瘍を伴う場合には虚血性腸炎も鑑別にあがる．
  - ◆ 潰瘍性大腸炎では**顆粒状粘膜**（図3Ⓐ）を伴う場合が多く，病変が連続性で直腸病変（図3Ⓑ）を認めることが鑑別点になる．
  - ◆ カンピロバクター腸炎では内視鏡所見や病変範囲は類似点が多いが，カンピロバクター腸炎では回盲弁の潰瘍形成（図4）が多く，結腸の潰瘍が少ないとされる．エルシニア腸炎では終末回腸の炎症所見が主体になる．
  - ◆ 虚血性腸炎は典型的な左側優位の縦走潰瘍では区別は容易であるが，浮腫が高度な場合や狭窄型で鑑別に注意を要する．

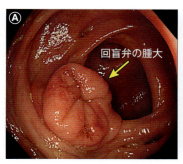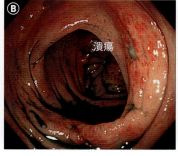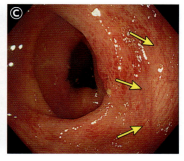

図1　サルモネラ腸炎の内視鏡所見
Ⓐ）回盲弁部．Ⓑ）上行結腸，インジゴカルミン撒布像．Ⓒ）横行結腸．

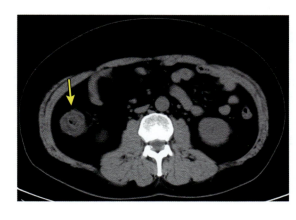

図2　腹部単純CT検査

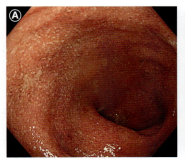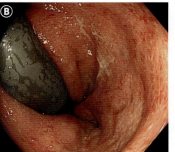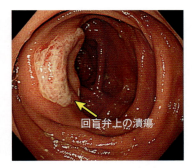

図3　潰瘍性大腸炎
Ⓐ）S状結腸．Ⓑ）下部直腸．

図4　カンピロバクター腸炎の回盲弁の潰瘍

文献

1) Ⅱ．成人の細菌性腸炎．「JAID/JSC感染症治療ガイドライン2015―腸管感染症―」（一般社団法人日本感染症学会，公益社団法人日本化学療法学会JAID/JSC感染症治療ガイド・ガイドライン作成委員会腸管感染症ワーキンググループ／著），pp34-40，2016

2) Saphra I & Winter JW：Clinical manifestations of salmonellosis in man；an evaluation of 7779 human infections identified at the New York Salmonella Center. N Engl J Med, 256：1128-1134, 1957

3) 大川清孝，他：カンピロバクター腸炎とサルモネラ腸炎の臨床像と内視鏡像の検討．日本消化器内視鏡学会雑誌，60：981-990，2018

第6章 病原体感染などに起因する下部消化管病変

細菌性感染（急性）

4 病原性大腸菌腸炎（O157など）

小林清典

▶ 疾患の概要

- 病原性大腸菌は病態機序から5種類に分類されるが，臨床的に重要なのは**腸管出血性大腸菌**（enterohemorrhagic *E. coli*：EHEC）である．EHECはVero毒素を産生し，O抗原での血清型はO157が60〜70％を占める．
- O157は加熱不十分な牛肉などの食肉摂取のみならず，汚染された他の食材や水からも感染する．少数の菌でも感染が成立し集団感染が発生している．
- 潜伏期間は2〜8日（多くは3〜5日）で，激しい腹痛，頻回の水様下痢に続いて血性下痢となる．悪心・嘔吐もみられるが高熱をきたすことはない．本症の約3〜5％に溶血性尿毒症症候群や脳症を合併する．
- O157以外のEHECは症状は軽く，合併症の頻度も低いとされる．

▶ 特徴的な所見と診断

- O157腸炎の炎症は大腸全域に及ぶが，右側結腸ほど炎症が高度で，左側結腸に移行するにつれて炎症が軽くなる「炎症勾配」所見が特徴的である（図1，2）．
- 右側結腸では粘膜の発赤や浮腫が高度で，びらん・潰瘍，易出血性，膿汁様分泌物の付着などが特徴的である（図1Ⓐ，Ⓑ，図2Ⓐ，Ⓑ）．左側結腸に移行するにつれて炎症は軽くなるが，縦走する発赤やびらんを約半数の症例で認め，菌が産生するベロ毒素による微小循環障害により生じると考えられている（図1Ⓒ〜Ⓔ）．直腸や終末回腸には病変が稀である．
- 生検組織所見では，急性の炎症細胞浸潤に加え表層上皮の剥離，粘膜内出血や浮腫がみられる．
- 腹部のCT所見や超音波所見では，右側結腸を中心に著明な腸管壁の肥厚が特徴的であり，腹水もみられることが多い（図3）．
- 診断法としては，便や腸液・生検組織の培養，便毒素検査，血清O157LPS抗体検査などがある．

▶ 鑑別のピットフォール

- 他の感染性腸炎では，血便をきたすことが多い**カンピロバクター腸炎**や**サルモネラ腸炎**との鑑別が必要になる．内視鏡所見では，カンピロバクター腸炎は直腸を含む大腸全域に炎症を認めることが多く，約半数の症例で回盲弁上に境界明瞭な浅い潰瘍を合併することが鑑別点になる．サルモネラ腸炎の大腸病変は右側結腸優位で直腸には稀であるためO157腸炎との鑑別が必要になる．しかしサルモネラ腸炎では終末回腸にも病変を認めることが多く，縦走する潰瘍やびらんは稀であることも鑑別点になる．最終的には便や生検組織の細菌培養検査で鑑別を行う．
- 虚血性大腸炎でも左側結腸に縦走潰瘍を伴いO157腸炎との鑑別が必要になるが，発病経過や右側結腸の病変は稀であることが鑑別点になる．
- **抗生物質起因性出血性大腸炎**は，血便を伴い右側結腸優位の病変分布からO157腸炎との鑑別が必要になるが，健常部との境界が明瞭で潰瘍を伴うことは稀であること，膿汁様分泌物を認めないことが鑑別点になる．

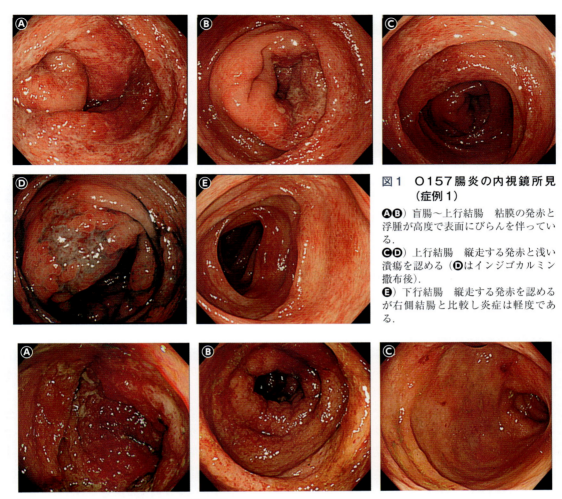

図1　O157腸炎の内視鏡所見（症例1）

ⒶⒷ）盲腸～上行結腸　粘膜の発赤と浮腫が高度で表面にびらんを伴っている．
ⒸⒹ）上行結腸　縦走する発赤と浅い潰瘍を認める（Ⓓはインジゴカルミン撒布後）．
Ⓔ）下行結腸　縦走する発赤を認めるが右側結腸と比較し炎症は軽度である．

図2　O157腸炎の内視鏡所見（症例2）

Ⓐ）上行結腸　粘膜の発赤と浮腫が高度で，内視鏡の通過が困難であった．Ⓑ）横行結腸　粘膜の発赤と浮腫，易出血性を認める．Ⓒ）S状結腸　粘膜の発赤と一部に出血を認めるが右側結腸と比較し炎症は軽度である．

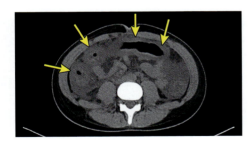

図3　O157腸炎の腹部CT所見（症例1）

右側結腸の腸管壁肥厚（➡）が高度で，周囲に腹水貯留も認める．

文献

1）小林清典，他：病原性大腸菌腸炎（O157など）．消化器内視鏡，32：140-141，2020

※図1Ⓐ～Ⓒ，Ⓔと図2Ⓐ，Ⓑは文献1より転載

第6章 病原体感染などに起因する下部消化管病変

細菌性感染（急性）

5 細菌性赤痢

髙橋索真，安藤　翠

▶ 疾患の概要

- 細菌性赤痢は日本では衛生状態の改善などにより比較的稀な感染症となったが，世界的にはきわめて感染者数の多い感染症である．2016年時点で，世界で年間2億7千万人が感染し，栄養状態の悪い小児を中心に21万人が死亡していると推定される．起因菌の赤痢菌は1897年に志賀　潔によって発見され，*Shigella*という属名は志賀の名に由来している[1, 2]．
- 赤痢菌はグラム陰性嫌気性桿菌で，水や食物から経口感染し，結腸の孤立リンパ小節表面に存在するM細胞から組織内に侵入すると考えられている[1]．

▶ 特徴的な所見と診断

- 感染後1〜3日の潜伏期間を経て，**倦怠感**，**発熱**，**下痢**，**腹痛**，**しぶり腹**，**粘血便**が出現する．数十〜数百といった少ない菌数で感染が成立することから，患者の便を介して家族や介助者が二次感染することも知られている[1, 2]．
- 便培養が確定診断に必須である．赤痢菌は*S. dysenteriae*, *S. flexneri*, *S. boydii*, *S. sonnei*に分類される．*S. dysenteriae*の一部の菌は志賀毒素を産生するが，これは腸管出血性大腸菌のベロ毒素と同じ毒素であり，溶血性尿毒症症候群や急性脳症を併発することがある．国内症例の半数以上は最も症状が軽いとされる*S. sonnei*が原因菌である[1, 2]．
- **大腸粘膜の浮腫**，**浅い潰瘍**，**脆弱性**，**点状びらん**などが特徴的な内視鏡所見である．好発部位は直腸〜S状結腸であるが，全大腸に病変を認める場合もある（図1Ⓐ〜Ⓓ）[2]．
- 病理学的には炎症細胞浸潤を認める．自験例では形質細胞や好酸球，好中球などの浸潤や浮腫，リンパ濾胞，杯細胞の減少を認めた（図1Ⓔ, Ⓕ）[2]．
- 感染症法では三類感染症に分類され，診断した医師は直ちに保健所に届け出る必要がある．2016〜2020年の国内の届出患者数は年間80〜270人で，国内患者の約半数は海外で感染したと推定されるが，保育園などでの集団発生，食中毒，男性同性愛者間の感染も報告されている[1, 2]．
- ニューキノロン系抗菌薬やホスホマイシンの内服治療が選択されることが多いが，薬剤耐性菌が増加しており，感受性試験の結果を確認する必要がある[1]．

▶ 鑑別のピットフォール

- **潰瘍性大腸炎**は内視鏡所見が細菌性赤痢と類似しており，便培養検査が鑑別に必須である．潰瘍性大腸炎では細顆粒状粘膜（図2Ⓐ, Ⓓ）が特徴的であるが，細菌性赤痢と同様，病理学的に炎症細胞浸潤を認め，陰窩膿瘍（図2Ⓑ➡），陰窩炎，杯細胞の減少を高頻度に認める．潰瘍性大腸炎に特徴的な所見としては，慢性炎症に伴う陰窩のねじれ（図2Ⓔ），萎縮（図2Ⓔ），Paneth細胞化生（図2Ⓒ➡），basal plasmacytosisとよばれる陰窩底部と粘膜筋板の間の形質細胞浸潤（図2Ⓕ）がある．
- **カンピロバクター腸炎**も細菌性赤痢と内視鏡所見が類似している．カンピロバクター腸炎では血管透見を有する健常粘膜を背景に発赤やびらん等を認める場合が多いこと，約半数に回盲弁

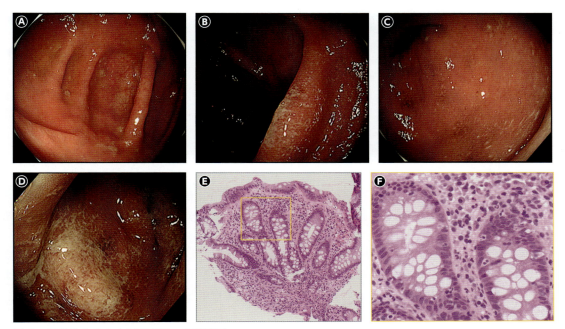

図1 細菌性赤痢の内視鏡所見，病理所見

60歳代男性．中国から帰国した翌日より下痢・腹痛あり．便培養で S. sonnei が分離された．Ⓐ〜Ⓓ）通常光観察の内視鏡像．Ⓐ）盲腸．Ⓑ）上行結腸．Ⓒ）S状結腸．Ⓓ）直腸Rs．ⒺⒻ）直腸Rsからの生検組織のHE染色標本．Ⓔ）弱拡大像．Ⓕ）強拡大像（Ⓔの黄枠部分）．文献2より転載．

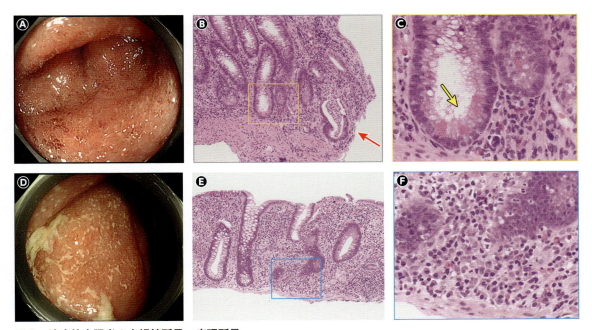

図2 潰瘍性大腸炎の内視鏡所見，病理所見

ⒶⒹ）通常光観察の内視鏡像（いずれも直腸．細顆粒状粘膜を認める）．ⒷⒸⒺⒻ）生検組織のHE染色標本．Ⓑ）弱拡大像（⇨陰窩膿瘍）．Ⓒ）Ⓑの黄枠部分拡大像（⇨：Paneth細胞化生）．Ⓔ）弱拡大像（陰窩のねじれ・萎縮を認める）．Ⓕ）Ⓔの青枠部分拡大像（basal plasmacytosisを認める）．文献2より転載．

上に浅い潰瘍を認めることが特徴的である[2]．

文献

1) Kotloff KL, et al：Shigellosis. Lancet, 391：801-812, 2018
2) 髙橋索真，他：細菌性赤痢．消化器内視鏡, 32：142-143, 2020

第6章　病原体感染などに起因する下部消化管病変

細菌性感染（急性）

6　エロモナス腸炎

髙橋索真，青山祐樹

▶ 疾患の概念

- エロモナス腸炎は通性嫌気性グラム陰性桿菌のエロモナス属菌の経口感染による腸炎である．爬虫類，両生類，淡水魚などの常在菌であり，汚染された水や水産物の摂取が感染経路となる場合が多い．
- 臨床的に重要な菌は A. hydrophila, A. sobria であり，これらの菌は1982年に食中毒菌に認定されている．これらの菌の発育至適温度は30〜35℃であり，日本では夏場に好発する．熱帯および亜熱帯地域に渡航した際に感染したと思われる症例も多い[1,2]．

▶ 特徴的な所見と診断

- 平均12時間の潜伏期間の後，水様性下痢や血便，腹痛などが出現する．数日以内に自然軽快する軽症例が多いが，時に激しい水様性下痢や，数週間に及ぶ慢性下痢便を認める場合もある．免疫能の低下した症例では壊死性筋膜炎，敗血症などを併発する場合もある[1,2]．
- 便培養または大腸粘膜の培養が確定診断に必須である．
- **内視鏡所見**として**出血を伴うびらんやアフタ様びらんの多発**が特徴的であるが，縦走潰瘍や輪状潰瘍を認める場合もある．病変の範囲は上行結腸〜横行結腸，S状結腸などさまざまである（図Ⓐ〜Ⓓ）[1]．
- 病理学的には炎症細胞浸潤が特徴的で，自験例では多数の好中球浸潤を伴う中等度から高度な炎症を認めた（図Ⓔ，Ⓕ）[1]．
- 抗菌薬治療を行う場合，ニューキノロン系の抗菌薬やホスホマイシンが選択される[1,2]．

▶ 鑑別のピットフォール

- **潰瘍性大腸炎**は内視鏡所見がエロモナス腸炎と類似しており，培養検査が鑑別に必須である．潰瘍性大腸炎では細顆粒状粘膜が特徴的で，直腸から口側大腸に病変が連続性に広がる場合が多い[1]．
- 縦走潰瘍を認める場合は**虚血性腸炎**との鑑別が必要である．培養検査が鑑別に必須である．虚血性腸炎の好発部位は左側結腸で，強い浮腫を伴う発赤粘膜を認めることが多い．
- **カンピロバクター腸炎**もエロモナス腸炎と内視鏡所見が類似している．カンピロバクター腸炎では血管透見を有する健常粘膜を背景に発赤やびらん等を認める場合が多いことと，約半数に回盲弁上に浅い潰瘍を認めることが特徴的である[1]．

文献
1）青山祐樹，他：エロモナス腸炎．消化器内視鏡．32：144-145，2020
2）小池　潤，他：エロモナス腸炎．消化器内視鏡．31：193-196，2019

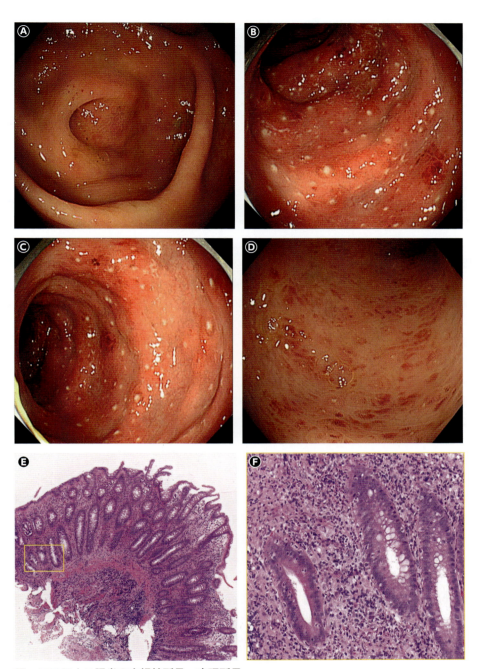

図　エロモナス腸炎の内視鏡所見，病理所見

50歳代男性．刺身摂取翌日に腹痛，悪心，粘液便が出現した．便培養で*A. hydrophila*が分離された．**Ⓐ～Ⓓ**）通常光観察の内視鏡像．**Ⓐ**）盲腸．**Ⓑ**）下行結腸．**Ⓒ**）S状結腸．**Ⓓ**）直腸Ra．**ⒺⒻ**）S状結腸からの生検組織のHE染色標本．**Ⓔ**）弱拡大像．**Ⓕ**）強拡大像（**Ⓔ**の黄色枠部分）．文献1より転載．

第6章 病原体感染などに起因する下部消化管病変

細菌性感染（慢性）

7 腸結核

小林広幸, 蔵原晃一

疾患の概念

- 腸結核は結核菌（*Mycobacterium tuberculosis*）による腸管感染症で, 本邦の結核罹患率は年々漸減しているが, 2022年の新規結核登録患者の病類別では153名の活動性腸結核患者が報告されている.
- 腸結核は他臓器（主に肺臓）に結核菌感染を伴わない**原発性**と, 多臓器由来の結核菌により生じる**続発性**に大別されるが, 近年の本邦文献集計では続発性症例が6割以上を占めている.
- 進行例では腹痛や下痢などの消化管症状に加え, 発熱, 食欲不振, 体重減少などの全身症状を伴うが, 軽症例は無症状なことも多く, 臨床症状や検査所見のみから本症を疑うことは困難である.
- 腸管病変は小腸（回腸）, 大腸（上行結腸）, 特にリンパ装置が豊富な回盲部に好発し, 多彩な潰瘍性病変や腸管変形を呈する.
- 腸結核の確定診断（腸管病変部からの結核菌証明）は結核診断法の進歩した今日でも困難な症例が多く, 注腸X線・内視鏡画像所見や結核の補助診断（interferon-gamma release assay）などから腸結核が強く疑われた場合には, 肺結核に準じた抗結核療法を行い, 症状や画像所見が改善すれば腸結核と診断されている（治療的診断）.

特徴的な所見と診断

- 腸結核の内視鏡的分類には, 多数の未治療結核（剖検例）の病理組織像から活動性腸結核の進展様式と潰瘍形態を分析した黒丸分類（図1）が用いられている.
- リンパ濾胞に侵入した結核菌は, 初期には同部位に粟粒大の小隆起を形成し, その壊死物質が腸管内腔に破れると小潰瘍（黒丸分類Ⅱ型：図2❹）となり, その後小豆大の潰瘍〜不整形潰瘍（Ⅶ型：図2❸）へと進展する.
- 小潰瘍がリンパ流に沿って短軸方向に進展・融合すると, 腸結核に特徴的とされる不整な輪状潰瘍（ⅣB型：図2❹）や全周性の帯状潰瘍（Ⅷ型：図2❹）を形成する.
- 好発部位の終末回腸のPeyer板に生じた小潰瘍は, 初期にはPeyer板に沿って縦軸方向に融合しやすいため縦走潰瘍（Ｖ型：図2❺）を形成しやすい.
- 治癒期の腸結核（陳旧性腸結核）では, しばしば萎縮した病変部粘膜と多発潰瘍瘢痕による萎縮瘢痕帯を形成し, 腸管変形（短縮や輪状狭窄, 偽憩室様変化, 回盲弁の開大など）を伴う（図2❻）. なお, これらの所見の診断には全体像を俯瞰できる**注腸X線画像**が有用である.

鑑別のピットフォール

- 感染性腸炎のなかでは, 腸結核と同様に病変がPeyer板に好発する**エルシニア腸炎**（図3）や盲腸に多発潰瘍を形成する**アメーバ腸炎**（図4）が鑑別疾患としてあげられる.
  - エルシニア腸炎では比較的均一な多発するアフタ様びらんや回盲弁の浅い潰瘍を伴っていることが多い（図3❸）.
  - アメーバ腸炎の潰瘍の白苔は厚ぼったく, 腸結核病変では稀な直腸にしばしば多発する不整

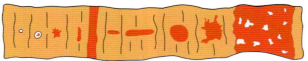

図1 活動性腸結核の肉眼分類（黒丸分類）

Ⅰ型：初期の病変で粟粒大の結核結節
Ⅱ型：結核結節の壊死物質が粘膜を破って腸管内に排出され，小潰瘍を形成したもの
Ⅲ型：Ⅱ型がやや大きくなり，小豆大または扁豆大になったもの
Ⅳ型：腸管の横軸方向の潰瘍で，いわゆる輪状または帯状潰瘍（A：長径2 cm以下のもの，B：2 cm以上のもの）
Ⅴ型：縦軸方向の潰瘍（A：長径2 cm以下のもの，B：2 cm以上のもの）
Ⅵ型：円形または類円形の潰瘍で，扁豆大以上のもの
Ⅶ型：不整形潰瘍で扁豆大以上のもの
Ⅷ型：潰瘍が互いに融合し，広範は潰瘍となったもの

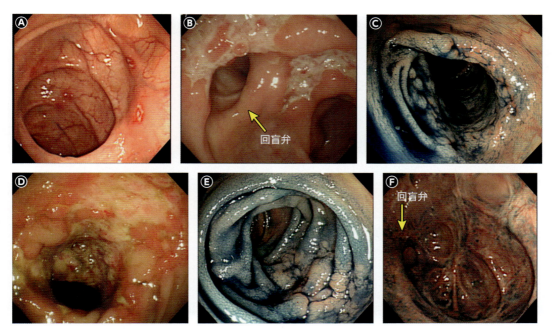

図2 腸結核の内視鏡所見

Ⓐ）上行結腸：不整な多発小潰瘍．Ⓑ）回盲部：不整な潰瘍と変形した回盲弁．Ⓒ）上行結腸：不整な輪状潰瘍．Ⓓ）上行結腸：不整な全周性に広がる帯状潰瘍．Ⓔ）終末回腸：Peyer板部に縦走配列する小潰瘍．Ⓕ）盲腸：多発潰瘍瘢痕を伴う萎縮瘢痕帯と変形した回盲弁．

な潰瘍やびらんを伴っている（図4Ⓑ）．

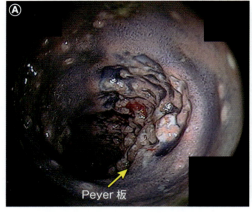
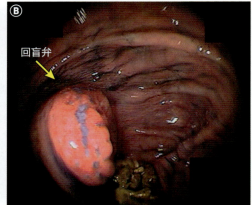

図3　エルシニア腸炎の内視鏡所見
Ⓐ）終末回腸．Ⓑ）盲腸．

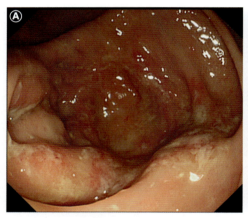
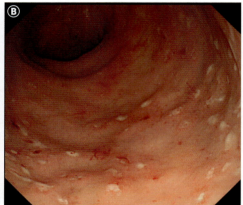

図4　アメーバ腸炎の内視鏡所見
Ⓐ）盲腸．Ⓑ）直腸．

文献

1) 小林広幸：本邦における消化管結核の現況—近年の本邦報告例の解析．胃と腸，52：145-156，2017
2) 小林広幸，蔵原晃一：腸管結核菌感染症の最前線．INTESTINE，23：153-160，2019
3) 前畠裕司，他：腸結核の画像診断—大腸病変を中心に．胃と腸，52：169-179，2017
4) 平井郁仁，他：小腸結核の診断—内視鏡所見の特徴と鑑別診断を中心に．胃と腸，52：157-168，2017
5) 小林広幸：腸結核．「下部消化管内視鏡診断アトラス」（松本主之／編），pp85-87，医学書院，2020

第6章 病原体感染などに起因する下部消化管病変

細菌性感染（慢性）

8 ウィップル病

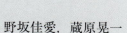

野坂佳愛，蔵原晃一

▶ 疾患の概要

- ウィップル病は放線菌近縁のグラム陽性桿菌 T. whipplei（Tropheryma whipplei）の日和見感染により多彩な臨床症状を生じる全身感染症である．
- 本症の報告は白人の中年男性に多く，本邦での報告はきわめて稀であり，報告例は過去20例程度にとどまる．
- 感染・発症には何らかの免疫学的な疾患感受性の存在や細胞性免疫能の低下が関与していると考えられており，**HLA-B27陽性者やHTLV-1キャリア**であることが危険因子の1つとされている．
- 十二指腸を含む小腸粘膜への感染により著明な吸収障害をきたすため**激しい下痢と体重減少**を主徴とするが，関節炎，腹腔内リンパ節腫脹，中枢神経障害（髄膜炎など），眼症状（眼筋麻痺，ぶどう膜炎など），肝脾腫，胸膜炎など多彩な臨床症状を呈する．
- 頻度は低いが，診断が遅れると致死的経過をたどる可能性があり，消化管内視鏡診断の重要性が高い疾患の1つである．

▶ 特徴的な所見と診断

- 十二指腸を含む小腸に罹患し，特に十二指腸下行部～空腸を好発部位とする．内視鏡では**びまん性の白色絨毛を伴う浮腫状粘膜**が特徴的な所見である（図1～3）．X線造影ではKerckring皺襞の軽度腫大と微細顆粒状粘膜パターンをびまん性に認める（図4）．
- 十二指腸・小腸の病変部では，病理組織学的に微細顆粒状の灰白色細胞質を有する大型の泡沫状マクロファージが粘膜固有層に集簇し，脂肪滴を伴うことが特徴的である．この泡沫状マクロファージはPAS染色陽性である（図5）．
- 確定診断には，生検組織からのPCR法検査ないし電子顕微鏡（図6）によるT. whipplei の証明を要する．

▶ 鑑別のピットフォール

- 白色絨毛を呈する疾患として**リンパ管拡張症や糞線虫症，AAアミロイドーシス，炭酸ランタン関連病変**などが鑑別疾患としてあがるが，画像所見のみからの鑑別は容易ではなく，病理組織学的所見を踏まえて鑑別を行う必要がある．
- PAS染色陽性マクロファージの集簇を呈する疾患は，他に非結核性抗酸菌症やヒストプラズマ症などがあるが，本症ではZiehl-Neelsen染色陰性，Grocott染色陽性で，加えて**脂肪滴を認める**ことが鑑別点となる（図5）．

文献
1) 長末智寛，他：電子顕微鏡所見とPCR法で確診したWhipple病の1例．日本消化器病学会雑誌，113：1894-1900，2016
2) 蔵原晃一，他：Whipple病．胃と腸，53：489-495，2018

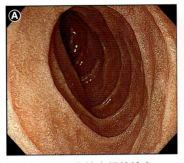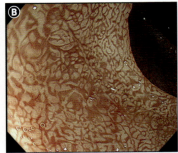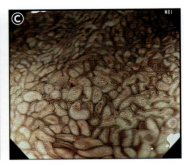

図1　上部消化管内視鏡検査

ⓐ）十二指腸下行部（通常観察）：粘膜面は軽度浮腫状を呈し，びまん性に粘膜粗造と白色絨毛を認める．ⓑ）同部位の拡大観察（白色光）：絨毛の均一な白色調変化を認める．ⓒ）同部位のNBI併用拡大観察：白色調変化に加え絨毛内血管が透見される．蔵原晃一，他：Whipple病．胃と腸，53：489-495，医学書院，2018より転載．

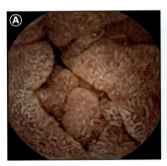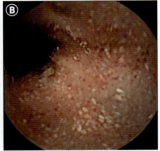

図2　カプセル小腸内視鏡検査

ⓐ）上部小腸：びまん性に白色絨毛を認め，粘膜面は軽度腫脹している．ⓑ）下部小腸：白色絨毛と粘膜面の軽度腫脹を認める．蔵原晃一，他：Whipple病．胃と腸，53：489-495，医学書院，2018より転載．

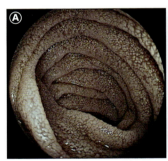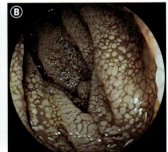

図3　経口ダブルバルーン小腸内視鏡検査

ⓐ）空腸：びまん性の白色絨毛と粘膜面の軽度腫脹を認める．ⓑ）同部位の近接像．蔵原晃一，他：Whipple病．胃と腸，53：489-495，医学書院，2018より転載．

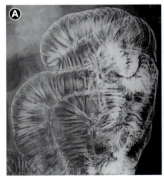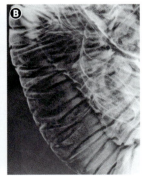

図4　ゾンデ法小腸X線造影検査

ⓐ）空腸：Kerckring皺襞の軽度腫大と微細顆粒状粘膜パターンをびまん性に認める．ⓑ）空腸の一部の拡大．蔵原晃一，他：Whipple病．胃と腸，53：489-495，医学書院，2018より転載．

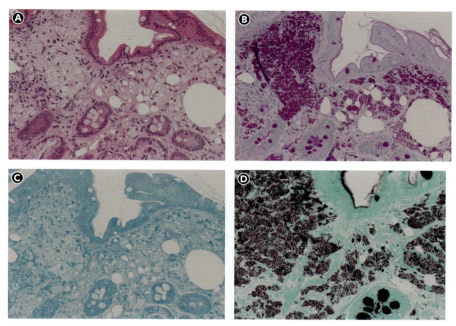

図5 生検標本病理所見(十二指腸下行部)
Ⓐ) HE染色像：間質は開大し，泡沫状マクロファージが集簇している．内部に脂肪滴が認められる．Ⓑ) PAS染色像：PAS染色陽性のマクロファージを認める．Ⓒ) Ziehl-Neelsen染色像：Ziehl-Neelsen染色陰性である．Ⓓ) Grocott染色像：Grocott染色陽性である．蔵原晃一，他：Whipple病．胃と腸，53：489-495，医学書院，2018より転載．

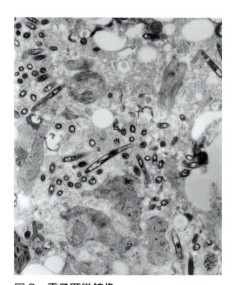

図6 電子顕微鏡像
T. whippleiと考えられる1〜2μm大の桿菌を多数認める．蔵原晃一，他：Whipple病．胃と腸，53：489-495，医学書院，2018より転載．

第6章 病原体感染などに起因する下部消化管病変

細菌性感染（慢性）
9 クラミジア直腸炎

清水誠治, 富岡秀夫

▶ 疾患の概要

- クラミジア直腸炎の病原体は *Chlamydia trachomatis*（CT）であり，真核生物の円柱上皮細胞内でのみ増殖可能な偏性細胞内寄生体（細菌）である．
- ヒトに感染するCTは *Lymphogranuloma venereum*（LVG）と Trachoma という2種の生物型であるが，本症の原因となるのはほとんどが後者である．
- 本症はほとんどが**性感染症**（sexually transmitted disease：STD）であり，STDのなかで最も頻度が高い．
- **若年女性**に好発するが男性同性愛者にもみられ，20歳代にピークを有する．
- 感染経路としては，経肛門的な直接感染，感染腟分泌物の肛門部汚染による感染，子宮頸管・腟・尿道からのリンパ行性感染が考えられている．
- 症状は，排便時の出血，粘血便，肛門痛，肛門部掻痒感などであるが，**不顕性感染が約8割を占める**とされている．
- CTは直腸炎の他に咽頭炎，結膜炎，男性では尿道炎，精巣上体炎，女性では子宮頸管炎，卵巣炎，骨盤炎症性疾患，肝周囲炎（Fitz-Hugh-Curtis症候群）の原因となる．
- 感染症法では5類感染症として性感染症定点からの報告が義務づけられている．

▶ 特徴的な所見と診断

- 内視鏡所見としては，比較的均一で光沢のある半球状小隆起の集簇（**イクラ状粘膜**）が典型的であるが（図1，2），本所見の頻度は必ずしも高くない．
- 病変は基本的に直腸に限局し，隆起の密度は肛門に近い程高い傾向がある．
- 非典型的な所見として，大小不同の隆起，丈の低い隆起，隆起頂部や隆起間のびらん，隆起を伴わないびらん・アフタ・発赤などがみられる．
- 病理組織学的所見では粘膜固有層の炎症細胞浸潤とリンパ濾胞の過形成・増生がみられる．
- 内視鏡で直腸に本症を疑う病変がみられた場合，直腸粘膜の擦過検体による抗原検出法か核酸増幅法で診断されるが，最近では感度・特異度が高い後者が一般的である．
- 前述の検査法は直腸病変に対して保険適用ではない．

▶ 鑑別のピットフォール

- 鑑別疾患として**潰瘍性大腸炎（UC）**，lymphoid follicular proctitis，アフタ様大腸炎，multiple lymphomatous polyposis があげられる．
- UCの初期病変でリンパ濾胞の増生がみられる場合には，隆起のサイズが不揃いで融合傾向を示し，被覆粘膜に微細なびらんを伴うことが多い．
- 稀にUC類似のびまん性病変がみられることがある（図3）．
- 核酸増幅法を用いる場合，直腸粘膜擦過の際に血液が混入すると偽陰性となることがある．
- 血性抗CT抗体価は感度・特異度が低く，既往感染でも陽性となる．

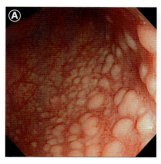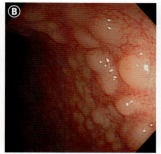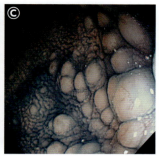

図1　クラミジア直腸炎の内視鏡所見
20歳代女性．いずれも下部直腸．**AB**）通常内視鏡像，**C**）インジゴカルミン散布像．

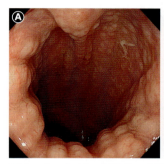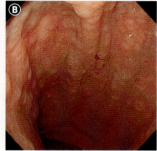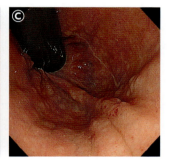

図2　クラミジア直腸炎の内視鏡所見
20歳代女性．いずれも下部直腸．**C**）直腸内反転観察．

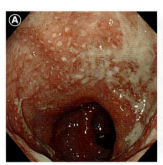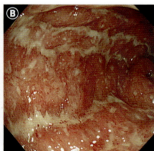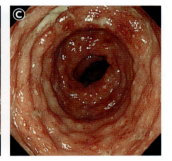

図3　クラミジア直腸炎の内視鏡所見
20歳代女性．いずれも直腸．**AB**）Rb，**C**）Ra

第6章 病原体感染などに起因する下部消化管病変

ウイルス，寄生虫，原虫

10 サイトメガロウイルス腸炎

大川清孝，佐野弘治

▶ 疾患の概要

- サイトメガロウイルス（CMV）は，多くは幼少期に初感染した後に終生持続感染し，何らかの免疫不全を契機に再活性化して臓器障害を引き起こす．CMV腸炎のほとんどは再活性化によるものであるが，稀に初感性でも生じる．
- 患者背景として，臓器・骨髄移植後，AIDS，免疫抑制薬・抗癌薬服用などの免疫不全が多い．それ以外に，透析中の慢性腎不全，手術後，集中管理が必要な重症疾患，基礎疾患がない高齢者にもみられるため注意が必要である．
- 臨床症状として下痢と出血が多く，次いで腹痛と発熱がみられる．
- 罹患部位は大腸が小腸より多いが，小腸炎では穿孔や大量出血などの重症例が大腸炎より多い．

▶ 特徴的な所見と診断

- HE染色での核内封入体の証明や，CMV免疫染色でのCMV抗原の証明により確定診断ができる．しかし，これらは感度が低いことが問題である．
- CMV抗原検査と血液・粘膜CMV-DNAは，病理組織検査より感度が高いが，CMVの再活性化をみており，これのみでCMV感染症の診断にはならない．そのため，患者背景，内視鏡所見，臨床症状などを総合してCMV腸炎と診断する必要がある．
- 円・卵円形の打ち抜き潰瘍が特徴とされているが（図1Ⓐ），さまざまな形態の潰瘍があり，深さもさまざまである．
- 円・卵円形潰瘍，不整形潰瘍，輪状潰瘍（図1Ⓑ），帯状潰瘍（図1Ⓒ），縦走潰瘍（図1Ⓓ）の順に多い．特に輪状潰瘍，帯状潰瘍，縦走潰瘍では，CMV腸炎を必ず鑑別にあげる必要がある．
- 多彩な潰瘍が混在することが多く，好発部位は特にない．しかし，回盲弁上（図1Ⓔ）や下部直腸（図1Ⓕ）はCMV腸炎に比較的特異な罹患部位であり，これらの部位に潰瘍がある場合はCMV腸炎の可能性を考える必要がある．
- 小腸病変は，不整形潰瘍と輪状潰瘍が多く，大腸病変で最も多くみられる円・卵円形潰瘍は少ない．

▶ 鑑別のピットフォール

- 縦走潰瘍を示すことがあり，Crohn病との鑑別が問題となる．Crohn病では潰瘍周囲粘膜が浮腫状や玉石状所見を示すことが多い（図2）．
- 回盲弁上の広い潰瘍を示すことがあり，腸管Behçet病（図3）やカンピロバクター腸炎との鑑別が問題となる．他の部位にみられる潰瘍の形態で鑑別を行う．
- 歯状線直上に潰瘍を示すことがあり，急性出血性直腸潰瘍との鑑別が問題となる．急性出血性直腸潰瘍では潰瘍は浅く（図4），患者背景に寝たきり状態があることが多い．CMV腸炎では潰瘍は深く，打ち抜き様を示すことが多い．

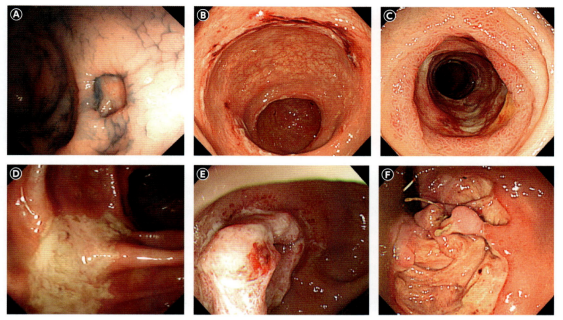

図1　CMV腸炎の内視鏡所見
Ⓐ）直腸の円・卵円形打ちぬき潰瘍．Ⓑ）直腸の輪状潰瘍　Ⓒ）終末回腸の帯状潰瘍．Ⓓ）上行結腸の縦走潰瘍．Ⓔ）回盲弁上の浅い潰瘍．Ⓕ）歯状線直上の打ち抜き潰瘍

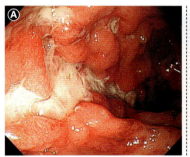

図2　Crohn病の上行結腸縦走潰瘍

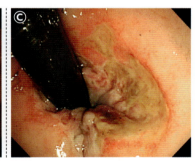

図3　腸管Behçet病の回盲弁上潰瘍

図4　急性出血性直腸潰瘍の歯状線直上の潰瘍

文献

1）サイトメガロウイルス腸炎．「IBDの総合鑑別力」（大川清孝/著），pp98-103，南江堂，2020

第6章 病原体感染などに起因する下部消化管病変

11 慢性活動性EBウイルス感染症※

ウイルス，寄生虫，原虫

頻度 ★☆☆
難易度 ★★★

大川清孝，上田　渉

疾患の概要

- 慢性活動性EBウイルス（CAEBV）感染症は，EBVがT細胞あるいはNK細胞に潜伏感染し，クローナリティをもって増殖，臓器に浸潤し，多彩な症状を呈する稀なリンパ増殖性疾患である．経過中にしばしばT細胞リンパ腫・NK細胞リンパ腫・白血病などの発症がみられる．
- 臨床症状は，EBV感染細胞の臓器浸潤と活性化による高サイトカイン血症によるものであり，持続的な伝染性単核球症様の症状（発熱，リンパ節腫脹，肝脾腫），発疹，貧血，血小板減少，血球貪食症候群などがみられる．
- CAEBV感染症の一部では，消化管潰瘍による下痢や血便が主症状のことがあり，その場合には，炎症性腸疾患（IBD），特にCrohn病と誤診され，治療に難渋することが多い．本症の診断が難しい理由は，多くの消化器内科医が本症の疾患概念を知らないことである．

特徴的な所見と診断

- 末梢血EBV-DNA高値あるいは病変組織でのEBV-encoded RNA（EBER）陽性であり，感染細胞がT細胞あるいはNK細胞であればCAEBV感染症と確定診断可能である．
- 生検組織のHE染色では，著明なリンパ球浸潤がみられリンパ腫が疑われるが，病初期にはモノクローナリティがないためリンパ腫と診断できない（図1Ⓐ）．このリンパ球がEBER陽性と確認できれば本症と診断できる（図1Ⓑ）．
- CAEBVは下痢や腹痛や血便などを示し，大腸や小腸に潰瘍を呈する．
- 内視鏡診断は確立されていないが，大腸や小腸に多発する多彩な潰瘍を呈するとされている[1, 2]．敷石像はみられないが，縦走潰瘍の有無については意見が分かれている．
- われわれは，小腸および大腸に，縦走傾向の不整形潰瘍（図2Ⓐ），円・卵円形潰瘍（図2Ⓑ），帯状潰瘍（図3Ⓐ），縦走潰瘍（図3Ⓑ），狭窄を伴う帯状潰瘍（図4Ⓐ），小びらん（図4Ⓑ）などの多彩な所見を示し，当初Crohn病と誤診した症例を経験している（図5）[3]．

鑑別のピットフォール

- IBDと誤診されることが多いが，IBDと異なり経過中に間歇性発熱，リンパ節腫脹，肝障害，血球貪食症候群などを示すことに気づけば本症を疑うことができる．
- 胃，食道，咽喉頭にも潰瘍ができることがあり，**全消化管の難治性潰瘍病変**では本症の可能性を考える必要がある．

※ rare：小腸も病変形成する可能性あり

文献

1) Liu R, et al：The clinicopathologic features of chronic active Epstein-Barr virus infective enteritis. Mod Pathol, 32：387-395, 2019
2) Xu W, et al：Chronic active Epstein-Barr virus infection involving gastrointestinal tract mimicking inflammatory bowel disease. BMC Gastroenterol, 20：257, 2020
3) 上田　渉，他：Crohn病類似の腸病変を呈した慢性活動性Epstein-Barr virus感染症の1例．胃と腸，43：1983-1991, 2008

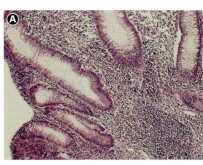 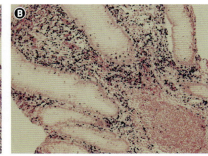

図1 生検組織像
Ⓐ）HE染色．リンパ球の著明な浸潤を認める．Ⓑ）in situ hybridization法．浸潤リンパ球はEBER陽性である．
上田 渉，他：Crohn病類似の腸病変を呈した慢性活動性Epstein-Barr virus感染症の1例．胃と腸，43：1983-1991，2008より転載．

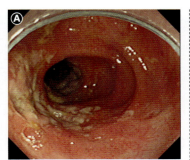
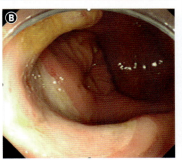

図2 初回内視鏡像
Ⓐ）終末回腸の縦走傾向の不整形潰瘍．Ⓑ）横行結腸の大きな円形潰瘍
Ⓑは上田 渉，他：Crohn病類似の腸病変を呈した慢性活動性Epstein-Barr virus感染症の1例．胃と腸，43：1983-1991，2008より転載．

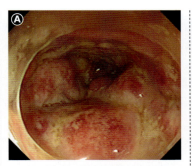
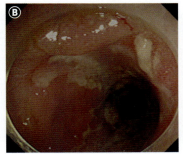

図3 6カ月後の内視鏡像
Ⓐ）横行結腸の浮腫を伴う帯状潰瘍．Ⓑ）下行結腸の縦走潰瘍
上田 渉，他：Crohn病類似の腸病変を呈した慢性活動性Epstein-Barr virus感染症の1例．胃と腸，43：1983-1991，2008より転載．

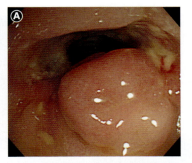
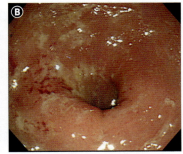

図4 9カ月後の内視鏡像
Ⓐ）下行結腸の狭窄を伴う帯状潰瘍．Ⓑ）直腸の浮腫と小びらん．
Ⓑは上田 渉，他：Crohn病類似の腸病変を呈した慢性活動性Epstein-Barr virus感染症の1例．胃と腸，43：1983-1991，2008より転載．

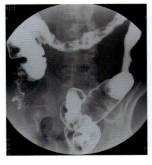 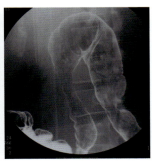

図5 注腸像
終末回腸，横行結腸，下行結腸の狭小化がみられる．

第6章 病原体感染などに起因する下部消化管病変

ウイルス，寄生虫，原虫

12 アメーバ性大腸炎

清水誠治，富岡秀夫

▶ 疾患の概念

- 赤痢アメーバ（*Entamoeba histolytica*）の感染による大腸病変であり，糞口感染で伝搬する．
- 感染者の糞便中に排泄された嚢子は嚥下された後，小腸で栄養体となり，盲腸で最初の病変を形成する．
- 潜伏期は2週間〜2カ月である．
- 東南アジアなど浸淫地域への渡航による感染もあるが，8割以上が国内感染であり，その多くが**性感染症**と考えられる．
- 従来は男性同性愛者間の感染が多かったが，最近では性産業従事者を介した異性間感染が増加している．
- 梅毒，B型肝炎，HIV感染の合併や腸管スピロヘータの重複感染も少なくない．
- 症状は下痢，粘血便，下腹部痛，テネスムスなどで，慢性に経過することが多いが，稀に急性型や劇症型（中毒性巨大結腸症，穿孔性腹膜炎）もみられる．
- 近年は無症候で便潜血陽性を契機に診断される症例が増加している．

▶ 特徴的な所見と診断

- 病変は盲腸，直腸に好発するが，全大腸に分布することもある．病変は有症状例では直腸にみられることが多く，無症状例では盲腸，上行結腸に限局することが多い．
- 内視鏡所見は**アフタ**，**びらん**，**潰瘍**などさまざまであるが（図），表面には壊死物質と膿性粘液による偽膜が付着し，自然出血を伴うことが多い．
- びらん・潰瘍の周囲にはなだらかな隆起を伴うことが多いが，平坦な病変，隆起が目立つ病変や大型の潰瘍を形成することもある．
- 通常，糞便や生検検体の塗抹検鏡，生検組織で栄養体を証明することで診断するが，検出率は塗抹検鏡で50〜60％，生検組織で80％程度である．
- 生検は壊死物質を含めて複数箇所から採取し，本症を疑っている旨を病理医に伝達することが大切である．

▶ 鑑別のピットフォール

- 病変部の壊死物質や膿性粘液が腸管洗浄剤で脱落すると，生検診断が困難になる．
- 本症を疑っていても，生検で栄養体が検出できない場合にしばしばIBDと誤診される．
- 直腸に小病変が密在すると，介在粘膜が観察できずびまん性病変と認識され，潰瘍性大腸炎との鑑別を要する．
- 病変が散在性に分布する場合にはCrohn病との鑑別を要する．
- 大型の腫瘤性病変はameboma ともよばれ，癌と誤診されることがある．
- 本症が強く疑われても栄養体が証明できない場合には診断的治療も考慮する．

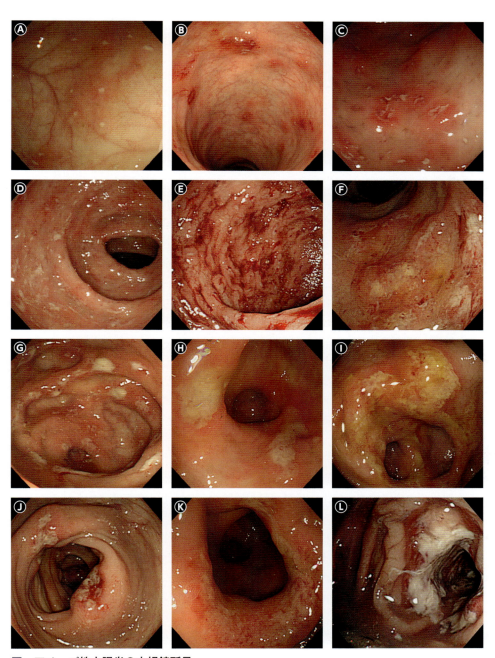

図　アメーバ性大腸炎の内視鏡所見

Ⓐ）アフタ．Ⓑ）周囲の発赤が強いアフタ・小びらん．Ⓒ）不整形の小びらん．Ⓓ）密在するアフタ・小びらん．Ⓔ）密在する小びらんと出血．Ⓕ）周囲になだらかな隆起を伴うびらん．Ⓖ）偽膜を伴うびらん．Ⓗ）平坦なびらん．Ⓘ）融合するびらん．Ⓙ）周囲の隆起が目立つ潰瘍．Ⓚ）広い面をもつびらん．Ⓛ）全周性潰瘍．

第6章 病原体感染などに起因する下部消化管病変

ウイルス，寄生虫，原虫

13 糞線虫症

金城 徹

▶ 疾患の概念

- 糞線虫症（Strongyloidiasis）は土壌より糞線虫（*Strongyloides stercoralis*）が経皮的に感染し，主に十二指腸および空腸上部に寄生する消化管寄生虫感染症である（図1）．
- 本邦では亜熱帯地域に属する沖縄県と鹿児島県奄美地方が浸淫地である．
- 糞線虫は宿主の腸管内でフィラリア型幼虫となり，同一宿主内で自家感染を行うことで，長期間寄生する．
- 糞線虫陽性者は陰性者に比較して，成人T細胞性白血病リンパ腫の原因となる**ヒトT細胞白血病ウイルス1型**（HTLV-1）の重複感染をしている割合が高く，重複感染者は重症化しやすいうえに駆虫薬（イベルメクチン）に対する抵抗性が高い．
- 健康保虫者は無症状のことが多いが，宿主の免疫が低下している場合，自家感染の過剰により宿主内の虫体が増加し，腹痛や下痢などが出現する．重症化すると麻痺性イレウスや吸収不良症候群をきたし（過剰感染症候群），さらには敗血症や化膿性髄膜炎といった播種性糞線虫症により致死的になることもある．

▶ 特徴的な所見と診断

- 重症度により内視鏡所見が異なり，軽症例や無症状例では異常所見が認められないこともある．
- 上部消化管内視鏡検査では十二指腸粘膜の浮腫や白色絨毛，発赤が認められることがある（図2，3）．
- 下部消化管内視鏡検査では特に右半結腸優位に淡黄白色小隆起が認められ，無症状や軽症例に多い（図5）．ほか，**浮腫**，**発赤**，**びらん**，**潰瘍**などを認める．
- 診断は便検査にて虫体を証明することだが，直接鏡検法，集卵法，普通寒天平板培地による培養法があり，普通寒天平板培地法が最も優れている．1回の検査よりも3回提出することで検出率が上がる．
- 血液検査で好酸球やIgE値の増多を認めることもあるが，重症例やHTLV-1重複感染の場合には認められないこともある．
- 内視鏡下生検で好酸球浸潤や虫体がみられることもある（図4，6）．

▶ 鑑別のピットフォール

- 十二指腸の白色絨毛やびまん性病変を呈する疾患としては**ウィップル病**（図7）や**非定型抗酸菌症**，**アミロイドーシス**（図8），**好酸球性胃腸症**，**腸リンパ管拡張症**（図9）などを鑑別する必要がある．
- 下部消化管内視鏡画像では発赤，浮腫，びらんを認めることから，カンピロバクターやサルモネラなどの細菌性腸炎，赤痢アメーバ腸炎，薬剤起因性腸炎，サイトメガロウイルス腸炎などが鑑別疾患としてあがる．
- 組織生検で好酸球浸潤が認められるため，好酸球性胃腸症と誤診断してステロイド投与することで，糞線虫過剰感染，播種性糞線虫症になることがあるため十分な鑑別が必要である．

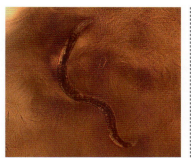

図1 糞線虫の虫体（成虫）

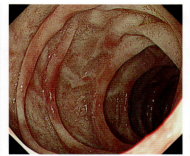

図2 80代男性，慢性腎不全，貧血精査，HTLV-1陽性，無症状

十二指腸下行部にびまん性に白色絨毛を認める．

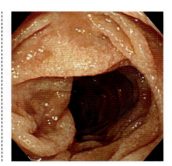

図3 80代女性，下痢，食思不振，敗血症精査，過剰感染症候群

十二指腸下行部の白色絨毛．

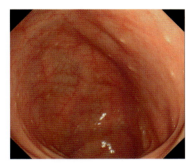

図4 70代男性，スクリーニング検査

下行結腸の黄白色小隆起が散見．

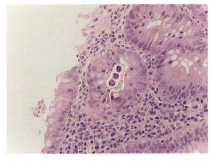

図5 糞線虫過剰感染症候群の十二指腸粘膜組織像（麻痺性イレウス）

腺管内に虫体の断面を認める（中頭病院 座覇修先生からご提供）．

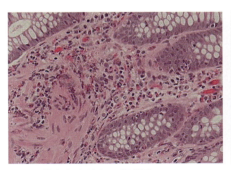

図6 黄白色小隆起の組織像

粘膜固有層に好酸球浸潤を認める．

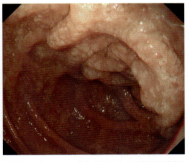

図7 ウィップル病の十二指腸球部

白色調に腫大した十二指腸絨毛．

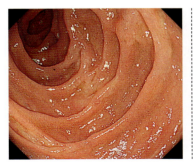

図8 ALアミロイドーシスの十二指腸下行部

白色粗ぞう粘膜が散見．

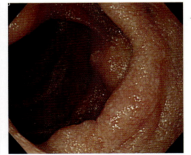

図9 リンパ管拡張症の空腸病変

白色調に変化した腫大した絨毛を認める．

第6章 病原体感染などに起因する下部消化管病変

ウイルス，寄生虫，原虫

14 クリプトスポリジウム症

金城　徹

▶ 疾患の概念

- クリプトスポリジウム症は消化管寄生性原虫であるクリプトスポリジウム（主に*Cryptosporidium parvum, C. hominis*）による人獣共通感染症である．
- 汚染された水や食物中のオーシスト（原虫の接合子嚢）を経口摂取することで感染する．
- ウシと接触後の下痢，旅行者下痢症，性感染症，HIV患者などの免疫不全者の慢性下痢症（日和見感染症）として報告されている．
- 潜伏期間は3〜10日（中央値6日）で，大方は10日以内に水様性下痢で発症する．非血性水様下痢が主体で，腹痛，食欲不振，倦怠感，嘔気，嘔吐，発熱，関節痛を伴うこともあるが，健常者では1〜3週間程度で自然に改善する．
- HIV/AIDS，低ガンマグロブリン血症などの免疫不全者の場合，重篤な下痢による脱水のため致死的となる．免疫不全状態では消化管以外に寄生することで胆嚢炎や胆管炎，膵炎，呼吸器症状などがみられることがある．

▶ 特徴的な所見と診断

- 遠心沈殿法やショ糖浮遊法による集嚢子法を行い，抗酸染色や特異蛍光抗体染色を行う．便検査は可能なら日を置いて3回くり返すことが推奨されている（図1，2）．
- イムノクロマト法や酵素免疫測定法（ELISA）による糞便中の抗原検出やPCRによる遺伝子解析も診断に有用である．
- 内視鏡所見としては明らかな異常を認めないこともあるが，**終末回腸の絨毛腫大や粘液付着，十二指腸や大腸のびらん，浮腫状粘膜**などが報告されている（図3）．
- 宿主の腸管上皮細胞の微絨毛に侵入して寄生するため（主に小腸），小腸粘膜生検により，上皮表層に沿って付着する円形構造物として認められる（図4，5）．

▶ 鑑別のピットフォール

- 原虫性下痢症（非血性）を検討すべき4項目：
  - ①原因細菌やウイルスなどが検出されない下痢
  - ②海外渡航者の下痢で既知の腸管病原体を検出した症例で説明ができない腹部症状が持続
  - ③集団下痢症で通常の病原体が検出されない
  - ④免疫不全宿主に長期間持続する原因不明の下痢
- HIV患者の下痢症として，**ジアルジア症**（図6，7）や**サイクロスポーラ症**などが鑑別疾患としてあげられる．

文献
1）「目で見る感染症」（原永修作，藤田次郎/編），羊土社，2015

※図1，2，5は文献1より転載．

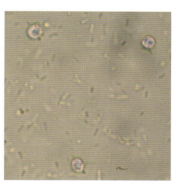

図1 クリプトスポリジウムの便検査所見（ショ糖浮遊法）

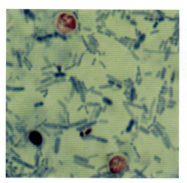

図2 クリプトスポリジウムの便検査所見（抗酸染色）

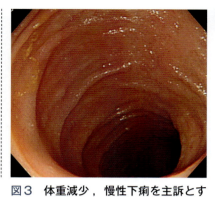

図3 体重減少，慢性下痢を主訴とするHIV患者の内視鏡所見
回腸末端はごく軽度の粘膜浮腫を認める．

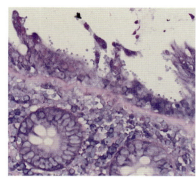

図4 回腸末端粘膜の組織所見（ギムザ染色）
粘膜表面に円形状のクリプトスポリジウム原虫を多数認める（沖縄病院 樋口大介先生からご提供）．

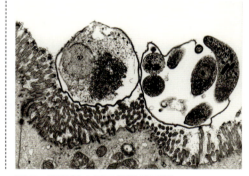

図5 腸粘膜の電子顕微鏡所見
感染性のスポロゾイドが放出．（株）BML病理細胞診センター（PCLジャパン撮影）．

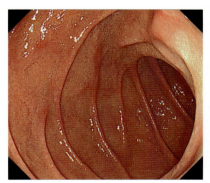

図6 ジアルジア症の十二指腸所見
十二指腸の絨毛萎縮と軽度の白色絨毛変化．

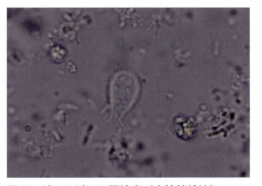

図7 ジアルジアの便検査（直接鏡検法）

第7章 自己免疫疾患・全身疾患などに伴う下部消化管病変

1 Crohn病

江上弥之介, 平井郁仁

▶ 疾患の概要

- Crohn病（CD）は1932年にCrohnらにより, 回腸末端に限局する炎症性腸疾患としてはじめて報告された.
- 現在でも原因不明であるが, 病態解明は進んでおり, 免疫異常が関与する慢性疾患であることがわかっている.
- 若年者に好発し, 臨床症状は主として**腹痛**, **下痢**, **体重減少**, **発熱**, **痔瘻**, **肛門周囲膿瘍**を呈する. 小児発症例では成長障害の原因にもなる.
- 消化管病変は, 胃・十二指腸病変, 腸病変（小腸・大腸）, 肛門病変に大別できる. そのうち腸病変は, 主病変の存在部位により, 小腸型, 大腸型, 小腸大腸型に分類されるが, 本邦では小腸に病変を有する症例が多く, 大腸型は全体の2割程度といわれている.
- 消化管外合併症としては, 関節炎, 皮膚病変, 眼病変などを認めることがある.

▶ 特徴的な所見と診断

- 口腔から肛門までの全消化管において炎症をきたし得るが, 好発部位は回盲部である.
- 小腸・大腸においては診断基準で主要所見とされている典型病変, すなわち縦走潰瘍や敷石像を呈することが多い. 病変は非連続性または区域性にみられることが特徴である.
- 縦走潰瘍は腸管の長軸方向に沿った潰瘍で, 小腸では通常腸間膜付着側に認める. 典型的には4～5 cm以上の長さを有し（図1, 2）, 複数条認める場合もある. また, 潰瘍辺縁には敷石像や炎症性ポリープなどの隆起を伴うことが多い. 小腸造影検査では, 活動性の縦走潰瘍, 潰瘍瘢痕ともに腸間膜付着側に偏側性変形を伴って認めることが多い（図3）. 大腸の縦走潰瘍はtaenia（結腸ヒモ）に沿って認められ, 右側結腸に多い.
- 敷石像は小腸より大腸に出現する頻度が高いが, 小腸の敷石像は他の疾患ではほぼ認めることはなく, CDに特異的な形態所見である.
- 確定診断には主要所見（縦走潰瘍, 敷石像, ならびに非乾酪性類上皮肉芽腫）と副所見に分類した本邦の診断基準を用いる[1].

▶ 鑑別のピットフォール

- CDの診断確定には**潰瘍性大腸炎**（UC）, **感染性腸炎**, **腸結核**, **Behçet病**, **薬剤性腸炎**, **非特異性多発性小腸潰瘍症**, **家族性地中海熱関連腸炎**などの疾患と鑑別を要する.
- UCの所見は直腸よりびまん性, 連続性に口側に広がる血管透見像消失, 発赤, 浮腫, 粗造あるいは顆粒状粘膜, びらん, 潰瘍などであるが, 非典型的な所見を呈する場合もある. UCとの鑑別が困難な場合は, inflammatory bowel disease unclassified（IBDU）として取り扱い, 定期的な経過観察を行う必要がある[2].
- 急性の感染性腸炎は小腸・大腸にびらん, 潰瘍, 縦走潰瘍を呈することもあるが（図4）, 急性期の炎症であるため, 潰瘍周囲に隆起や敷石像を伴わないことが多い.

- 腸結核は回腸末端から右側結腸に好発し，潰瘍性病変や狭窄をきたすことからCDとの鑑別として重要である．典型的には横走ないし輪状の潰瘍であり（図5），縦走傾向のCDとは異なる．しかしながら，幅の広い帯状潰瘍や狭窄性病変では鑑別に苦慮することがある．また，生検組織学的所見で非乾酪性類上皮肉芽腫を認めることがあり，注意を要する．

- Behçet病は，回盲部を好発部位とする深い下掘れ潰瘍が特徴的であり（図6），病変の発生部位が本症のように腸間膜付着側に好発せず縦走配列もみられない．

- 薬剤性腸炎では，NSAIDsに起因する小腸，大腸の粘膜病変が鑑別疾患として重要である．さまざまな形態のアフタ・びらん，小潰瘍，縦走潰瘍，輪状潰瘍を呈するが，介在粘膜が正常であることや原因薬剤の中止で内視鏡所見が改善することが本症との鑑別点となる．

- 非特異性多発性小腸潰瘍症は，*SLCO2A1*遺伝子変異を原因とする慢性疾患で，回腸末端を除く回腸に好発する．腸管の狭い範囲に境界鮮明な小潰瘍，びらんが多発することが多く，典型的には斜走するテープ状潰瘍を呈する（図7）．通常は，Ul-Ⅱに留まる浅い潰瘍であり，瘻孔は伴わない．潰瘍周囲は正常粘膜で，潰瘍に囲まれ島状に認められることもある．変形や狭窄をきたし，狭窄はらせん状で近傍には斜走する活動性潰瘍を伴うことが多い．

- 家族性地中海熱関連腸炎は，空腸，回腸および直腸を除く大腸に縦走配列するびらんや潰瘍，狭窄などの本症と類似した消化管病変を有し鑑別に難渋することがある（図8）．間歇的な発熱と腹痛など特徴的な症状や直腸病変を伴わない点が鑑別の糸口となり得る[3]．

文献

1）「令和4年度 改訂版 潰瘍性大腸炎・クローン病 診断基準・治療指針」（厚生労働科学研究費補助金 難治性疾患政策研究事業「難治性炎症性腸管障害に関する調査研究」久松班），p32, 2023
2）「炎症性腸疾患Imaging Atlas」（緒方晴彦，他／監，大塚和朗，他／編），p168, 日本メディカルセンター，2016
3）仲瀬裕志：家族性地中海熱遺伝子関連の消化管病変．日本消化器内視鏡学会雑誌，61：2461, 2019

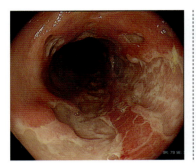

図1　Crohn病①
大腸の縦走潰瘍.

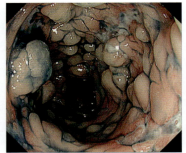

図2　Crohn病②
大腸の敷石像.

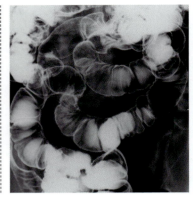

図3　Crohn病③
小腸の偏側性変形.

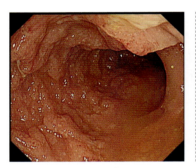

図4　エルシニア腸炎
回腸末端の病変（Peyer板の発赤，浮腫，小潰瘍）.

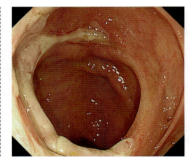

図5　腸結核
典型的な横走・輪状潰瘍.

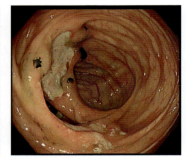

図6　Behçet病
回盲弁の潰瘍.

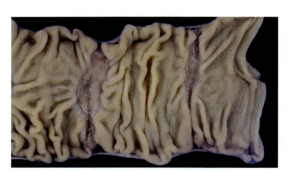

図7　非特異性多発性小腸潰瘍症の術後固定標本
境界鮮明な縦長の潰瘍（テープ状潰瘍）を認める.

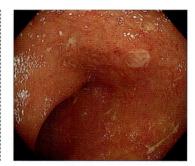

図8　家族性地中海熱関連腸炎
回腸末端の潰瘍.

第7章 自己免疫疾患・全身疾患などに伴う下部消化管病変

2 好酸球性消化管疾患

大嶋直樹, 石原俊治

疾患の概要

- 好酸球性消化管疾患（eosinophilic gastrointestinal disease：EGID）は, 食物などの外来抗原に対するアレルギー反応が誘因となって全消化管へ多数の好酸球が浸潤し, 慢性炎症を引き起こす疾患の総称である.
- EGIDは主な病変部位が食道のみの**好酸球性食道炎**（eosinophilic esophagitis：EoE）と, 食道病変の有無にかかわらず胃から大腸を中心に好酸球性炎症を認める好酸球性胃腸炎（eosinophilic gastroenteritis：EGE）に分類されるのが一般的であったが, 最近では食道を除く胃から大腸へ好酸球浸潤をきたす症例を**non-EoE EGID**と表現するようになってきている[1].
- non-EoE EGIDsは好酸球浸潤をきたしている臓器によってさらに細分化され, 好酸球性胃炎（eosinophilic gastritis：EoG）・小腸炎（eosinophilic enteritis：EoN）・大腸炎（eosinophilic colitis：EoC）の3つに分類される. 小腸炎はさらに十二指腸炎（eosinophilic duodenitis：EoD）・空腸炎（eosinophilic jejunitis：EoJ）・回腸炎（eosinophilic ileitis：EoI）に分けられる（表）.
- non-EoE EGIDの主な臨床症状は**嘔気・嘔吐**, **食欲不振**, **腹痛**, **下痢**, **体重減少**である.
- non-EoE EGIDの治療にはモンテルカスト等の抗アレルギー薬に加えて, 全身性ステロイド療法としてグルココルチコイドが使用されることが多い. 他には6種抗原除去食（乳製品, 大豆, 小麦, 魚介類, 鶏卵, ナッツ）による食物除去療法が有効である[2].

特徴的な所見と診断

- 内視鏡所見として, 浮腫, 発赤, びらん, 潰瘍, 絨毛萎縮（小腸）, 血管透見消失（大腸）などがあるが, いずれも本疾患のみの特異的所見ではない（図1, 3, 5）.
- non-EoE EGIDは臨床症状と内視鏡下の生検による病理組織所見（好酸球浸潤の程度）から診断される（図4）.
- 本邦の診断基準では粘膜内の好酸球浸潤のカットオフ値は高倍率視野当たり20個以上としているが, 終末回腸から右側結腸では健常者においても20個以上の好酸球浸潤を認めることがあるため注意が必要である[2].
- 腸管の壁肥厚や腹水貯留を認めることもあるためCTなどの画像検査を行うことが望ましい（図2）.

鑑別のピットフォール

- non-EoE EGIDでは内視鏡で異常を認めない症例が多いため, 内視鏡検査で異常所見がなくても胃・十二指腸・空腸・回腸・盲腸・結腸・直腸の各部位から複数個の生検を行い, 好酸球数を評価することが肝要である. 過去の報告においてnon-EoE EGID患者317例での検討では, 全体の62％において内視鏡所見に異常所見を認めなかった[3].
- non-EoE EGIDの診断は, 内視鏡所見のみならず, 病理組織学的検査, 臨床症状, CTなどの

画像検査，血液検査と合わせて総合的に評価を行うことが最も重要である．

表　EGIDの分類

EGID	EoE		
	non-EoE EGID	EoG	
		EoN	EoD
			EoJ
			EoI
		EoC	

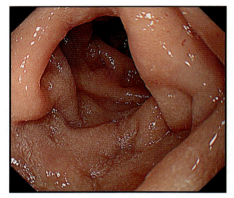

図1　好酸球性小腸炎（十二指腸炎）の内視鏡所見
十二指腸水平脚は全体的に浮腫状であり，発赤粘膜を認める．

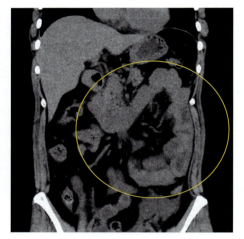

図2　同症例の腹部単純CT検査所見
十二指腸水平脚から回腸にかけて腸管浮腫，壁肥厚を認める（◎）．

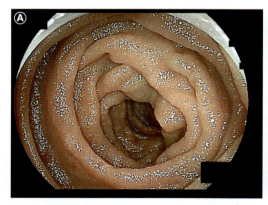
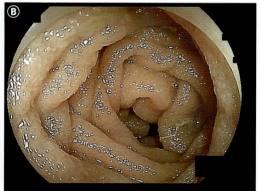

図3　好酸球性小腸炎（空腸炎）の内視鏡所見
空腸粘膜は浮腫状，一部で襞肥厚を認める．

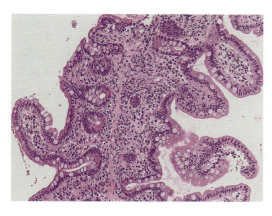

図4 同症例の病理組織所見（HE染色）
空腸の粘膜固有層にびまん性に好酸球を主体とする高度の炎症細胞浸潤を認める．

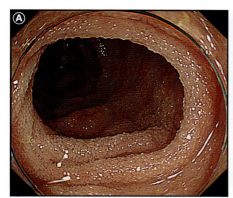 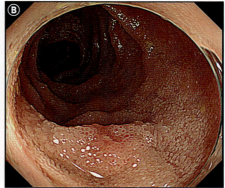

図5 好酸球性小腸炎（回腸炎）の内視鏡所見
終末回腸に浮腫状，発赤粘膜を認める．一部にびらんを認める．

文献

1) Dellon ES, et al：International Consensus Recommendations for Eosinophilic Gastrointestinal Disease Nomenclature. Clin Gastroenterol Hepatol, 20：2474-2484.e3, 2022
2) 「幼児・成人好酸球性消化管疾患診療ガイドライン」（厚生労働省好酸球性消化管疾患研究班/編），2020
3) Pesek RD, et al：Association Between Endoscopic and Histologic Findings in a Multicenter Retrospective Cohort of Patients with Non-esophageal Eosinophilic Gastrointestinal Disorders. Dig Dis Sci, 65：2024-2035, 2020

第**7**章　自己免疫疾患・全身疾患などに伴う下部消化管病変

3　Behçet病・単純性潰瘍

梅野淳嗣，宮園智至

▶ 疾患の概要

- Behçet病は，①口腔粘膜の再発性アフタ性潰瘍，②皮膚症状，③眼症状と④外陰部潰瘍を主症状とし，急性炎症性発作をくり返すことを特徴とする全身性疾患である．
- 副症状として，①関節炎，②副睾丸炎，③血管炎，④消化管症状，⑤中枢神経症状の5つがあげられており，主症状と副症状の有無によって**完全型**と**不全型 Behçet病**に分類される[1]．
- 完全型ないし不全型Behçet病のうち，回盲部の辺縁明瞭な類円形の打ち抜き潰瘍を伴い，消化管病変が臨床症状の中心であるものを腸管Behçet病という[1,2]．腸管Behçet病は難治性の経過を辿ることが多い．
- 単純性潰瘍は，Behçet病の症候がみられないものの，腸管Behçet病と同様の回盲部潰瘍性病変を呈する場合に使用される呼称である[2,3]．一般的には単純性潰瘍の診断に口腔内アフタの有無は問わないこととなっている．

▶ 特徴的な所見と診断

- Behçet病・単純性潰瘍にみられる定型病変は，回盲部の円形〜類円形の境界明瞭な潰瘍である（**図1，2**）[2,3]．**深い下掘れ傾向をもつ打ち抜き潰瘍は**，穿孔のリスクが高く，注意が必要である．
- 潰瘍底は平坦であり，皺襞の集中や浮腫性変化による周堤様隆起を伴うことが多い．介在粘膜はほぼ正常である．
- 病変部は病理組織学的検査に非特異的な炎症像を示すのみである．

▶ 鑑別のピットフォール

- Behçet病・単純性潰瘍では，食道や空腸などの回盲部以外にも潰瘍性病変がみられることに注意が必要である．
- 回盲部に潰瘍性病変をきたす疾患の鑑別として，**サイトメガロウイルス腸炎**，**カンピロバクター腸炎**，**エルシニア腸炎**，**チフス**，**ビブリオ腸炎**，**腸管出血性大腸菌腸炎**，**腸結核**などの感染性腸炎，NSAIDsなどの**薬剤性腸炎**，**潰瘍性大腸炎**，**Crohn病**，**血管炎症候群**などの炎症性腸疾患があげられる．
- 鑑別には，発症様式・病歴が重要であり，感染性腸炎や薬剤性腸炎の多くは鑑別可能である．また上記鑑別疾患の病変の多くは浅い潰瘍であり（**図3，4**），びらんや発赤などの炎症性変化が介在粘膜にみられることが多い．
- サイトメガロウイルス腸炎，Crohn病や血管炎症候群の一部では，下掘れ傾向をもつ打ち抜き潰瘍を呈することがあり，主病変の内視鏡のみで鑑別することが難しい場合もある（**図5Ⓐ，Ⓑ**）．自己抗体を含めた血液検査所見，上部消化管病変も含めた罹患部位，腸管外徴候の有無について評価を行い，総合的に診断すべきである．

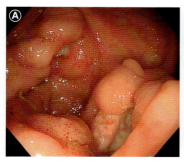 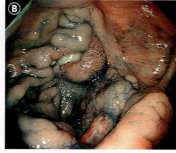

図1 60歳代，男性．単純性潰瘍
Ⓐ）回盲弁は開大しており，回盲部に下掘れ傾向をもつ打ち抜き潰瘍がみられる．Ⓑ）色素撒布像．

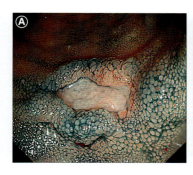 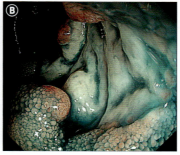

図2 70歳代，男性．腸管Behçet病
Ⓐ）終末回腸の類円形潰瘍．皺襞の集中があり，軽度の浮腫性変化がみられる．Ⓑ）終末回腸の深い打ち抜き潰瘍．潰瘍底は比較的平坦である．

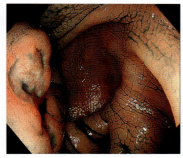 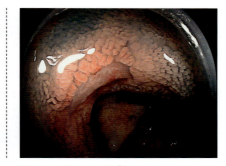

図3 カンピロバクター腸炎にみられたBauhin弁上の浅い潰瘍（色素撒布像）

図4 NSAIDs腸症
回腸に比較的浅い類円形潰瘍を認める．

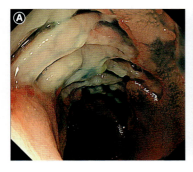 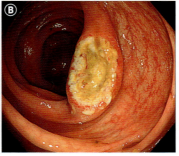

図5 サイトメガロウイルス腸炎
Ⓐ）終末回腸の不整形潰瘍．潰瘍内の一部は深くなっている．Ⓑ）アメーバ性腸炎との合併例．回盲部に類円形の潰瘍がみられる．

文献

1) 「ベーチェット病診療ガイドライン2020」〔日本ベーチェット病学会／監，厚生労働科学研究費補助金（難治性疾患政策研究事業）ベーチェット病に関する調査研究班，厚生労働科学研究費補助金（難治性疾患政策研究事業）難治性炎症性腸管障害に関する調査研究班／編〕，診断と治療社，2020
2) 斉藤裕輔：腸管Behçet病と単純性潰瘍—診断と治療の進歩．胃と腸，46：975-978，2011
3) 武藤徹一郎：いわゆる"Simple Ulcer"とは．胃と腸，14：739-748，1979

第7章 自己免疫疾患・全身疾患などに伴う下部消化管病変

4 非特異性多発性小腸潰瘍症（CEAS）

梅野淳嗣，今津愛介

▶ 疾患の概要

- 非特異性多発性小腸潰瘍症（chronic enteropathy associated with *SLCO2A1* gene：CEAS）は，小腸や上部消化管に浅い潰瘍・変形や狭窄が多発する稀な腸疾患である[1, 2]．
- 病変部の病理学的検索では，肉芽腫の形成や好酸球の浸潤などの特異的な所見を認めない．
- プロスタグランジン輸送体をコードする *SLCO2A1* 遺伝子の病的バリアントを原因とする常染色体潜性の遺伝病であるが，男女比は1：2で女性に多い[3]．
- 多発潰瘍からの持続的な潜出血による慢性の貧血と低蛋白血症を特徴とするが，ばち指，皮膚肥厚や骨膜症などの腸管外徴候を伴うこともある．
- 長期的には腸管狭窄をきたし，しばしば外科的切除が必要となる．

▶ 特徴的な所見と診断

- 小腸病変の好発部位は中部〜下部回腸であり，腸間膜の付着位置と関係なく病変を認める．病変の位置の把握にはX線造影検査が有用である．
- 内視鏡所見の特徴は，**輪走，斜走および縦走する浅い潰瘍や不整形の地図状潰瘍**が多発することである（**図1 Ⓐ〜Ⓒ**）．潰瘍の辺縁は整であり，周囲の粘膜の浮腫性変化は軽度である．長期経過例では求心性の狭小化〜狭窄，らせん状の変形や偽憩室が形成される（**図1 Ⓐ, Ⓓ, Ⓔ**）．
- プロスタグランジンE-尿中主要代謝物（prostaglandin E-major urinary metabolite：PGE-MUM）が高値であることと，SLCO2A1蛋白の免疫染色や *SLCO2A1* の遺伝学的検査は診断に有用である．

▶ 鑑別のピットフォール

- 本症では，狭窄病変のためカプセル内視鏡検査が施行できない場合や，術後例では癒着のためバルーン内視鏡の深部小腸への挿入が困難なことがあり，病変の内視鏡的評価が困難である場合がある．
- 鑑別すべき疾患として，**腸結核，Crohn病，腸管Behçet病・単純性潰瘍，薬剤性腸炎，好酸球性胃腸炎，放射線性腸炎，虚血性小腸炎，地中海熱関連腸炎**があげられるが，病歴の聴取が最も重要である．
- 腸結核は回盲部を中心に輪状潰瘍が好発する（**図2**）が，萎縮瘢痕帯を認めることが内視鏡的に異なり，抗原特異的インターフェロン-γ遊離試験も参考となる．
- Crohn病は，腸間膜付着側に縦走潰瘍を認めることや敷石様外観がみられること（**図3**）が内視鏡的な鑑別であり，病理学的に類上皮細胞肉芽腫がみられることも重要である．
- 腸管Behçet病・単純性潰瘍は，典型例では小腸や回盲部に深掘れ潰瘍がみられる点（**図4**）が異なっている．
- NSAIDs起因性腸症は内視鏡的にきわめて類似しており鑑別は困難である（**図5**）が，薬剤服用歴の聴取から鑑別は可能である．

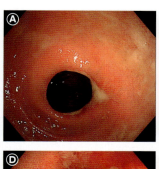
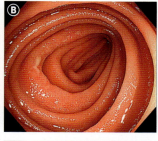
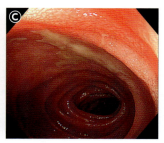
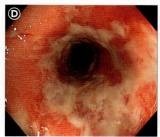
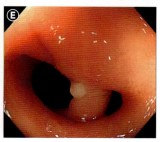

図1　CEASの内視鏡所見（回腸）
Ⓐ）輪状の狭窄を伴う開放性潰瘍．Ⓑ）浅い輪状潰瘍．Ⓒ）浅い地図状潰瘍．Ⓓ）求心性の管状狭窄を伴う全周性の浅い潰瘍．Ⓔ）偽憩室形成を伴う狭窄．

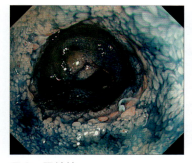

図2　腸結核
輪状潰瘍．

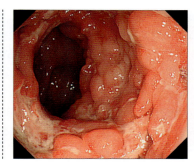

図3　Crohn病
終末回腸の縦走潰瘍と敷石様外観．

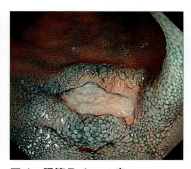

図4　腸管Behçet病
比較的深い開放性潰瘍．

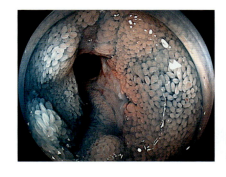

図5　NSAIDs腸症
狭窄を伴う輪状の狭小化と短い縦走潰瘍．

文献

1) 岡部治弥，崎村正弘：仮称"非特異性多発性小腸潰瘍症"．胃と腸，3：1539-1549, 1968
2) Umeno J, et al : A Hereditary Enteropathy Caused by Mutations in the SLCO2A1 Gene, Encoding a Prostaglandin Transporter. PLoS Genet, 11：e1005581, 2015
3) 梅野淳嗣，他：非特異性多発性小腸潰瘍症/CEAS．日本大腸肛門病学会雑誌，74：581-587, 2021

第7章 自己免疫疾患・全身疾患などに伴う下部消化管病変

5 家族性地中海熱遺伝子関連腸炎

我妻康平，仲瀬裕志

疾患の概要

- 近年，分類不能腸炎（inflammatory bowel disease unclassified：IBDU）のなかに，*familial MEditerranean FeVer*（*MEFV*）*遺伝子が関与する病態*があることが明らかとなってきた．
- *MEFV*遺伝子は家族性地中海熱（familial mediterranean fever：FMF）の責任遺伝子である．
- FMFは周期性発熱と漿膜炎を特徴とする遺伝性自己炎症性疾患であり，炎症経路の1つであるインフラマソームの働きを抑える pyrinの異常で発症するとされている[1]．
- FMFは漿膜炎が主体であるため腸管病変を伴うことは稀とされてきたが，近年，inflammatory bowel disease（IBD）に似た消化管病変を有する*MEFV*遺伝子変異陽性の腸炎患者の報告が増加しており，鑑別を要する[2]．
- **コルヒチンの反応性**による効果判定が可能な患者症例において，腹部症状の改善率は約77％であったことが報告されており[3]，IBDと鑑別することによる臨床的な意義が大きい．

特徴的な所見と診断

- *MEFV*遺伝子関連腸炎の内視鏡像については，これまでに**多彩な内視鏡所見が報告**されている．
- 全消化管に消化管病変が存在することが確認されており，**特に小腸や大腸に多く認める**ことが報告されている[3]．
- 大腸病変の内視鏡所見（図1，2）として，不整形潰瘍を36％，アフタ・びらんを29％，発赤を18％，浮腫を14％，粘膜粗造を13％，縦走潰瘍を9％，偽ポリポーシスを5％に認めたと報告されている[3]．また，潰瘍性大腸炎様の所見を呈する*MEFV*遺伝子関連腸炎患者の39％で直腸病変を伴っていなかったことが報告されている[3]．
- 空腸病変の内視鏡所見として，アフタ・びらん（23％），不整形潰瘍（13％），縦走潰瘍（8％）を認め，回腸病変の内視鏡所見として，アフタ・びらん（15％），不整形潰瘍（15％），縦走潰瘍（9％）を認めたことが報告されている[3]（図3）．

鑑別のピットフォール

- *MEFV*遺伝子関連腸炎の内視鏡所見は多彩であり，内視鏡所見や病理組織学所見として**特異的な所見は現時点では明らかとなっていない**．
- びまん性炎症を呈する疾患としては，IBDのほか，感染性大腸炎，薬剤性腸炎，虚血性腸炎，AAアミロイドーシスなどの疾患が鑑別になる．
- 内視鏡所見のみではなく，臨床症状，血液検査，細菌検査，*MEFV*遺伝子変異の有無などの情報が重要である．
- 発熱，関節炎，頭痛などの随伴症状を有する症例や，大腸病変が右側結腸優位の症例や直腸の炎症所見が乏しい症例（図1❸）においては，*MEFV*遺伝子変異の有無を検索し，コルヒチン投与の効果（図2）を確認するなどの**臨床的な情報も含めて総合的に診断する必要がある**．

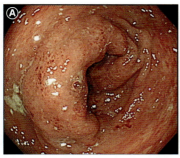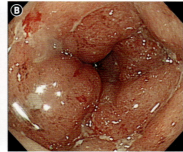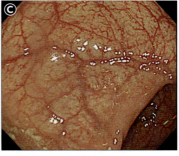

図1 80歳代女性，発熱・下痢・腹痛・関節痛，ヘテロ接合型 *MEFV* Exon2 R202Q 点変異

Ⓐ）大腸通常内視鏡像．右側横行結腸にて，著明な浮腫や発赤を認める．Ⓑ）大腸通常内視鏡像．S状結腸にて著明な浮腫と発赤，浅い潰瘍を認める．Ⓒ）大腸内視鏡所見．直腸は血管透見像を認め，正常粘膜である．

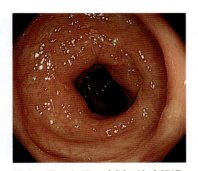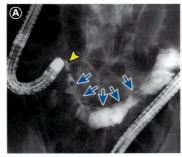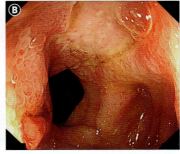

図2 図1と同一症例の治療経過

図1Ⓑと同部位のコルヒチン投与4カ月後の大腸通常内視鏡像．小さな潰瘍とアフタ性病変の残存はあるものの，血管透見像は明瞭になり，浮腫は改善している．

図3 20歳代男性，発熱・下痢・関節痛，ヘテロ接合型 *MEFV* Exon5 S503C 点変異

Ⓐ）小腸X線造影像．回腸末端に狭窄を認める（▷）．また，回腸の腸間膜側に，長い分節状の硬直した外観を認める（→）．Ⓑ）回腸末端狭窄部のバルーン拡張後の大腸通常内視鏡像．狭窄を認めていた回腸末端部位では円形の潰瘍と瘢痕を認める．

文献

1) 「自己炎症性疾患診療ガイドライン2017」（日本小児リウマチ学会/編），pp18-33，診断と治療社，2017
2) 「令和5年度 改訂版 潰瘍性大腸炎・クローン病 診断基準・治療指針」（厚生労働科学研究費補助金 難治性疾患政策研究事業「難治性炎症性腸管障害に関する調査研究」久松班），2024
3) 仲瀬裕志：MEFV 遺伝子関連腸炎．日本消化器病学会雑誌，119：210-216，2022
4) Shibata Y, et al：Mediterranean fever gene-associated enterocolitis in an elderly Japanese woman. Clin J Gastroenterol, 14：1661-1666, 2021
5) Yokoyama Y, et al：Gastrointestinal involvement in a patient with familial Mediterranean fever mimicking Crohn's disease：a case report. Clin J Gastroenterol, 14：1103-1107, 2021

※図1，2は文献4より転載．図3は文献5より転載．

謝辞

「家族性地中海熱関連腸炎の診断法確立と病態解明をめざす研究」は，AMEDの課題番号JP21ek0410057h0003の支援を受け現在も継続中である．

第7章 自己免疫疾患・全身疾患などに伴う下部消化管病変

6 セリアック病

久部高司，八坂達尚

▶ 疾患の概念

- セリアック病は，遺伝的素因を有する人が，小麦に含まれるグルテニンとグリアジンが結合したグルテンを摂取することで生じる自己免疫疾患であり，本邦では非常に稀である．
- 95％以上がHLA-DQ2（human leukocyte antigen DQ2），残りの患者がDQ8を有するといわれるが，本邦での頻度は低いとされる[1]．
- 十二指腸や空腸を中心とした慢性持続性炎症と絨毛萎縮が特徴的で，病勢が進むと回腸へと進展していく．
- 腹痛，下痢，腹部膨満，体重減少などの消化器症状や鉄欠乏性貧血，骨粗鬆症，神経症状などの腸管外症状を呈する．
- 合併症としては小腸悪性リンパ腫や小腸癌などがあり，特にリンパ腫ではEATL（enteropathy-associated T-cell lymphoma）の合併が多い．

▶ 特徴的な所見と診断

- 内視鏡所見として，十二指腸や小腸に**モザイクパターン溝状の陥凹，貝柱状外観（scalloping），顆粒状/結節状粘膜，Kerckring皺襞の減少・消失，血管透見像の出現，多発びらん**を認める（図1 Ⓐ，Ⓑ）．拡大観察所見として，**平坦化し鈍化した絨毛**をびまん性に認める（図1 Ⓒ，Ⓓ）．また，小腸には**白色化した小顆粒状隆起**をびまん性に認める（図2）．
- 小腸X線造影所見として，十二指腸からはじまる口側優位の小腸の浮腫状変化，Kerckring皺襞の不明瞭化，微細顆粒状変化を認める（図3）．
- 病理組織学的所見として，絨毛の萎縮と表層上皮内へのリンパ球浸潤により診断を行う．絨毛の萎縮に関しては，平坦化・鈍化・消失を，リンパ球浸潤の評価は，粘膜上皮間に存在するリンパ球であるIEL（intraepithelial lymphocytes）を指標とする．IELは30個以上で有意な増加と判断され，特にIELが絨毛の先端に多くみられた場合には，セリアック病に感度が高い指標である．
- 関連抗体として抗グリアジンIgA抗体（AGA0IgA），抗組織トランスグルタミナーゼIgA抗体（tTG），抗筋内膜IgA抗体（EMA-IgA）があるが，本邦ではほとんどの症例で陰性とされる．
- 提唱されている診断基準[2]では，以下の5項目のうち4項目を満たした場合に診断する．①典型的症状を有するもの，②血清IgAクラスの自己抗体が高力価陽性，③HLA-DQ2またはDQ8，④小腸の生検でセリアック病の所見，⑤グルテンフリー食への反応．

▶ 鑑別のピットフォール

- 絨毛萎縮をきたす疾患が鑑別としてあげられ，臨床症状や血液検査所見，画像所見，病理組織学的所見を総合的に判断して診断する．鑑別疾患として，スプルー，腸内細菌異常増殖症候群，薬剤関連腸炎，ウィップル病，感染性腸炎，里吉病などがあげられる．
- セリアック病を疑う場合は6個前後のランダムバイオプシーが推奨される．通常観察では典型的な絨毛萎縮をきたさない症例や認識困難な症例があるため，拡大観察を併用し最も萎縮の強

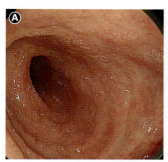
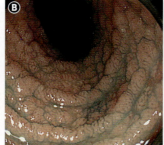
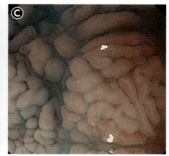
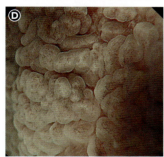

図1 セリアック病の上部消化管内視鏡所見
Ⓐ）白色光観察像．Ⓑ）インジゴカルミン撒布観察像．Ⓒ）白色光拡大観察像．Ⓓ）NBI併用拡大観察像．

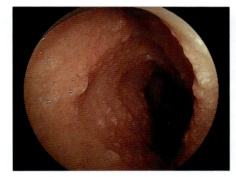

図2 セリアック病のバルーン小腸内視鏡所見

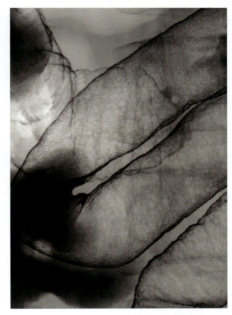

図3 セリアック病の小腸X線造影所見

い部分より生検を行う．

文献

1）武田輝之，他：小腸の非腫瘍性疾患―セリアック病．胃と腸，54：515-525，2019
2）Catassi C & Fasano A：Celiac disease diagnosis：simple rules are better than complicated algorithms. Am J Med, 123：691-693, 2010

第7章 自己免疫疾患・全身疾患などに伴う下部消化管病変

7 潰瘍性大腸炎

平井みなみ，松本主之

疾患の概念

- 潰瘍性大腸炎（ulcerative colitis：UC）は「主として粘膜を侵し，しばしばびらんや潰瘍を形成する大腸の原因不明のびまん性非特異性炎症」と定義される．
- 持続性または反復性の粘血・血便，あるいはその既往を有することが多い．
- 直腸から連続性に炎症を認めることが特徴であり，罹患範囲により直腸炎型，左側大腸炎型，全大腸炎型に分類される．また特殊型として右側大腸炎型，区域性大腸炎型もある．
- 種々の臨床的活動度評価法や内視鏡の重症度基準が存在する．内視鏡的重症度は長期経過における重要な治療指針である．

特徴的な所見と診断

- UCに特異的な内視鏡所見や病理組織所見はない．したがって，抗菌薬服用歴，放射線照射歴，海外渡航歴などの病歴を聴取し，理学的所見，血液検査，便培養検査等を総合して診断することが重要である．
- 活動期UCの内視鏡所見のうち，血管透見像消失，粘膜細顆粒状，発赤，アフタ様，小黄色点は軽症の所見である（図1）．中等症では粘膜粗糙，びらん，小潰瘍，易出血性（接触出血），粘血膿性分泌物付着を認める（図2）．重症所見としては広汎な潰瘍と著明な自然出血があげられる（図3Ⓐ，Ⓑ）．
- 前述所見は基本的に直腸から連続性に認められるが，虫垂開口部を中心とした深部大腸にskip lesionが認められることもある（図4）．
- 生検組織の病理像として，活動期に粘膜のびまん性炎症性細胞浸潤，陰窩膿瘍，高度な杯細胞減少を認める（図5）．長期例の深部大腸には形質細胞浸潤が認められ，basal plasmacytosisとよばれる．

鑑別のピットフォール

- UCには診断に特徴的な内視鏡所見や病理組織学的所見はないこと，確定診断のためには他疾患の除外が必須であることを念頭におく．
- 軽症・中等症UCの診断においては，**サルモネラ腸炎**などの細菌性腸炎を除外することが重要である．また，**アメーバ性腸炎**は直腸と盲腸に好発するので，UCの重要な鑑別診断である．アメーバ性腸炎は周囲隆起が顕著なアフタ性病変と汚い粘液滲出物を特徴とし，潰瘍底から採取した生検検体の検鏡が診断に有用である．
- 重症UCで潰瘍が顕著となり，**サイトメガロウイルス腸炎**と**Crohn病**の鑑別が重要である．前者では巨細胞封入体（owl's eye）が，後者では非乾酪性類上皮肉芽腫が検出されるが，その陽性率は必ずしも高くない．また，治療抵抗性のUC症例の場合，サイトメガロウイルス腸炎合併もあり得るので注意が必要である．
- 放射線大腸炎，薬剤性大腸炎，虚血性大腸炎，腸管Behçet病なども鑑別疾患として重要であ

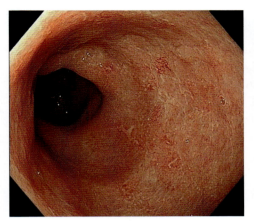

図1　潰瘍性大腸炎の内視鏡所見（軽症）
血管透見消失と細顆粒状粘膜．

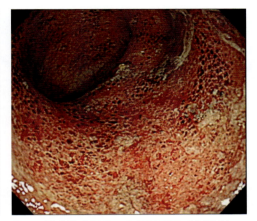

図2　潰瘍性大腸炎の内視鏡所見（中等症）
易出血性と粘血膿性分泌物付着あり．

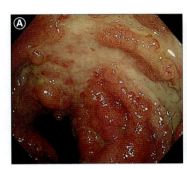
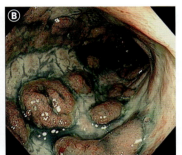

図3　潰瘍性大腸炎の内視鏡所見（重症）
Ⓐ）広汎な潰瘍を認める．Ⓑ）インジゴカルミン撒布像．

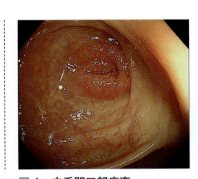

図4　虫垂開口部病変
左側大腸炎型UCの虫垂開口部に血管透見像消失と微細顆粒状粘膜あり．

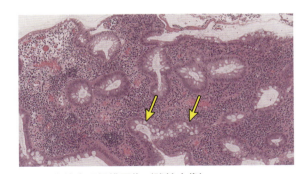

図5　生検病理組織画像（強拡大像）
図3に示した症例．分枝腺管（→）と陰窩のねじれを認める．間質には形質細胞を主とした炎症性細胞浸潤を認める．

る．病歴聴取を含む慎重な判断が要求される．

文献

1) 令和4年度　改訂版　潰瘍性大腸炎・クローン病診断基準・治療指針．厚生労働科学研究費補助金難治性疾患政策研究事業「難治性炎症性腸管障害に関する調査研究」（久松班）令和4年度分担研究報告書，2023
http://www.ibdjapan.org/pdf/doc15.pdf
2) 「IBDの総合鑑別力」（大川清孝／著），南江堂，2020

第7章 自己免疫疾患・全身疾患などに伴う下部消化管病変

8 アミロイドーシス

藤岡 審

▶ 疾患の概要

- 不溶性のアミロイド蛋白が全身または局所組織に沈着し，臓器障害をきたす疾患である．
- 消化管のどの部位にもアミロイド沈着は生じる．十二指腸と小腸が沈着の好発部位だが，大腸への沈着も少なくない．
- アミロイド蛋白のうち消化管への沈着の頻度が高いものは **AA型** と **AL型** である．
- AA型は炎症で惹起される急性期蛋白の血清アミロイドAを前駆物質として産生される．結核などの感染症にも合併することがあるが，近年は関節リウマチや血管炎症候群，Crohn病などの慢性炎症性疾患に続発することがほとんどである．続発性（あるいは二次性，反応性）アミロイドーシスともよばれる．
- AL型は免疫グロブリン軽鎖に由来し，原発性アミロイドーシスや多発性骨髄腫，マクログロブリン血症で見られる．
- その他，慢性腎不全にて増加するAβ_2M型やトランスサイレチン由来のATTR型が沈着することがある．

▶ 特徴的な所見と診断

- AA型では，**微細顆粒状粘膜や粗糙粘膜が広範囲にわたりみられる**（図1，2）．アミロイドの沈着量が多くなると**潰瘍**，**びらん**，**易出血性粘膜**を生じるようになる（図3）．
- AL型では，**ひだ肥厚像や黄白色調の粘膜下腫瘍様隆起**（図4）が典型像である．**潰瘍や発赤斑，粘膜下血腫**を生じることもある（図5）．
- 病理組織所見ではAA型では粘膜固有層と粘膜下層の血管壁周囲への顆粒状の沈着がみられる．AL型では，粘膜筋板，粘膜下層，固有筋層への塊状の沈着がみられる（図6）．

▶ 鑑別のピットフォール

- AA型では微細顆粒状粘膜や粗糙粘膜を広範囲に認めるため，感染性腸炎や炎症性腸疾患，血管炎症候群をはじめとした炎症性疾患が鑑別となる．
- AL型でみられる黄白色調隆起は脂肪腫や神経内分泌腫瘍などの粘膜下腫瘍，上皮下腫瘍が鑑別となる．
- 易出血性や粘膜障害が目立つようになると，出血性大腸炎や虚血性大腸炎との鑑別も要する．
- すなわち，内視鏡所見は多彩なため，診断には病理学的検索も含めた注意深い観察が必要である．
- アミロイドーシスの原因となる基礎疾患や全身状態を把握することも診断の一助となる．

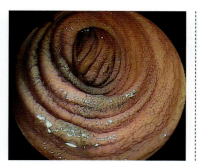
図1　50歳代，女性
AAアミロイドーシス．ダブルバルーン小腸内視鏡像．

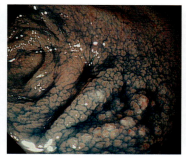
図2　60歳代，男性
AAアミロイドーシス．大腸内視鏡像．

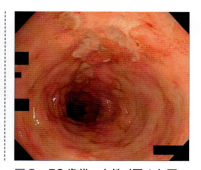
図3　50歳代，女性（図1と同一症例）
AAアミロイドーシス．大腸内視鏡像．

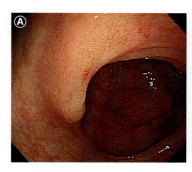
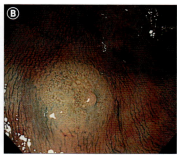
図4　70歳代，女性
ALアミロイドーシス．大腸内視鏡像．

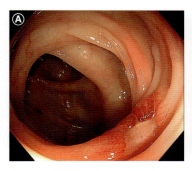
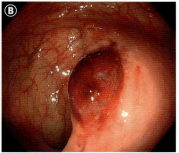
図5　60歳代，男性
ALアミロイドーシス．大腸内視鏡像．

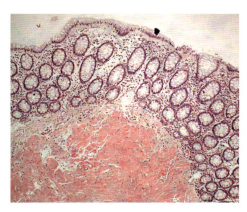
図6　ALアミロイドーシス
図4症例の病理組織所見（Dylon染色）．

第7章 自己免疫疾患・全身疾患などに伴う下部消化管病変

9 全身性エリテマトーデス（SLE）

藤岡 審

▶ 疾患の概要

- 全身性エリテマトーデス（systemic lupus erythematosus：SLE）は全身性炎症性病変を特徴とする自己免疫疾患である．血管壁への免疫複合体の沈着と補体の活性化を介した炎症の惹起が主な病態と考えられる．
- 消化管病変は，急性の腸管浮腫や粘膜障害を生じる**ループス腸炎**と，慢性に経過する**蛋白漏出性胃腸症**に大別される．さらに，ループス腸炎は小腸に好発する**虚血性腸炎型**と大腸に好発する**多発潰瘍型**に分類される．
- 虚血性腸炎型では漿膜側の血管炎による急性の虚血と腹膜炎を生じ，急性腹症の原因となる．
- 多発潰瘍型はステロイド治療に抵抗性の難治例が少なくない．穿孔などにより致命的な病態を呈することもある．
- 蛋白漏出性胃腸症では小腸からの持続性の蛋白漏出がみられ，著明な低蛋白血症を生じる．

▶ 特徴的な所見と診断

- 虚血性腸炎型では，X線造影検査にて**棘歯像**，**管腔狭小化**，**拇指圧痕像**などが広範囲にみられる（図1 Ⓐ）．CTでは全周性の**腸管壁肥厚**，**腸間膜動静脈の拡張**，**腹水貯留**が高率に出現する（図1 Ⓑ）．
- 虚血性腸炎型の内視鏡検査では浮腫状粘膜や発赤が観察されるものの，びらんや潰瘍はほとんどみられない（図1 Ⓒ，Ⓓ）．
- 多発潰瘍型は直腸とS状結腸に好発し，不整形の**打ち抜き状潰瘍**をはじめとした多彩な潰瘍性病変が出現する（図2）．
- 蛋白漏出性胃腸症では**微細顆粒状変化**や**絨毛腫大**がみられる（図3）．びらんを認めることもあるが，多くが軽微な変化にとどまる．
- 血管炎の主座は漿膜側や粘膜下組織であるため，生検による血管炎の証明は困難な場合が多い．

▶ 鑑別のピットフォール

- 消化管病変がSLEの初発症状となる際には診断に難渋することが多い．他疾患の除外を行いつつ，異時性の全身症状の出現やSLEの診断基準も踏まえて診断する必要がある．
- あらかじめSLEの診断がついている症例であっても薬剤による消化管障害のほか，サイトメガロウイルス（CMV）腸炎やアミロイドーシスなどの合併にも注意を要する．
- 小腸病変は特異的な粘膜所見を示さず，内視鏡診断は容易ではない．感染性腸炎，血管性浮腫，IgA血管炎や好酸球性多発血管炎性肉芽腫症をはじめとした血管炎症候群，好酸球性胃腸炎が鑑別疾患としてあげられる．
  - 本症以外の血管炎症候群では発赤やびらん，潰瘍など，より高度な粘膜障害が出現することが多い．
  - 好酸球性胃腸炎ではX線造影検査やCTにて広範囲の腸管浮腫がみられる．しかし，内視鏡

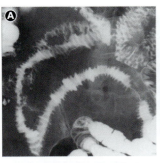
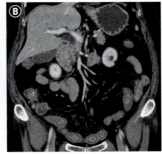
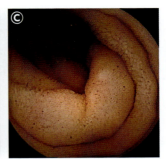
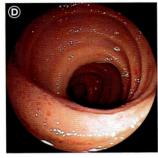

図1 70歳代，女性，虚血性腸炎型ループス腸炎
Ⓐ）経口小腸造影X線像．Ⓑ）腹部造影CT像．Ⓒ）カプセル小腸内視鏡像．Ⓓ）経肛門的ダブルバルーン小腸内視鏡像（Ⓐ〜Ⓒとは別時期の再燃）．

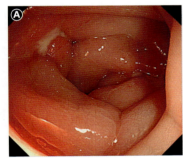
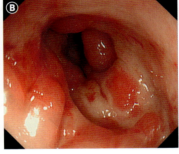

図2 30歳代，女性
多発潰瘍型ループス腸炎．大腸内視鏡像．

図3 50歳代，女性
蛋白漏出性胃腸症．経肛門的ダブルバルーン小腸内視鏡像．

では浮腫や発赤，びらん，絨毛萎縮がみられることはあるが，特異的な所見を指摘できないことが少なくない．生検組織中の好酸球浸潤のほか，末梢血や腹水中の好酸球増多，喘息などのアレルギー体質の有無などを踏まえて鑑別を行う．
- 多発潰瘍型の遠位大腸でみられる深い潰瘍は潰瘍性大腸炎やCrohn病，CMV腸炎が鑑別となる．

第7章 自己免疫疾患・全身疾患などに伴う下部消化管病変

10 IgG4関連消化管病変

森山智彦, 貫 陽一郎

▶ 疾患の概要

- IgG4関連疾患は全身のさまざまな臓器へのIgG4陽性形質細胞の著明な浸潤・増殖を特徴とする慢性炎症性疾患である[1]．
- 比較的高齢の男性に多く，膵臓，胆管，涙腺・唾液腺，後腹膜，腎臓のほか，中枢神経系や甲状腺，肺など全身のさまざまな臓器に線維性，腫瘤性，肥厚性病変を呈するが，消化管病変の頻度は非常に低い．
- 気管支喘息やアレルギー性鼻炎などのアレルギー性疾患を合併する頻度が高く，血清IgEや末梢血好酸球数の上昇を伴うことも多い．
- 病因はまだ解明されていないが，遺伝学的素因と環境因子を背景として，獲得免疫反応と自然免疫反応の異常が積み重なって発症すると推察されている．
- 治療にはステロイドが有効だが，減量中や中止後にしばしば再燃するため，ステロイドの維持投与を行わざるをえない症例が存在する．
- 無症状のIgG4関連消化管病変に対して治療を行うべきかについて一定の見解はない．

▶ 特徴的な所見と診断

- 症例数が少ないこともあり，IgG4関連消化管病変の概念が確立されておらず，特徴的な所見も明らかになっていない．
- これまでに，粘膜下に多数のIgG4陽性形質細胞浸潤と線維化を生じて壁肥厚を呈する例や，ポリープ状・結節状に隆起する例，潰瘍・びらんを形成する例などが報告されている（図1〜7）[2]．
- 本疾患の診断には，多数のIgG4陽性形質細胞浸潤を伴った腫瘤や壁肥厚に加え，花筵状線維化や閉塞性静脈炎などの特徴的な病理組織像，高IgG4血症，他のIgG4関連疾患の合併，ステロイドへの反応性などに基づいた総合的な判断が必要である[3]．

▶ 鑑別のピットフォール

- IgG4関連消化管病変は多彩な形態を呈するうえ，疾患特異的な所見がいまだ明らかになっていないため，診断にあたっては腫瘍性病変や他の炎症性病変などを除外する必要がある．
- 壁肥厚をきたす病変や，腫瘤や結節を形成する病変では，隆起の立ち上がりや表面性状，大きさ，色調，硬さなどを評価すると同時に，隆起が限局性かびまん性か，単発性か多発性か，潰瘍を伴っているかなどに注意して，癌やリンパ腫などの腫瘍性病変を鑑別する．
- 潰瘍をきたす非腫瘍性疾患として**炎症性腸疾患**や**感染性腸炎**，**虚血性腸炎**，**消化管アミロイドーシス**などがあげられるが，潰瘍の形態や分布，腸間膜との関係，大きさ，深さ，多発性，潰瘍周囲の背景粘膜などに留意して鑑別を進めることが肝要である．

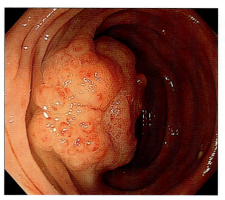

図1 回盲弁に一致して，径3cm程度の表面凹凸した粘膜下腫瘍様隆起を認め，一部に発赤を伴っている

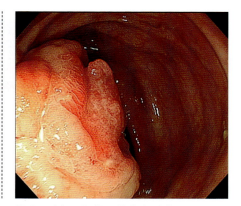

図2 隆起の頂部は潰瘍を形成している

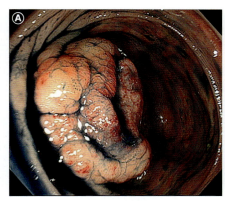
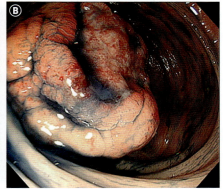

図3 インジゴカルミン撒布像
Ⓐ）隆起表面の凹凸や潰瘍が明瞭化．Ⓑ）近接像．

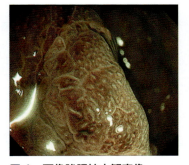

図4 画像強調拡大観察像
隆起表面は正常粘膜に覆われている．

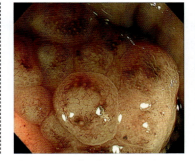

図6 凹凸部分のsurface patternは一部で消失しているが，vessel patternを含めて不整は認めない

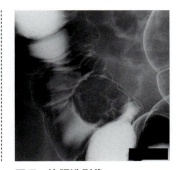

図7 注腸造影像
回盲弁上に境界明瞭で表面凹凸した隆起を認め，頂部には浅い潰瘍を伴っている．

文献

1) 神澤輝実, 他：IgG4関連消化管病変. 胃と腸, 54：1709-1714, 2019
2) Notohara K, et al：Gastrointestinal manifestation of immunoglobulin G4-related disease：clarification through a multicenter survey. J Gastroenterol, 53：845-853, 2018
3) 川野充弘：IgG4関連疾患の最新の病態と診断. 日本内科学会雑誌, 110：1494-1501, 2021

第8章　血管炎・循環障害に起因する下部消化管病変

1　虚血性小腸炎

森山智彦，梅野淳嗣

▶ 疾患の概要

- 虚血性小腸炎は，小腸の血流障害による可逆性虚血性病変の総称で，特発性と続発性に分類される[1]．
- 続発性虚血性小腸炎の原因として，腸間膜動静脈閉塞や血管炎，血流低下，血管攣縮，機械的血流障害，外傷などがある．
- 好発年齢は60歳代で男性に多く，約半数は高血圧症や虚血性心疾患，糖尿病などの基礎疾患を有する．
- 初発症状は突然の腹痛や嘔気・嘔吐，腹部膨満感など，腸閉塞症状が多い．
- 虚血の程度が軽度な一過性型と，虚血が粘膜下層〜固有筋層に及ぶ狭窄型に分けられる[2]．
- 一過性型は保存的治療で改善するが，狭窄型で腸閉塞症状が改善しない場合は外科的切除もしくは内視鏡的バルーン拡張術が必要となる．

▶ 特徴的な所見と診断

- 本症を疑う場合，まずは侵襲性が少ない腹部CTか超音波検査を行うが，急性期は腸管浮腫による腸管壁肥厚を，狭窄を有する症例では腸管の狭小化と口側腸管の拡張を認める．
- 小腸造影検査では，急性期には**拇指圧痕像**，**Kerckring皺壁の腫大**，**開放性潰瘍**を，慢性期には**区域性の求心性管状狭窄・管腔狭小化**を認め，高度狭窄例では**口側拡張**を伴う（図1）．
- 小腸内視鏡検査では，一過性型で急性期に**粘膜浮腫と多発するびらんや小潰瘍**を認め，治癒期には正常粘膜または**小潰瘍瘢痕**を認める（図2）[3]．
- 狭窄型では急性期に**発赤浮腫状粘膜**，**区域性の全周性不整形潰瘍**が，慢性期に**全周性狭窄や周囲の凹凸不整な顆粒状粘膜**などが認められる（図3〜6）．
- バルーン小腸内視鏡は生検による組織学的評価が可能な点でも有用であるが，カプセル小腸内視鏡は狭窄部での滞留のリスクを鑑みて適応を慎重に検討すべきである．

▶ 鑑別のピットフォール

- 本症のように小腸に狭小化・狭窄をきたす疾患として，小腸癌や悪性リンパ腫などの腫瘍性疾患のほか，Crohn病，腸結核，非ステロイド性抗炎症薬（NSAIDs）起因性小腸潰瘍症などの炎症性疾患がある．
- 本症では狭窄部は平滑で漏斗状を呈するが，小腸癌では周堤隆起や凹凸不整といった上皮性変化を認める．
- 悪性リンパ腫では狭窄口側の拡張が少なく，粘膜下腫瘍様の所見を伴っている．
- Crohn病では狭窄周囲に偏側性変形や縦走潰瘍，敷石状外観を伴う．
- 腸結核は狭窄の長さは短く，狭窄近傍に萎縮瘢痕帯や炎症性ポリープを認める．
- NSAIDs起因性小腸潰瘍症の狭窄は通常，膜様狭窄を呈する．

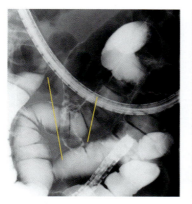

図1 小腸造影検査
潰瘍を伴う漏斗状狭窄（━）と口側腸管の拡張を認める.

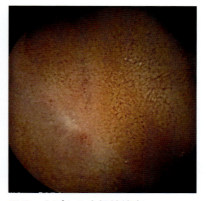

図2 カプセル内視鏡検査
小さな潰瘍瘢痕を認める.

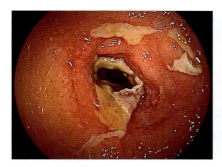

図3 白色光観察
狭窄内部と近傍に活動性潰瘍と瘢痕を認め，一部に輪状傾向あり.

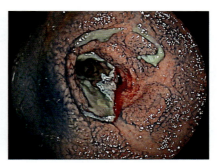

図4 インジゴカルミン撒布像

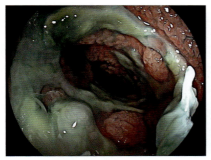

図5 狭窄内部には全周性潰瘍と顆粒状変化あり

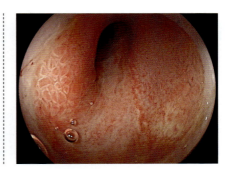

図6 周堤隆起を伴わない漏斗状狭窄と浅い潰瘍を認める
図1〜5とは別の症例.

文献

1) 山本智文，他：虚血性小腸疾患.「小腸疾患の臨床」（八尾恒良，飯田三雄／編），pp199-210，医学書院，2004
2) 飯田三雄，他：虚血性小腸炎15例の臨床像およびX線像の分析．胃と腸，25：523-535，1990
3) 梅野淳嗣，他：虚血性小腸炎の臨床像．胃と腸，48：1704-1716，2013

第8章　血管炎・循環障害に起因する下部消化管病変

2　IgA血管炎

川崎啓祐，鳥巣剛弘

▶ 疾患の概要

- IgA血管炎（旧名称Henoch-Schönlein紫斑病）は血管炎症候群の1つで，小型血管炎のなかの免疫複合体性血管炎に分類されている[1]．
- 全身の細小血管（主に毛細血管，細静脈，細動脈）の血管壁に，IgAを含む免疫複合体が沈着することにより惹起される．
- 皮膚，関節，消化管，腎臓が主に傷害される[1]．
- 消化管病変の主な発生機序として，血管透過性亢進による浮腫と出血に加えて血栓形成による虚血の結果，潰瘍形成，腸管壊死あるいは穿孔などをきたすと推察される．

▶ 特徴的な所見と診断

- 皮膚症状は下腿伸側に好発する**紫斑**，関節症状は**下肢関節の疼痛や腫脹**，腹部症状は**腹痛，嘔吐，下痢，血便**，腎症状は**血尿や蛋白尿**がみられる．
- 消化管病変では，十二指腸を含む小腸に好発し，多発する発赤やびらん，輪状傾向の不整形潰瘍，点状出血，血腫様変化がみられる[1〜3]（図Ⓐ〜Ⓔ）．時に浮腫や伸展不良もきたし，極期には血腫様変化が特徴的とされる．
- 診断基準は①血小板減少を示さない下肢優位の紫斑，②20歳以下で発症，③腹部疝痛発作，④生検で血管壁への顆粒球浸潤であり，4項目のうち2項目以上を満たせば確定診断となる[4]．
- 病理組織所見は白血球破砕性血管炎が特に特徴的とされる．

▶ 鑑別のピットフォール

- びまん性に前述したいずれかの所見を呈する疾患が鑑別診断となる．感染症では**糞線虫症，サイトメガロウイルス腸炎**，非感染性疾患では**虚血性小腸炎**，その他の血管炎症候群，腫瘍性疾患ではMEITL（monomorphic epitheliotropic intestinal T-cell lymphoma）があげられる．
- 消化管の生検組織における白血球破砕性血管炎の陽性率は低いため，臨床像，皮膚の生検組織像，内視鏡所見などを組み合わせて診断することが重要である[3]．
- 通常，紫斑が先行することが多いが，時に腹痛が先行することがあり，前述する消化管病変があれば紫斑の出現に注意する必要がある[5]．

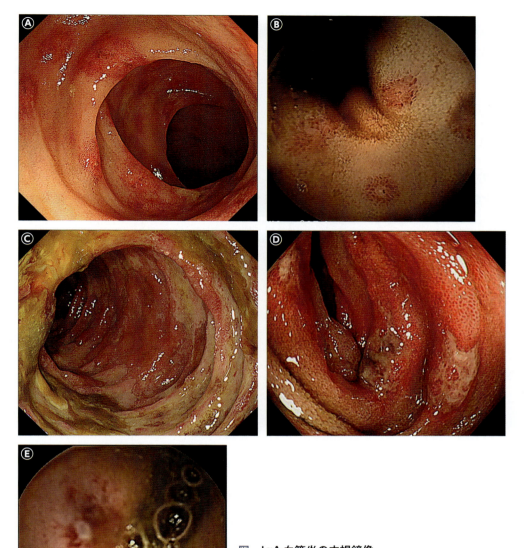

図 IgA血管炎の内視鏡像

Ⓐ) 回腸に発赤が多発している. Ⓑ) 空腸にびらんが多発している (カプセル内視鏡像). Ⓒ) 十二指腸水平部に3/4周性から全周性に輪状傾向のある潰瘍性病変を認める. Ⓓ) 回腸に発赤, 浮腫, 輪状傾向の不整形潰瘍を認める. Ⓔ) 回腸に中央にびらん, 凝血塊を伴った粘膜下腫瘍様隆起を認める. 粘膜下腫瘍様隆起は暗紫色調で血腫様変化と思われる (カプセル内視鏡像).

文献

1) Jennette JC, et al：2012 revised International Chapel Hill Consensus Conference Nomenclature of Vasculitides. Arthritis Rheum, 65：1-11, 2013
2) Esaki M, et al：GI involvement in Henoch-Schönlein purpura. Gastrointest Endosc, 56：920-923, 2002
3) Kawasaki K, et al：Gastrointestinal involvement in patients with vasculitis：IgA vasculitis and eosinophilic granulomatosis with polyangiitis. Endosc Int Open, 7：E1333-E1343, 2019
4) Mills JA, et al：The American College of Rheumatology 1990 criteria for the classification of Henoch-Schönlein purpura. Arthritis Rheum, 33：1114-1121, 1990
5) Hetland LE, et al：Henoch-Schönlein Purpura：A Literature Review. Acta Derm Venereol, 97：1160-1166, 2017

第8章　血管炎・循環障害に起因する下部消化管病変

3　虚血性大腸炎

橋本真一

▶ 疾患の概要

- 虚血性大腸炎は主幹動脈に明らかな閉塞を伴わない一過性の血流障害により，限局性の浮腫・出血・潰瘍などを生じる急性疾患である[1]．
- 病型分類としては一過性型と，管腔狭小化をきたす狭窄型に分類される．かつては壊死型も分類に含まれていたが，虚血性大腸炎の範疇から除外すべきであると考えられている[1]．
- 女性に多く，発症年齢は60歳以上が主だが，10〜20歳代の若年発症も比較的多い[1, 2]．
- 患者背景として動脈硬化，脱水，糖尿病，心疾患，血管炎，膠原病などの血管側因子と，便秘や腸管攣縮などの腸管側因子が発症に関与していると考えられている[1]．
- 下腸間膜動脈は末梢での吻合枝が少なく，下行結腸からS状結腸が本疾患の好発部位である[1]．

▶ 特徴的な所見と診断

- 基本的に区域性，非対称性であるが，全周性に病変がみられる場合もある．CTで区域性の浮腫や壁肥厚を認めた場合には虚血性大腸炎を疑う（図1）．
- 内視鏡所見としては，浮腫，発赤，びらん，潰瘍を区域性に認める．縦走潰瘍を認めることもあり，通常は薄い白苔を伴う浅い潰瘍であるが（図2），深く厚い白苔を伴う段差のある潰瘍の場合には狭窄に注意が必要となる（図3）[1, 2]．
- 病理組織学的には，びらん，浮腫，毛細血管のうっ血などを認め，粘膜上皮の変性や脱落（ghost-like appearance），炎症細胞浸潤も認める[1]．

▶ 鑑別のピットフォール

- 虚血性大腸炎は急性疾患であるため，**細菌性腸炎との鑑別が重要**となるため，糞便あるいは生検組織培養が必要である．
  - ◆ **細菌性腸炎**では大腸の広範囲に炎症が及ぶことが多いため（図4），虚血性大腸炎は区域性であることが鑑別診断の手掛かりとなる．
    →**抗菌薬関連出血性大腸炎**も本症と類似の臨床症状を呈するため，抗菌薬の投与歴は確認しておく必要がある．虚血性大腸炎と同様に粘膜の浮腫と発赤を認め，縦走潰瘍も合併するため内視鏡所見も類似しているが，**好発部位が右側結腸である点が異なる**．また，*Klebsiella oxytoca* が高率に検出されるため，糞便培養検査所見も鑑別に有用である．
  - ◆ **Crohn病**も大腸に縦走潰瘍を認めることがあるが，虚血性大腸炎と比較すると潰瘍が深いことと，潰瘍周囲粘膜の炎症が軽微である点が異なる（図5）．腹痛・下痢といった症状は虚血性大腸炎と類似しているが，症状は緩徐に悪化することが多く，発症時の状況を詳細に聴取することが鑑別に重要である．

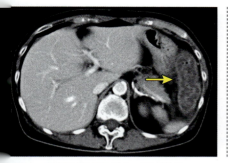
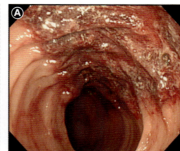

図1　腹部造影CT検査（軸状断）
下行結腸に粘膜の浮腫および壁肥厚を認める（⇨）．

図2　通常光観察像
Ⓐ）下行結腸に縦走潰瘍を認め，浅い白苔の付着を伴う．Ⓑ）肛門側にも病変は連続しているが潰瘍の幅は狭く浮腫による隆起を認める．

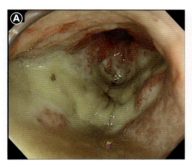
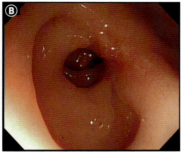

図3　通常光観察像
Ⓐ）下行結腸に深く厚い白苔を伴う段差のある潰瘍を認める．Ⓑ）8カ月後の大腸内視鏡検査では高度の狭窄を認めた．

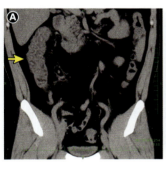
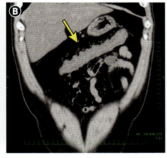

図4　カンピロバクター腸炎症例の腹部骨盤単純CT検査（冠状断）
Ⓐ）上行結腸にびまん性の浮腫および壁肥厚，腸管膜脂肪織濃度上昇を認める（⇨）．Ⓑ）横行結腸にも同様の所見が連続している（⇨）．

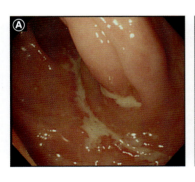
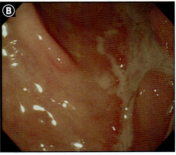

図5　Crohn病の大腸内視鏡像（通常光観察像）
Ⓐ）縦走潰瘍周囲の炎症は軽微である．Ⓑ）深い潰瘍を認める部位でも潰瘍周囲粘膜の血管透見像は比較的保たれている．

文献
1）橋本真一，坂井田功：虚血性大腸炎．消化器内視鏡，32：246-247，2020
2）「IBDの総合鑑別力」（大川清孝/著），南江堂，2020

第8章 血管炎・循環障害に起因する下部消化管病変

4 腸間膜静脈硬化症

久部高司，中山敦貴

▶ 疾患の概要

- 腸間膜静脈硬化症（mesenteric phlebosclerosis：MP）[1]は，腸間膜静脈の石灰化や線維化による還流障害に伴う慢性虚血性腸疾患である．
- MPの全国調査[2]では，病歴を聴取できた患者の87.0％に漢方薬の服用歴があり，そのうち81.0％が山梔子（サンシシ）を含有する漢方薬を内服していた．漢方薬の服用期間は平均13.6年で，92.6％が5年以上の長期内服であった．
- 山梔子中の配糖体であるgenipiosideが大腸で加水分解され，生成されたgenipinが吸収される．腸間膜静脈を通って肝臓に到達する間に，アミノ酸や蛋白質と反応し青色色素を形成するとともに，腸間膜静脈壁の線維性肥厚・石灰化を引き起こし血流を鬱滞させ，腸管壁の浮腫や腸管狭窄を起こすと考えられている[3]．
- 内視鏡的に特徴的な青銅色調粘膜を呈しびらんや潰瘍を伴うことがある．右側結腸に好発し，稀にS状結腸や直腸まで病変が及ぶことがあるが肛門側に向かうにつれ病変の程度は軽減する．
- 症状は，腹痛や下痢・便秘などの排便異常，腹部膨満，血便をきたし，腸閉塞を呈する場合もある．

▶ 特徴的な所見と診断

- 腹部単純X線（図1Ⓐ）およびCT所見（図1Ⓑ）として，腸管壁の硬化像や管腔狭小化，腸間膜静脈の石灰化を認める（⇨）．
- 内視鏡所見（図2）として，特徴的な**青銅色や茶色の粘膜**，**血管透見像の消失**，**血管拡張**，**びらん**，**潰瘍**，**壁肥厚**，**管腔狭小化**などを認める．注腸X線所見として，**半月ひだの肥厚**，**拇指圧痕像**などを認める．
- 病理組織学的所見（図3）として，①静脈壁の著明な線維性肥厚と石灰化，②粘膜下層の高度な線維化と粘膜固有層における著明な膠原線維の血管周囲性沈着，③著明な石灰化を示す静脈に隣接する動脈壁の石灰化，④粘膜下層の小血管壁への泡沫細胞の出現といった所見を認める[4]．

▶ 鑑別のピットフォール

- 画像所見上は特徴的な形態学的所見を呈しており，比較的診断は容易である．
  - ◆ 色調が類似している**メラノーシス**は鑑別としてあげられるが，本症でみられるような壁肥厚や血管拡張，潰瘍は伴わない．
- 発症早期には色調変化に乏しく，他の画像検査で異常を認めない症例もある．
  - ◆ 長期間の漢方薬内服歴があり，腹痛や排便異常などの腹部症状がある場合は，MPも念頭においておいて生検を行う．

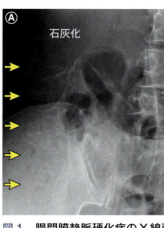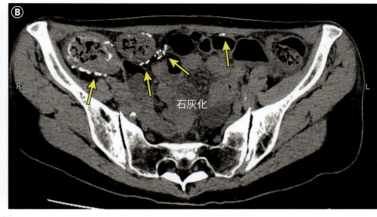

図1　腸間膜静脈硬化症のX線所見
Ⓐ）腹部単純X線検査．Ⓑ）腹部単純CT検査．

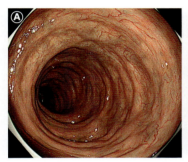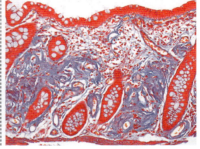

図2　腸間膜静脈硬化症の内視鏡所見
Ⓐ）特徴的な青銅色の粘膜，血管拡張．Ⓑ）厚い白苔を伴う潰瘍，高度の浮腫．

図3　腸間膜静脈硬化症の病理組織学的所見（Masson's-trichrome染色）

文献

1) Iwashita A, et al：Mesenteric phlebosclerosis：a new disease entity causing ischemic colitis. Dis Colon Rectum, 46：209-220, 2003
2) Shimizu S, et al：Involvement of herbal medicine as a cause of mesenteric phlebosclerosis：results from a large-scale nationwide survey. J Gastroenterol, 52：308-314, 2017
3) Hiramatsu K, et al：Mesenteric phlebosclerosis associated with long-term oral intake of geniposide, an ingredient of herbal medicine. Aliment Pharmacol Ther, 36：575-586, 2012
4) Chang KM：New histologic findings in idiopathic mesenteric phlebosclerosis：clues to its pathogenesis and etiology--probably ingested toxic agent-related. J Chin Med Assoc, 70：227-235, 2007

第8章　血管炎・循環障害に起因する下部消化管病変

5　宿便性潰瘍

橋本真一

疾患の概要

- 宿便性潰瘍は，高度の便秘を認める症例に多く，形成された糞便塊の圧迫により血流障害をきたすことにより生じる褥瘡潰瘍である[1, 2]．
- 高齢女性に多く，穿孔例は女性が男性の4倍である[2]．
- 心血管障害，慢性腎不全などの重篤な基礎疾患により長期臥床中の高齢者に好発するが，向精神薬や麻薬などの腸管蠕動抑制薬や腸管狭窄も関与する[2]．
- 病理組織学的所見としては，①粘膜上皮層の剥離，②粘膜筋板の乱れ，③粘膜下層に存在する押し込められたような腺管組織，④粘膜内の糞便成分と思われる異物などであるが，病理組織学的所見のみでの診断は難しい[2]．
- 好発部位は直腸・S状結腸であり，骨盤腔内に存在するため腸壁の伸展が制限され，硬便が形成されやすいためと考えられている[1, 2]．腸管穿孔の発生部位はS状結腸が半数以上を占める[1, 2]．
- 症状は**血便**，**腹痛**である．非穿孔・穿通例では突然の血便を認めるが，腹痛は軽度であることが多い．穿孔・穿通例は突然の急性腹症で発症し死亡率が高い[1, 2]．
- 硬便の周囲を水様便のみ通過し，便秘の認識がない奇異性下痢をきたすこともあり注意が必要である[2]．

特徴的な所見と診断

- 潰瘍は単発ないし多発の類円形ないし不整形の形態を示し，潰瘍底は黄色ないし黄褐色を呈することが多い（図1）[1, 2]．
- S状結腸～上部直腸では大きな深い**円・卵円形打ち抜き潰瘍**を呈する（図2）[2]．
- 下部直腸では不整形潰瘍などのさまざまな形態を示し，**縦走潰瘍**がみられる[2]．
- 周辺粘膜との境界は比較的明瞭であり，潰瘍周囲の隆起はみられず，炎症所見も乏しい．糞便塊が近傍に存在すれば診断は容易となり，潰瘍の形状は隣接する便塊の形状に類似する[1, 2]．
- 潰瘍は薄い白苔のみの浅い病変から穿孔，あるいは周囲臓器に穿通するものまでさまざまである[1]．

鑑別のピットフォール

- 宿便性潰瘍はS状結腸～直腸に類円形および不整形潰瘍をきたす疾患であるため，同部に潰瘍をきたす**急性出血性直腸潰瘍症**（acute hemorrhagic rectal ulcer：AHRU）が主な鑑別疾患となり，その他にもCMV腸炎や**潰瘍型直腸粘膜脱症候群**（mucosal prolapse syndrome：MPS）の鑑別も必要である．
  - ◆ AHRUにおける潰瘍の形態は宿便性潰瘍と類似しているが，AHRUは歯状線直上に潰瘍が存在し，宿便性潰瘍は歯状線近傍には発生しないことが重要な所見である．しかし内視鏡観察時に糞便塊がすでに排出されていると，AHRUとの鑑別が難しい場合がある（図3）[1, 2]．
  - ◆ CMV腸炎も宿便性潰瘍と類似した所見を示すことがあるが，多発することが多いため，鑑別には口側病変の検索が有用である．CMV腸炎は治療薬が存在するため，鑑別診断は臨床的

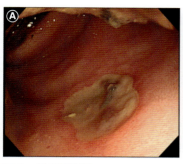 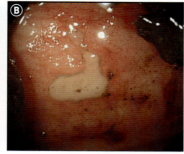 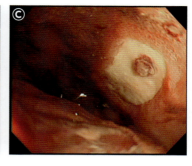

図1　通常観察像
Ⓐ）直腸に類円形潰瘍を認め，潰瘍底はやや黄色調で近傍に便塊を認める．Ⓑ）直腸に不整形潰瘍を認める．Ⓒ）潰瘍底に露出血管を認める．

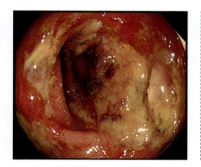 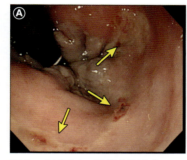

図2　通常光観察像
S状結腸に広範な深掘れ潰瘍を認める．

図3　AHRUの通常光観察像
Ⓐ）直腸反転像にて肛門をとり囲むような歯状線直上の潰瘍を認める（➡）．
Ⓑ）歯状線直上に広範な潰瘍を認める．

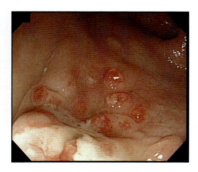

図4　潰瘍型MPSの通常光観察像
歯状線直上に潰瘍を認めるが近傍に発赤と顆粒状隆起を伴い，同部の生検組織診断にて線維筋症が証明された．

にも重要である[2]．

- 潰瘍型MPSは多彩な内視鏡所見を呈し，宿便性潰瘍と鑑別が困難な場合があるが，潰瘍近傍にもMPS所見を合併することが多いため潰瘍周囲の所見が鑑別に有用であり，生検による線維筋症の証明も重要である（図4）[2]．

文献
1）清水誠治，他：直腸肛門部の炎症性疾患—そのほかの直腸潰瘍性病変．胃と腸，45：1339-1349，2010
2）「IBDの総合鑑別力」（大川清孝/著），南江堂，2020

第8章　血管炎・循環障害に起因する下部消化管病変

6　急性出血性直腸潰瘍

中村志郎，原　順一

▶ 疾患の概要
- 本症は1980年に河野らが脳疾患の経過中に大量出血で発症した2例を急性出血性直腸潰瘍（acute hemorrhagic rectal ulcer：AHRU）として報告[1]したのがはじまりである．
- 臨床像は，広岡らが「重篤な基礎疾患（特に脳血管障害）を有する，高齢者に突然無痛性の大量新鮮血便にて発症し，歯状線近傍の下部直腸に不整形ないし輪状傾向の潰瘍が形成され，止血がなされれば比較的良好に治癒軽快する」と報告[2,3]した．
- 特徴的な臨床所見が本症の疾患概念として認知されたが，病因としては，ストレス説[1~3]，宿便説[4]，NSAIDs坐剤説，サイトメガロウイルス（CMV）感染説などがあげられてきている．
- われわれは，多数例による臨床的検討[5]とレーザードプラ法による粘膜血流の検討[6]から，本症は動脈硬化などの要因から血流低下の準備状態にある高齢者が，何らかの理由によって「仰臥位寝たきり状態」となることで惹起される下直腸動脈領域の虚血性病変であることを証明し報告した．
- 頻度は文献的に下部消化管出血の2.9〜12.7％程度とされている．

▶ 特徴的な所見と診断
- 高齢の寝たきり患者において，突然の**無痛性大量新鮮血便**で発症する．しばしば輸血を要し，時に出血性ショックを呈する．
- 典型例の内視鏡所見は，連続性の全周潰瘍（図1 Ⓐ，Ⓑ）ないしは，多発潰瘍の全周性分布（図1 Ⓒ）を呈し，大半の潰瘍が，内視鏡を直腸内で反転しないと全体像が観察困難な歯状線直上の下部直腸に局在する．
- 一般的に各種の内視鏡的止血術が行われ，止血困難や頻回出血例では経肛門的結紮術が確実である．また，体位変換が再出血の予防や潰瘍治癒期間の短縮に有用である．

▶ 鑑別のピットフォール
- 本症は疾患概念がそもそも病変の形成機序ではなく，臨床像に基づいて構築された経緯があるため，本質的に原因が異なる病変が混在してしまう問題を内包している．
- 臨床的な取り扱いとしては便利ではあるが，潰瘍の形成機序が特定された場合には，原因に基づいた病名を使用し，AHRUについては，歯状線直上の全周性の潰瘍性病変で寝たきり以外に明らかな原因が特定されない場合に用いるべきなのかもしれない．
- **宿便性潰瘍，NSAIDs坐剤起因性直腸病変，CMV直腸潰瘍，放射線性腸炎，直腸粘膜脱症候群**などが鑑別疾患となる．
- 宿便性は潰瘍が糞塊位置と相関し，RbやRSの前後壁に多く，単発または多発の類円形や不整形で，時に穿通や穿孔を伴い，歯状線直上の全周性潰瘍は稀である．
- NSAID坐剤起因性直腸病変には，急性出血性粘膜病変と輪状・不整形・デュラフォイ型などの潰瘍性病変がある．病変はRbからRaまで広範囲に分布する場合が多く，時に全周狭窄を呈する．

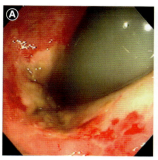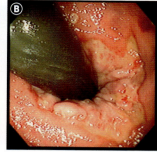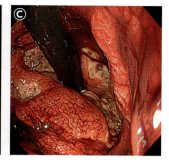

図1　急性出血性直腸潰瘍

Ⓐ，Ⓑ）歯状線直上の全周性潰瘍．Ⓒ）多発性の不整形潰瘍が歯状線直上で全周性に分布．ⒶⒷは文献5，Ⓒは文献7より引用．

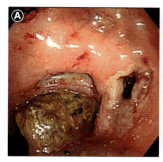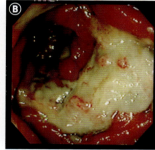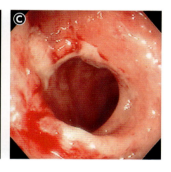

図2　ピットフォール症例

Ⓐ）宿便塊に一致した深掘潰瘍と穿通性潰瘍．Ⓑ）宿便による打抜き様潰瘍．Ⓒ）NSAIDs坐剤使用に伴いRaに形成された約4分3周の出血性潰瘍．Ⓒは中村志郎，他：NSAID坐剤起因性直腸病変の臨床的検討．胃と腸，42：1730-1738，医学書院，2007より転載．

引用文献

1) 河野裕利，他：脳疾患患者にみられた急性出血性直腸潰瘍の2症例．日本大腸肛門病学会雑誌，33：222-227，1980
2) 広岡大司，他：急性出血性直腸潰瘍—臨床像を中心に—．日本消化器内視鏡学会雑誌，26：1344-1350，1984
3) 広岡大司，他：急性出血性直腸潰瘍．胃と腸，22：297-302，1987
4) 清水誠治：急性出血性直腸潰瘍と宿便性潰瘍．日本大腸肛門病学会雑誌，54：955-959，2001
5) 中村志郎，他：急性出血性直腸潰瘍50例の臨床的検討．日本消化器内視鏡学会雑誌，39：175-182，1997
6) 中村志郎，他：急性出血性直腸潰瘍の成因に関する研究—側臥位と仰臥位における直腸粘膜血流の検討—．日本消化器内視鏡学会雑誌，38：1481-1487，1996
7) 中村志郎，他：急性出血性直腸潰瘍．消化器内視鏡，32：260-261，2020

第8章 血管炎・循環障害に起因する下部消化管病変

7 放射線性腸炎

島村拓弥, 江﨑幹宏

▶ 疾患の概要
- 放射線性腸炎は子宮頸癌や前立腺癌などの骨盤内悪性腫瘍に対し行われる放射線療法に伴う有害事象の1つとして発生する.
- 発生部位として**直腸**, 次いで**S状結腸**に多く, 通常可動性に富む小腸ではその障害は受けにくいとされる.
- **早期障害**（放射線治療開始後1〜2週間以内・照射終了後6週間以内）と**晩期障害**（照射後平均6カ月〜1年以内）に分類され, 前者は消化管粘膜に対する放射線の直接障害に起因する可逆的変化である. 一方, 後者は腸管壁の微小循環障害を主因とする間接的な粘膜傷害で, 非可逆的である.

▶ 特徴的な内視鏡所見と診断
- 放射線照射野に一致して**毛細血管拡張**（図1Ⓐ）, **びらん**, **浮腫性変化**（図1Ⓑ, Ⓒ）, 出血を認める. 早期障害ではびらんや浮腫性変化が中心であるが, 晩期障害では微小循環障害を反映した毛細血管拡張, 易出血性を主体とする. ただし, 高度な場合は**潰瘍形成**, **管腔狭窄**（図1Ⓓ）や**瘻孔形成**を伴う場合がある.
- 早期障害の場合は一時的なものであり照射終了後には回復する.
- 病理組織学的特徴としては微小血管の変性（図2➡︎）, 血管内血栓, 血管内膜の線維化などの血管変化がみられ, 虚血性変化を反映した腺管構造の変性や線維化, 炎症細胞浸潤がみられる.

▶ 鑑別のピットフォール
- 罹患部位が放射線照射野に一致することが最も重要であり, **下部直腸が好発部位**であるが, 子宮癌の場合は**骨盤内小腸**が罹患部位となる場合がある.
- 全周性の毛細血管拡張をきたした放射線性直腸炎では, 寛解期の潰瘍性大腸炎に類似した内視鏡所見を呈する場合がある（図3Ⓐ）.
- 微小循環障害に伴う虚血性変化をきたすという観点からは, 虚血性腸炎やIgA血管炎も類似の所見を呈する場合がある（図3Ⓑ, Ⓒ）.
  - ◆ いずれの場合も臨床経過と**放射線照射歴の確認**が鑑別に重要である.

文献
1) 青木哲哉, 他：放射線性腸炎. 胃と腸, 43：624-628, 2008
2) 江﨑幹宏, 他：出血性小腸疾患の診断—そのほか—膠原病, 全身疾患, 憩室性疾患など. 胃と腸, 45：388-397, 2010
3) 千野晶子, 他：放射線性腸炎. 日本消化器内視鏡学会雑誌, 52：1381-1392, 2010

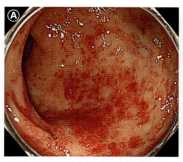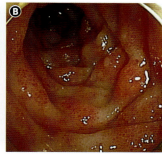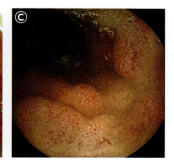
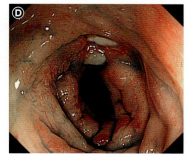

図1　放射線性腸炎に特徴的な内視鏡所見
Ⓐ）毛細血管拡張（直腸）．　Ⓑ）発赤・浮腫性変化（回腸）．　Ⓒ）発赤・浮腫性変化（回腸）．　Ⓓ）潰瘍形成・管腔狭窄（S状結腸）．

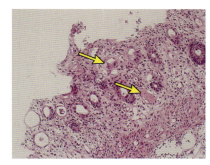

図2　放射線性腸炎における病理組織所見
微小血管の変性（硝子化変性，HE染色）．

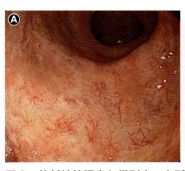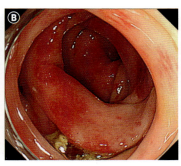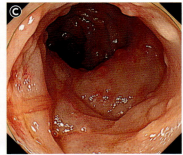

図3　放射線性腸炎と鑑別すべき所見を呈する疾患
Ⓐ）寛解期潰瘍性大腸炎．　Ⓑ）虚血性腸炎．　Ⓒ）IgA血管炎．

第8章 血管炎・循環障害に起因する下部消化管病変

8 NOMI（非閉塞性腸管虚血）

久米井伸介

▶ 疾患の概要

- NOMI（non-occlusive mesenteric ischemia，非閉塞性腸管虚血）は腸間膜血管に器質的閉塞が存在しないにもかかわらず，腸管の不可逆的虚血により壊死を生じる予後不良の疾患である．
- 心拍出量の低下や循環血液量減少が腸間膜の血流低下をきたし，動脈末梢の交感神経刺激による血管攣縮が起きることでさらに血流低下を招くのが原因とされている．
- 危険因子として，①高齢者（60歳以上），②弁膜症，虚血性心疾患などの心血管系疾患，③心不全における強心薬（ジギタリス，カテコールアミン）や利尿薬，④血液透析，⑤熱傷や消化管出血などによる循環血液量減少，⑥便秘や浣腸に伴う腸管の蠕動亢進や腸管内圧上昇などがある[1]．

▶ 特徴的な所見と診断

- 腹部造影CT検査では，腸管壊死の領域に相当する腸間膜動静脈に閉塞を認めない（図1）．
- 病態が急激に進行し，確定診断のつかないまま緊急開腹手術が行われることが多いため，内視鏡検査が行われることは稀である．
- 内視鏡所見では，重症度や施行時期によりさまざまな所見を呈するが，重症例では腸管虚血の進行を反映した青銅～黒色粘膜がみられる（図2）．
- 病理組織学的所見では，腸管虚血を示唆するghost-like appearanceがみられる（図3➡）．

▶ 鑑別のピットフォール

- NOMIの臨床症状は，急性腸間膜動脈閉塞症と類似しているが，しばしば発症時に腹痛を認めず，急性腸間膜動脈閉塞症と比較して経過が緩慢であることから，重篤さが見落とされることがある[2]．
- 内視鏡所見は腸間膜静脈硬化症と類似する点があるが，山梔子（サンシシ）を含む漢方薬の内服歴や，X線と腹部CT検査で結腸壁に沿った点状や線状の石灰化を確認することで鑑別は比較的容易である．
- **壊死型虚血性腸炎**と重症例のNOMIは非常に共通点が多く，いまだ明確に区別すべきか結論は出ていないが，いずれにせよ治療は緊急手術であり，鑑別に固執する必要性はない．

文献

1) 矢野智則：腹部血管疾患．「内科学 第11版」（矢﨑義雄／総編集），pp1001-1002, 朝倉書店, 2017
2) 久米井伸介, 他：非閉塞性腸管虚血（non-occlusive mesenteric ischemia：NOMI）の内視鏡像. 日本消化器内視鏡学会雑誌, 56：56-57, 2014

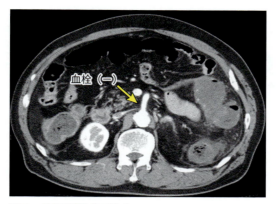

図1　腹部造影CT検査

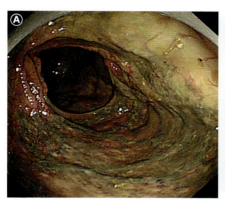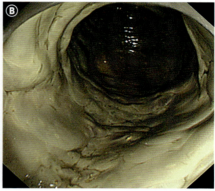

図2　NOMIの内視鏡所見
Ⓐ）横行結腸．Ⓑ）下行結腸．

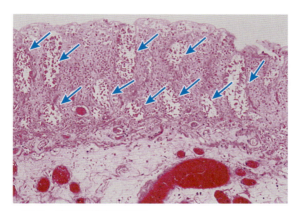

図3　病理組織学的所見

第8章　血管炎・循環障害に起因する下部消化管病変

9　ANCA関連血管炎

川崎啓祐，鳥巣剛弘

▶ 疾患の概要

- 抗好中球細胞質抗体（antineutrophil cytoplasmic antibody：ANCA）関連血管炎（ANCA-associated vasculitis：AAV）は，好中球の顆粒酵素であるMPO（myeloperoxidase）とPR3（proteinase 3）を標的抗原とするMPO-ANCAとPR3-ANCAが関連する血管炎症候群である[1]．
- AAVには主に顕微鏡的多発血管炎（microscopic polyangiitis：MPA），多発血管炎性肉芽腫症（granulomatosis with polyangiitis：GPA），好酸球性多発血管炎性肉芽腫症（eosinophilic granulomatosis with polyangiitis：EGPA），腎限局型AAV，薬剤関連AAVなどがあり，改訂版Chapel Hill分類（付録5）で前3疾患は小型血管炎に，腎限局型AAVは単一臓器血管炎に，薬剤関連AAVは推定病因を有する血管炎に分類されている[1]．
- 何らかの遺伝・環境要因，薬剤などにより産生されたANCAがMPOやPR3に結合することにより好中球が活性化し血管炎が生じる．そして虚血，出血などによるさまざまな臓器傷害が引き起こされる．加えてEGPAでは何らかのアレルゲンによるアレルギー反応によって好酸球増加が生じ，組織傷害をきたす．

▶ 特徴的な所見と診断

- 炎症に起因する全身症状（**発熱，体重減少**など）と臓器傷害に伴う局所症状があり，いずれの疾患も多彩な症状がみられる．
- 主な臓器傷害として，MPAでは急速進行性糸球体腎炎，肺出血または間質性肺炎，GPAでは上気道，肺の肉芽腫性炎症と壊死性糸球体腎炎，EGPAでは気管支喘息またはアレルギー性鼻炎，多発性単神経炎がみられる[1]．薬剤関連AAVに特異的な症状はなく，前述の3疾患に類似した症状を呈する．
- 消化管のなかでは小腸，大腸に罹患することが多いとされ，MPAやGPAでは帯状，縦走，あるいは輪状など多彩な形態の潰瘍が発生し，狭窄をきたすことがある（**図1**）．EGPAでは多発する発赤・びらんとともに地図状，不整形，輪状などの多彩な形態を示す潰瘍が発生し，しばしば潰瘍辺縁に強い発赤を伴う（**図2**）[2]．3疾患ともときに穿孔をきたしうる．
- 2022年に欧米リウマチ学会によって報告されたAAVの分類基準を**表**に示す[3~5]．小型か中型血管炎の診断がなされていること，他疾患の除外が行われていることが前提条件である．
- 薬剤関連AAVの明確な診断基準は現段階ではないが，ANCA陽性で血管炎の所見を呈し，被疑薬（抗甲状腺薬，生物学的製剤，抗菌薬，抗リウマチ薬，向精神薬など）が使用され，その薬剤の中止により改善する病態とされることが多い．

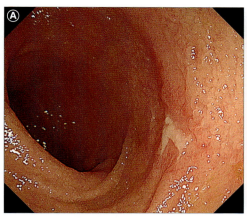
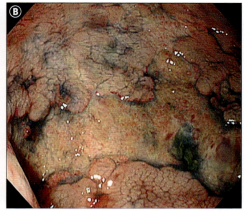

図1　GPAの内視鏡像
Ⓐ）回腸にびらんを認める．Ⓑ）直腸に色素撒布にて不整型の輪状傾向の潰瘍を認める．

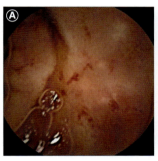
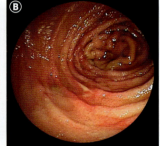
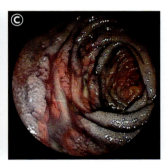

図2　EGPAの内視鏡像
Ⓐ）空腸に多発する発赤を認める（カプセル内視鏡）．Ⓑ）回腸に輪状潰瘍を認め，潰瘍辺縁には発赤がみられる．Ⓒ）回腸（色素撒布像）に輪状傾向の不整型潰瘍を認める．

鑑別のピットフォール

- びまん性に前述したいずれかの所見を呈する疾患が鑑別診断となる．感染症では**サイトメガロウイルス腸炎**，非感染性疾患では**Crohn病**や**腸管Behçet病**などの炎症性腸疾患，その他の血管炎症候群，NSAIDs起因性粘膜傷害などがあげられる．
- 消化管生検組織において**表**に示す病理組織像の陽性率は低いため，臨床像，その他の臓器の生検組織像，内視鏡所見などを組み合わせて総合的に診断することが重要である[2]．

表　ANCA関連血管炎の分類基準

			MPA（顕微鏡的多発血管炎）	GPA（多発血管炎性肉芽腫症）	EGPA（好酸球性多発血管炎性肉芽腫症）
臨床症状	鼻病変	血性鼻漏，潰瘍，痂皮，鼻閉，鼻中隔欠損・穿孔	−3	+3	
	鼻ポリープ				+3
	軟骨病変	耳・鼻の軟骨炎，嗄声，喘鳴，気管支内病変，鞍鼻		+2	
	難聴	伝音性または感音性		+1	
	閉塞性気道疾患				+3
	多発性単神経炎				+1
	血尿				−1
血液検査	MPO-ANCA		+6	−1	
	PR3-ANCA		−1	+5	−3
	好酸球数≧1,000/μL		−4	−4	+5
画像所見	鼻腔・副鼻腔	炎症・均等影・滲出液，乳様突起炎		+1	
	胸部	線維化，間質性肺疾患	+3		
		肺結節，腫瘤，空洞		+2	
生検病理組織像	微量免疫型糸球体腎炎		+3	+1	
	肉芽腫，血管外肉芽腫性炎，巨細胞			+2	
	血管外の好酸球優位の炎症所見				+2

分類には合計スコアがそれぞれ MPA≧5，GPA≧5，EGPA≧6必要である．
文献3〜5を参考に作成．

文献

1）Jennette JC, et al：2012 revised International Chapel Hill Consensus Conference Nomenclature of Vasculitides. Arthritis Rheum, 65：1-11, 2013

2）Kawasaki K, et al：Gastrointestinal involvement in patients with vasculitis：IgA vasculitis and eosinophilic granulomatosis with polyangiitis. Endosc Int Open, 7：E1333-E1343, 2019

3）Suppiah R, et al：2022 American College of Rheumatology/European Alliance of Associations for Rheumatology classification criteria for microscopic polyangiitis. Ann Rheum Dis, 81：321-326, 2022

4）Robson JC, et al：2022 American College of Rheumatology/European Alliance of Associations for Rheumatology classification criteria for granulomatosis with polyangiitis. Ann Rheum Dis, 81：315-320, 2022

5）Grayson PC, et al：2022 American College of Rheumatology/European Alliance of Associations for Rheumatology Classification Criteria for Eosinophilic Granulomatosis with Polyangiitis. Ann Rheum Dis, 81：309-314, 2022

第9章 薬剤に起因する下部消化管病変

1 NSAIDs起因性腸病変

野坂佳愛, 蔵原晃一

▶ 疾患の概要

- 非ステロイド性抗炎症薬（nonsteroidal anti-inflammatory drugs：NSAIDs）起因性腸病変は, 低用量アスピリンを含むNSAIDsによって正常な小腸ないし大腸に惹起された粘膜病変と定義される.
- 本症の診断は, ①腸病変（潰瘍, 腸炎）の確認, ②NSAIDsの使用歴の確認, ③他疾患の除外（病理組織学的・細菌学的除外診断を含む）, および④NSAIDsの使用中止のみによる病変の治癒軽快の確認を要する（表1）.
- 腸病変は内視鏡像から, 局所的な潰瘍形成を主体とする潰瘍型と, びまん性の炎症像を呈する腸炎型に大別され, さらに潰瘍型は膜様狭窄合併の有無により, 非狭窄型と膜様狭窄合併型に分類される（表2）. 腸炎型は下痢を主徴とし, 潰瘍型の膜様狭窄合併型は閉塞症状を呈する.
- いずれの病型においてもNSAIDsの使用中止が治療の第一選択である. 膜様狭窄合併例では狭窄自体の改善は軽度にとどまるため内視鏡的バルーン拡張術などが必要となることが多い.

▶ 特徴的な所見と診断

- 小腸病変は潰瘍型に分類され, 発赤, 微小な粘膜欠損, びらん・小潰瘍, 輪状潰瘍, 縦走潰瘍や膜様狭窄など多彩な形態を呈する（表2）. 多発性の小潰瘍（図1）が最頻であるが, これらの小潰瘍は空腸よりも回腸に好発し配列に一定の傾向を認めない. 背景粘膜は正常に見え炎症性ポリープや粘膜集中を認めない. 輪状潰瘍（図2）や膜様狭窄（図3）が小腸病変として特徴的である.
- 大腸病変は内視鏡所見から潰瘍型と腸炎型に分類される（表2）. 潰瘍は回盲弁付近の深部大腸に多発する境界明瞭な浅い潰瘍を特徴とし, 稀に膜様狭窄（図4）を合併する. 潰瘍は回盲弁上やハウストラの稜上に好発し, 溝状から類円形の形態を呈することが多い. 病変周囲の背景粘膜は正常に見え, 発赤・浮腫などの炎症像を認めない（図5）. 腸炎型は, 右半結腸を中心とする出血性大腸炎（図6Ⓐ）ないしアフタ性大腸炎（図6Ⓑ）の所見を呈することが多い.
- 病理組織学的には, 非特異的な炎症細胞浸潤を認めるのみであるが, 潰瘍型では炎症細胞浸潤が軽度であるにもかかわらず, 増殖帯における核腫大とアポトーシス小体の出現がみられる像が特徴的とされる（図7）. 一方, 腸炎型ではアポトーシス小体の出現は顕著ではなく, 中等度以上の炎症細胞浸潤を認める.

▶ 鑑別のピットフォール

- NSAIDs起因性小腸病変の鑑別疾患として，多発性小潰瘍を呈する症例の場合，Crohn病，腸管Behçet病・単純性潰瘍，サイトメガロウイルス腸炎，腸結核，アミロイドーシスや各種血管炎などがあげられる．輪状潰瘍や膜様狭窄合併例では腸結核に加え，非特異性多発性小腸潰瘍症（CEAS）との鑑別が重要となる．
- 大腸病変は潰瘍型の場合，回盲部に好発するエルシニア腸炎，カンピロバクター腸炎，サイトメガロウイルス腸炎，腸結核などの感染性腸炎，Crohn病や腸管Behçet病・単純性潰瘍などが鑑別にあがる．腸炎型の鑑別疾患としては，各種感染性腸炎に加えて抗菌薬関連出血性大腸炎があがる．

文献

1）蔵原晃一，松本主之：NSAIDs起因性腸病変の所見（NSAIDs-induced intestinal lesions）．胃と腸，52：734-735，2017
2）蔵原晃一，他：NSAID起因性腸病変を疑う所見．消化器内視鏡，29：705-709，2017
3）蔵原晃一，他：NSAID起因性大腸病変．胃と腸，46：956-958，2011
4）蔵原晃一，他：NSAID起因性大腸病変の臨床像と内視鏡像．胃と腸，42：1739-1749，2007

表1　NSAIDs起因性腸病変の診断基準

① 小腸・大腸病変（潰瘍，腸炎）の確認
② NSAIDsの使用歴の確認
③ 他疾患（IBD，アミロイドーシス，感染性腸炎，虚血性腸炎など）の除外
抗菌薬併用症例の除外 病歴と内視鏡所見による除外診断 生検もしくは切除標本による病理組織的除外診断 培養による細菌学的除外診断
④ NSAIDsの投与中止のみによる病変治癒軽快の確認

IBD：inflammatory bowel disease.
蔵原晃一，松本主之：NSAIDs起因性腸病変の所見（NSAIDs-induced intestinal lesions）．胃と腸，52：734-735，医学書院，2017より転載.

表2　NSAIDs起因性腸病変の病型分類と臨床的特徴

内視鏡所見	潰瘍型		腸炎型
	非狭窄型	膜様狭窄合併型	
症状，合併症	無症状，血便時に腸穿孔	腸閉塞，貧血時に口側腸管破裂	下痢
病変部位	小腸，大腸		大腸
病理組織所見*	アポトーシス性細胞傷害型（あるいは非特異的腸炎型）		非特異的腸炎型

蔵原晃一，松本主之：NSAIDs起因性腸病変の所見（NSAIDs-induced intestinal lesions）．胃と腸，52：734-735，医学書院，2017より改変して転載．元表は文献4より作成.

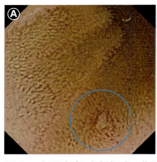 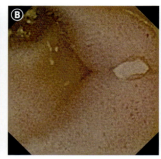 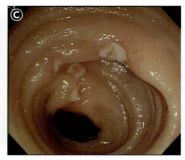

図1　小腸病変（潰瘍型・非狭窄型）

Ⓐ）カプセル小腸内視鏡所見：上部小腸にびらん（○）を認める．Ⓑ）カプセル小腸内視鏡所見：下部小腸に小潰瘍を認める．Ⓒ）バルーン小腸内視鏡所見：回腸に小潰瘍の多発を認める．周囲の背景粘膜は正常に見える．文献2より転載．

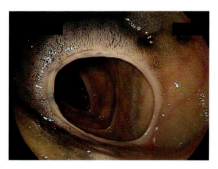

図2　バルーン小腸内視鏡所見（潰瘍型・非狭窄型：色素撒布像）

回腸のKerckring皺壁上に境界明瞭で幅の狭い輪状潰瘍を認める．文献2より転載．

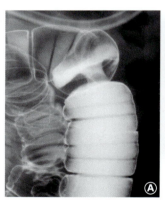 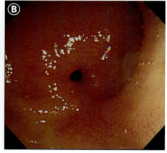

図3　小腸病変（潰瘍型・膜様狭窄合併型）

Ⓐ）イレウス管から施行した小腸造影検査：回腸に膜様狭窄を認める．Ⓑ）小腸内視鏡所見：肛門側からみた膜様狭窄部．Pin-hole状に狭窄し，スコープは通過しない．文献2より転載．

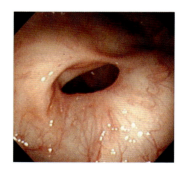

図4　大腸病変（潰瘍型・膜様狭窄合併型）

回盲部に膜様狭窄を認める．
蔵原晃一，他：NSAID起因性大腸病変．胃と腸，46：956-958，医学書院，2011より転載．

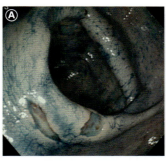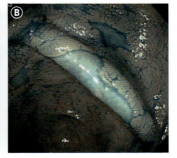

図5 大腸病変（潰瘍型・非狭窄型）
Ⓐ，Ⓑ）大腸内視鏡所見（色素撒布像）：回盲弁上と虫垂開口部近傍の盲腸に辺縁の境界明瞭な潰瘍を散在性に認める．潰瘍の背景粘膜は正常に見え，いわゆる discrete ulcer の所見である．
蔵原晃一，他：NSAID起因性大腸病変．胃と腸，46：956-958，医学書院，2011 より転載．

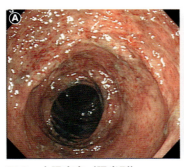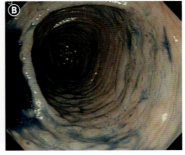

図6 大腸病変（腸炎型）
Ⓐ）大腸内視鏡所見（横行結腸）：出血性大腸炎を呈する．著明な発赤・浮腫を認める．Ⓑ）大腸内視鏡所見（S状結腸）：アフタ性大腸炎を呈する．
蔵原晃一，他：NSAID起因性大腸病変．胃と腸，46：956-958，医学書院，2011 より転載．

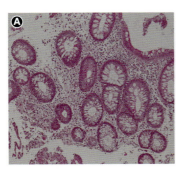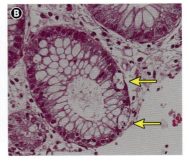

図7 病理組織学的所見
Ⓐ）潰瘍辺縁からの生検組織．非特異的な炎症細胞浸潤を認める．弱拡大で軽度から中等度の炎症細胞浸潤を認める．Ⓑ）強拡大では軽度の核腫大とアポトーシス小体（⇨）を認める．
蔵原晃一，他：NSAID起因性大腸病変．胃と腸，46：956-958，医学書院，2011 より転載．

第9章 薬剤に起因する下部消化管病変

2 抗生物質起因性出血性大腸炎

辻川知之

疾患の概要
- 抗菌薬投与後の菌交代現象による大腸炎は偽膜性腸炎が有名であるが，血清下痢を主症状とする出血性大腸炎も生ずる[1]．
- *Klebsiella oxytoca*（*K. oxytoca*）が高頻度に検出されるも病原性が不明であった．最近の研究では，少なくとも一部の出血性大腸炎は *K. oxytoca* 腸炎と考えられている．
- 主にペニシリン系抗菌薬服用の数日後に突然の腹痛と血性下痢で発症する．
- 稀（0.1％未満）ではあるが，*H. pylori* 除菌療法後の発症も報告されており注意すべきである．

特徴的な所見と診断
- 病変は区域性で上行結腸から下行結腸の深部に多いが，盲腸ではほとんど病変がみられない[2]．
- **びまん性の粘膜発赤**と**浮腫**が典型的であり，粘液付着もみられることがある（図1）．発赤は鮮やかな赤みが特徴的で，粘膜内出血を反映している．また，炎症の程度により全周性ではなく，アフタを主体とする病変，斑状発赤や縦走発赤がみられる場合もある．内視鏡像はやや非典型的（図2）であるが，血清下痢を主症状とし，*K. oxytoca* 陽性であれば本症例と診断する．
- びらんや潰瘍はみられても軽度であるが，縦走傾向の潰瘍は虚血性腸炎との鑑別が必要となる．
- 原因抗菌薬の中止により，数日から1週間ですみやかに改善する．

鑑別のピットフォール
- 深部大腸に炎症を伴う**病原性大腸菌性腸炎**（O157）や**カンピロバクター腸炎**（図3）などの感染性腸炎は鑑別疾患にあがるが，原因食品の摂取歴や抗菌薬の服用歴が診断の決め手となる．
- 抗菌薬服用中や服用後数日以内では本疾患の可能性が高いが，便培養での *K. oxytoca* 検出率は約60％とされており，菌が検出されなくとも除外診断の決め手とはならない．
- 縦走傾向の潰瘍を伴う場合は虚血性腸炎との鑑別が問題となるが，本疾患では上行結腸など深部大腸が病変の主体であり，典型的な虚血性腸炎では下行結腸からS状結腸が主病変と部位が異なる．

文献
1) 辻川知之，他：抗菌薬関連出血性腸炎（Klebsiella oxytoca関連）．消化器内視鏡，32：220-221，2020
2) 大川清孝，清水誠治：抗生物質起因性出血性大腸炎．「感染性腸炎 A to Z 第2版」（大川清孝，清水誠治/編，中村志郎，他/編集協力），pp108-113，医学書院，2012

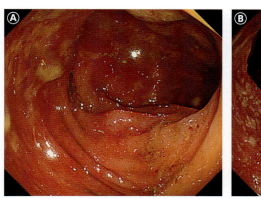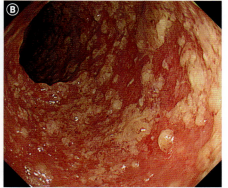

図1 抗生物質起因性出血性大腸炎
びまん性の粘膜浮腫と発赤を認める．

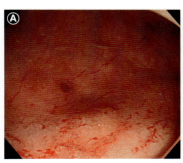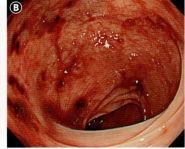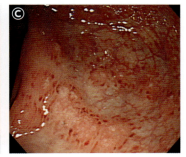

図2 血性下痢とK. oxytocaが陽性であった出血性大腸炎
Ⓐ）軽度の粘膜浮腫と散在性の点状出血がみられる症例．Ⓑ）管腔内に出血を認めるが粘膜発赤がない症例．Ⓒ）縦走傾向のアフタと周囲の点状発赤を伴う症例．

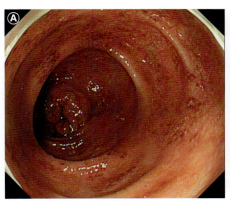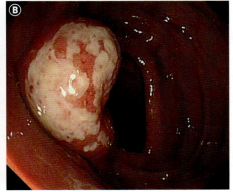

図3 カンピロバクター腸炎
Ⓐ）粘膜発赤を伴うがびまん性ではない．Ⓑ）Bauhin弁上の潰瘍．

第9章 薬剤に起因する下部消化管病変

3 *Clostridioides difficile* 関連疾患

辻川知之

疾患の概要

- 2016年に *Clostridium* から *Clostridioides*（*C. difficile*）へ名称が変更となった．この菌は芽胞形成する偏性嫌気性のグラム陽性桿菌で，最新の検出法によるとかなりの頻度（～80％）で健常人の便中に存在することが明らかとなっている．
- 抗菌薬の投与により腸内細菌叢の乱れが生じると，*C. difficile* が異常増殖するとともに毒素を産生し *C. difficile* 関連疾患として発症する．
- 毒素には toxin A と toxin B があり，両者の作用で結腸粘膜にフィブリンや壊死物質からなる偽膜を生じる．偽膜性腸炎以外にも，偽膜を認めず慢性下痢を生ずるタイプ，中毒性巨大結腸症や大腸穿孔に至る重症例などさまざまな病態が含まれる．
- *Clostridioides difficile* 関連疾患を発症しやすいリスクとして，①高齢者，②長期入院あるいは施設入所，③プロトンポンプ阻害薬や H_2 ブロッカーなどによる胃酸抑制，などがあげられている．
- 原因となるのは広域セフェム系抗菌薬，クリンダマイシンの頻度が高いが，ペニシリン系やフルオロキノロン系抗菌薬なども注意が必要である．
- 治療の原則は原因となる**抗菌薬の中止**である．治療薬はメトロニダゾールとバンコマイシン，フィダキソマイシンなどが用いられる．再発をくり返す難治例にはベズロトクスマブ投与や糞便移植なども試みられている．

特徴的な所見と診断

- 特徴的な症状は抗菌薬投与後5〜10日後にみられる**下痢**や**発熱**，**腹痛**であるが，投与初日や2カ月後での発症もある．
- 下痢便は水様から泥状・軟便程度とさまざまで，血便を認めることもある．
- 診断には *C. difficile* の分離培養を行うことは少なく，便中の toxin A, B を検出する検査キット（CDチェック）が用いられる．特異度は高いが感度は60〜90％程度であるため，偽陰性が疑われる場合は再検査も考慮すべきである．
- 侵襲的ではあるが，大腸内視鏡にて典型的な偽膜が認められれば診断は容易である（**図1**）．前処置の必要なく，直腸からS状結腸までの観察で十分である．偽膜ならば洗浄では容易に脱落せず，鉗子などで剥がすと易出血性である[1]．重症例では偽膜は厚みを増して癒合し（**図2**），面状となる．
- 腹部CTでは直腸など遠位大腸に壁肥厚がみられることが多い[2]（**図2**）．

鑑別のピットフォール

- 抗菌薬投与中に生じた下痢や腹痛では，まず本症を疑うことが重要である．ただし，消化器症状が軽微な場合は，白血球増多やCRP高値など炎症反応のみに気をとられ，先行する感染症の増悪と判断してしまうおそれがある．もし，抗菌薬の増量やより強力な薬剤へ変更された場合は本症が重症化し危険である．

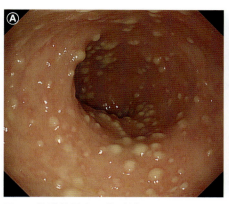
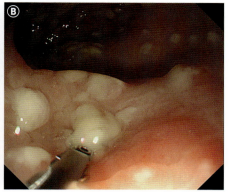

図1 偽膜性腸炎の典型例
Ⓐ）直腸に偽膜が散在している．Ⓑ）偽膜は容易に剥離しない．

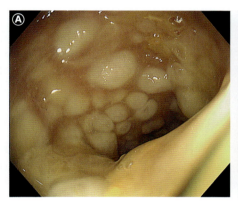
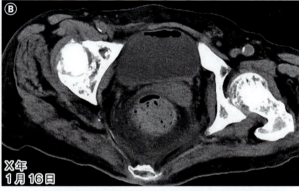
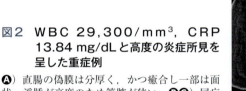
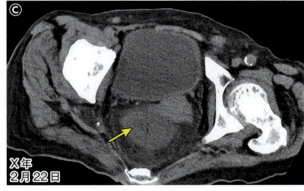

図2 WBC 29,300/mm³，CRP 13.84 mg/dL と高度の炎症所見を呈した重症例
Ⓐ）直腸の偽膜は分厚く，かつ癒合し一部は面状．浮腫が高度のため管腔が狭い．ⒷⒸ）同症例の腹部CTでは発症1カ月前と比較し，著明な直腸壁の肥厚（→）が認められる．

文献
1）大川清孝，清水誠治：Clostridium difficile 腸炎．「感染性腸炎 A to Z 第2版」（大川清孝，清水誠治/編，中村志郎，他/編集協力），pp88-103，医学書院，2012
2）神林玄隆，大森鉄平：Clostridioides（Clostridium）difficile 関連疾患．消化器内視鏡，32：222-223，2020

第9章 薬剤に起因する下部消化管病変

4 膠原線維性大腸炎

武富啓展，江﨑幹宏

▶ 疾患の概要

- 膠原線維性大腸炎（collagenous colitis）はリンパ球浸潤大腸炎（lymphocytic colitis）とともに顕微鏡的大腸炎（microscopic colitis）と総称される．
- 中年女性に好発し，**慢性水様下痢**が特徴的あるが，腹痛や体重減少を伴う場合もある．
- 病因としては，遺伝的素因，自己免疫，腸管内因子，喫煙がリスク因子とされているが，本邦では**薬剤起因性**がほとんどである．
- 原因薬剤としては，**非ステロイド性抗炎症薬（NSAIDs）**，**プロトンポンプ阻害薬（PPI）**，H_2受容体拮抗薬，アカルボース，選択的セロトニン再取り込み阻害薬（SSRI）などが知られており，多くは原因薬剤の中止で改善する．

▶ 特徴的な所見と診断

- 内視鏡所見は当初は異常がないとされていたが，近年の報告では，発赤斑，血管増生（図1Ⓐ），顆粒状粘膜，**縦走潰瘍（mucosal tear，図1Ⓑ⇨）**，cat scratch sign，ひび割れ様所見（図1Ⓒ）などが特徴的とされている．
- 病理組織学的所見としては，①大腸の表層上皮直下の**膠原線維束（collagen band）**の肥厚（≧10μm，図2Ⓑ⇨），②粘膜固有層のリンパ球・形質細胞浸潤，③陰窩の正常配列（図2Ⓐ）が特徴とされ，通常これらの組織学的所見に基づいて診断が行われている．

▶ 鑑別のピットフォール

- 縦走潰瘍を呈する疾患として，Crohn病や潰瘍性大腸炎，虚血性腸炎との鑑別が必要になる．膠原線維性大腸炎の縦走潰瘍はCrohn病（図3Ⓐ）と比較し幅が狭く境界鮮明であること，潰瘍性大腸炎（図3Ⓑ）のようなびまん性炎症は認めないこと，虚血性腸炎（図3Ⓒ）のように潰瘍周辺粘膜の炎症性変化を伴わないことが特徴的である．
- 内視鏡観察に際してはインジゴカルミン色素撒布を行い，内視鏡的に明らかな異常がない場合でも深部大腸を含めた複数箇所から組織採取を行うことが診断に有用である．

文献

1) Umeno J, et al：Linear mucosal defect may be characteristic of lansoprazole-associated collagenous colitis. Gastrointest Endosc, 67：1185-1191, 2008
2) 山崎健路, 他：薬剤に関連するcollagenous colitisの病態と診断. 胃と腸, 51：450-462, 2016

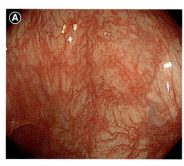 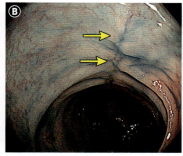 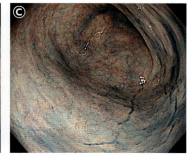

図1　膠原線維性大腸炎に特徴的な内視鏡像
Ⓐ）血管増生．Ⓑ）縦走潰瘍（mucosal tear →）．Ⓒ）ひび割れ様所見．

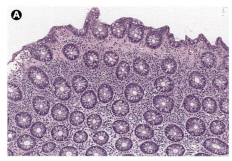 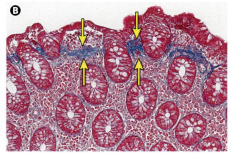

図2　膠原線維性大腸炎の病理組織像
Ⓐ）粘膜固有層の炎症細胞浸潤（HE染色）．Ⓑ）膠原線維束（collagen band →）の肥厚（アザン染色）．

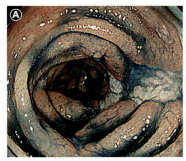 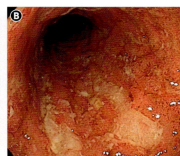 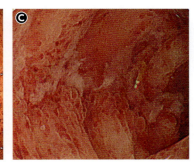

図3　膠原線維性大腸炎と鑑別すべき縦走潰瘍を呈する疾患
Ⓐ）Crohn病．Ⓑ）潰瘍性大腸炎．Ⓒ）虚血性腸炎．

第9章 薬剤に起因する下部消化管病変

5 免疫チェックポイント阻害薬関連腸炎

平井みなみ，松本主之

▶ 疾患の概要

- 免疫チェックポイント阻害薬（immune checkpoint inhibitor：ICI）は腫瘍細胞に対する免疫反応を活性化することにより抗腫瘍効果を発揮する薬剤を指し，現在のところPD-1/PD-L1およびCTLA-4を標的とした薬剤が保険承認されている．ICI投与により惹起される有害事象は免疫関連有害事象（immune-related Adverse Events：irAE）と総称される．
- 本症はirAEのうち小腸・大腸に病変を認めるものの総称である．
- ICI関連腸炎は抗CTLA-4抗体であるイピリムマブで発生頻度が高い．また，ICI関連腸炎は単剤療法よりも併用療法で頻度が上昇する．発症時期は抗CTLA-4抗体で開始後1カ月，抗PD-1/PD-L1抗体で2〜4カ月程度とされている．しかし，1年以上経過してから発症する症例もあり，ICI投与患者の下部消化管症状ではICI関連腸炎の可能性を念頭に置く必要がある[1]．
- 薬剤の中止のみで改善する症例もあるが，中等症から重症例ではステロイド，あるいは抗TNF-α抗体製剤（保険適用外）を要する．

▶ 特徴的な所見と診断

- ICI関連腸炎では**発赤**，**血管透見の消失**，**顆粒状粘膜**（図1），**びらん**，**潰瘍**（図2）などの所見を認め，潰瘍性大腸炎に類似する．小腸が罹患することもある（図3）．潰瘍は約半数にみられ，ステロイド抵抗性の指標となることが報告されている[2]．
- 生検病理組織学的検査では炎症細胞浸潤，陰窩膿瘍，陰窩炎に加え上皮細胞にアポトーシス小体を認める（図4）．アポトーシス小体の存在はICI関連腸炎の診断の根拠となり得る[3]．明らかな内視鏡所見がない場合でも病理学的に前述所見を認める場合があるので，生検を施行することが重要である．

▶ 鑑別のピットフォール

- ICI投与歴のある患者で消化器症状を認める場合はICI関連腸炎を疑う．しかし，ICI関連腸炎の症状は非特異的であるため，その他の腸炎との鑑別が重要である．
- 一般的な感染性腸炎に加えて，*Clostridioides difficile* **関連腸炎**と**サイトメガロウイルス腸炎**を鑑別する必要がある．
- 放射線大腸炎，あるいはcollagenous colitisを含む薬剤性腸炎も鑑別にあがるので，病歴聴取と生検組織所見の確認が重要である．
- 病理組織学的検査提出の際は，炎症所見に加えてアポトーシス小体，巨細胞封入体（owl's eye），collagen bandの有無について確認を依頼する．

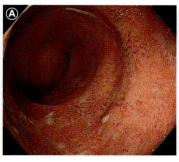
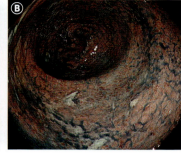

図1 ICI関連腸炎（ニボルマブ＋イピリムマブ併用療法）の内視鏡所見
Ⓐ）血管透見像は消失し微細顆粒状粘膜を認める．潰瘍性大腸炎に類似している．Ⓑ）インジゴカルミン散布像．微細顆粒状粘膜が明瞭となる．

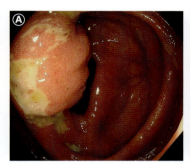
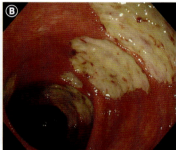

図2 ICI関連腸炎（デュルバルマブ＋トレメリムマブ併用療法）の内視鏡所見
Ⓐ）回盲弁上に大型の潰瘍性病変を認め，カンピロバクター腸炎と類似している．便培養検査では分離菌陰性であった．Ⓑ）横行結腸に円形ないし不整型の潰瘍性病変を認める．サイトメガロウイルス抗原は陰性であった．

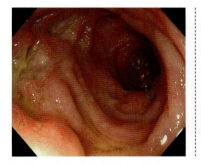
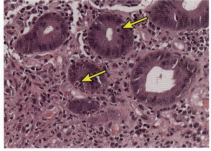

図3 ICI関連腸炎（デュルバルマブ＋トレメリムマブ併用療法）の内視鏡所見
図2と同一症例．小腸に多発する潰瘍性病変を認める．

図4 生検病理組織画像
図2，3の提示症例の生検病理組織像．陰窩の萎縮，リンパ球，形質細胞，好中球浸潤を認め，アポトーシス小体が散在する（→）．

文献

1) Tang SQ, et al：The Pattern of Time to Onset and Resolution of Immune-Related Adverse Events Caused by Immune Checkpoint Inhibitors in Cancer：A Pooled Analysis of 23 Clinical Trials and 8,436 Patients. Cancer Res Treat, 53：339-354, 2021
2) Geukes Foppen MH, et al：Immune checkpoint inhibition-related colitis：symptoms, endoscopic features, histology and response to management. ESMO Open, 3：e000278, 2018
3) Yanai S, et al：Immune checkpoint inhibitor-induced diarrhea：Clinicopathological study of 11 patients. Dig Endosc, 32：616-620, 2020
4) 浜本康夫：免疫チェックポイント阻害薬関連胃腸炎の内視鏡診断とマネージメント．日本消化器内視鏡学会雑誌，64：1083-1088，2022

第10章 その他の病変

1 直腸粘膜脱症候群

宮津隆裕, 大澤 恵

▶ 疾患の概要

- 直腸の粘膜脱症候群（mucosal prolapse syndrome：MPS）は顕在または潜在性の粘膜脱出があり，組織学的に粘膜固有層の平滑筋線維と膠原線維の増生（線維筋症）を認める疾患単位である．
- 発症年齢は20～30代の男性に多いとされるが，すべての年齢層にみられる．
- 残便感やテネスムスなどの排便異常を主症状とすることが多いため，過度のいきみをして排便すること（strainer）が患者の特徴である．そのため臨床症状として排便時出血や粘液排出，肛門脱出などがみられる．

▶ 特等的な所見と診断

- 病変の好発部位は歯状線近傍直腸～直腸Raとされ，その肉眼型は隆起型，潰瘍型，平坦型に分類されるが，個々の症例により多彩な像を示し，混在することも少なくない（図1Ⓐ）．
- 歯状線近傍は直腸壁が固定されており全層性粘膜脱が起こりにくいため，粘膜の過形成を主体とする隆起病変を形成する．中～上部直腸は腸管壁の固定が弱く，全層性の粘膜脱による高度の虚血をきたして潰瘍型に移行しやすいといわれている．
- 組織学的に間質の毛細血管の増生と拡張，粘膜固有層の平滑筋線維と膠原線維の増生（線維筋症）を特徴とする．
- 本疾患は，排便時の過度のいきみが原因となるため，排便指導による改善を確認することが診断治療のゴールとなる（図1Ⓑ）．

▶ 鑑別のピットフォール

- 腫瘍性病変は隆起部や周堤様隆起が腫瘍性病変と鑑別となるが，MPS（図2）は上皮性腫瘍と異なり立ち上がりがなだらかで，demarcation lineはなく，病変全体が柔らかいため送気による伸展がよい．
- 肉眼形が混在する場合には多彩な内視鏡像を呈するため**悪性リンパ腫**との生検診断による鑑別が必要となる．
- 潰瘍性病変として**急性出血性直腸潰瘍（AHRU）**や**宿便潰瘍**が鑑別となる．MPSは前述のように歯状線に接する部分は隆起を呈するが，AHRUは歯状線に接して潰瘍がみられることが鑑別点となる．宿便性潰瘍は糞便塊の有無が参考となる．
- 白苔を伴う隆起型はCap polyposis（CP）と鑑別となることがあるが，CPは直腸からS状結腸まで広域性に存在することが違いである．

文献
1) 大川清孝, 他：直腸粘膜脱症候群診断のこつ. 日本消化器内視鏡学会雑誌, 56：494-503, 2014
2) 福原佳代子, 他：粘膜脱症候群. 消化器内視鏡, 32：256-257, 2020

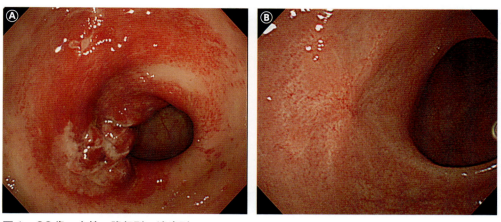

図1　60歳，女性，隆起型，潰瘍型
Ⓐ）平坦型が混在したMPSの症例．**Ⓑ**）排便指導を行い1カ月後の内視鏡で著明な改善を認めた．

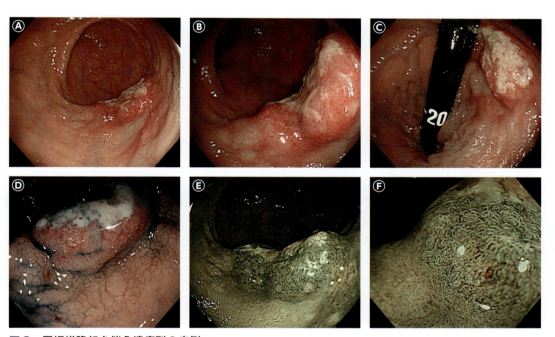

図2　周堤様隆起を伴う潰瘍型の症例
Rbの前壁が好発部位である．空気量の違いにより隆起部分が顕著に変化するのが特徴である．画像強調観察（**Ⓓ**，**Ⓔ**，**Ⓕ**）ではdemarcation lineを認めない（インジゴカルミン撒布像，NBI拡大観察）．

229

第10章 その他の病変

2 cap polyposis

石田夏樹, 杉本 健

▶ 疾患の概要

- cap polyposisは1985年にWilliamsとMorsonらによって報告された特異的な臨床所見と内視鏡所見を呈する比較的稀な大腸の炎症性疾患である[1].
- 発症年齢は小児から高齢者までさまざまな症例報告があるが,性差については男女比1:3程度で女性に多い.
- 臨床症状としては粘液分泌,血便,下痢,下腹部痛,テネスムスなどがある.
- 血液検査所見は他の炎症性腸疾患と異なり炎症反応は示さないものの,病変からの蛋白漏出に伴う低蛋白血症をしばしば呈する.
- *Helicobacter pylori*(*H. pylori*)感染による胃外病変の1つと考えられており,*H. pylori*の除菌により治癒した症例報告が散見される[2].
- 病理組織所見は,隆起の粘膜表面は炎症性肉芽組織に覆われ,粘膜表層は慢性活動性炎症細胞浸潤を認める.粘膜中下層では,陰窩の延長や過形成,蛇行が認められるが,粘膜深部での炎症細胞の浸潤は軽度である[2].

▶ 特徴的な所見と診断

- cap polyposisは広基性のポリープの中央部付近に**膿性の滲出物**が付着した病変であり,**帽子(cap)**を被ったような形態を呈する(図1Ⓐ).
- 病変の好発部位は**直腸からS状結腸**であるが,症例によっては下行結腸や右側結腸に存在したという報告もある.
- 隆起性病変の介在粘膜はほぼ正常であるが,病変と介在する粘膜との間にしばしば**白斑**が散見される(図1Ⓑ,Ⓒ).
- 病勢が弱い時期は,隆起の平坦化や発赤所見の軽減,表面粘液の減少なども認められる.

▶ 鑑別のピットフォール

- 本症における内視鏡の特徴としては広基性隆起と表面の膿性滲出物の付着であり,同様の特徴を呈する疾患として**粘膜脱症候群**,**潰瘍性大腸炎**,**アメーバ性大腸炎**などがあげられる.
- **粘膜脱症候群**は排便時の過度のいきみにより慢性的機械刺激を受けることで,粘膜の隆起や潰瘍形成を生じる疾患である.下部直腸に好発すること,粘膜発赤があるが粘液の付着が比較的少ないことが鑑別点である(図2).
- **潰瘍性大腸炎(UC)**はcap polyposisと類似した臨床および内視鏡所見を呈するが,UCは粘膜の炎症所見が連続しているのに対してcap polyposisは正常の介在粘膜を有する点が相違する(図3).
- **アメーバ性大腸炎**は粘液分泌が多いことや正常粘膜を介している点が内視鏡所見的に類似しているが,アメーバ性大腸炎では潰瘍形成を呈する点が異なる.またアメーバ性大腸炎は病変部の生検検体の病理組織あるいは直接塗抹鏡検や血清学的に診断にアプローチしうる(図4).

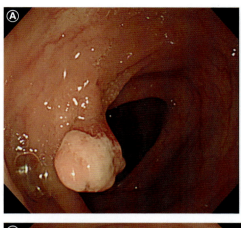
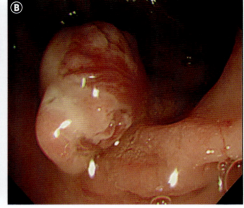
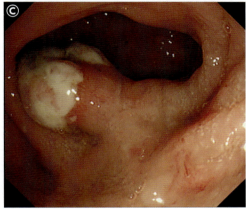

図1　cap polyposisの内視鏡所見

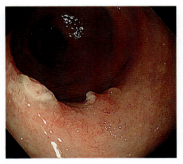

図2　粘膜脱症候群

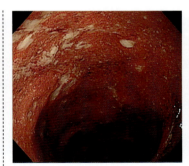

図3　潰瘍性大腸炎

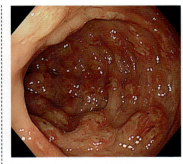

図4　アメーバ性大腸炎

文献

1) Williams GT, et al：Inflammatory 'cap' polyps of the large intestine. Br J Surg, 72：s133, 1985
2) 赤松泰次：Cap polyposisとHelicobacter pylori感染症. 日本ヘリコバクター学会誌, 18：80-83, 2017

第10章 その他の病変

3 腸間膜脂肪織炎

川島一公，引地拓人

疾患の概要
- 腸間膜脂肪織炎は，腸間膜の脂肪織に生じる稀な非特異的炎症疾患であり，その病態は十分に解明されていない．
- 本邦ではS状結腸が好発部位である．臨床症状は腹痛，下痢，腹部腫瘤触知が多い．
- 診断には，内視鏡所見とともに，CTや注腸X線造影が有用である．
- 本疾患に対する決まった治療法はないが，炎症を抑える目的で**ステロイド**や**免疫抑制薬**が有効であった報告が散見される．また，狭窄症状が強い場合や悪性疾患を否定できない場合には，外科的切除が施行される．

特徴的な所見と診断
- 内視鏡所見として，腸管壁の浮腫による内腔の狭小化を認めるが，粘膜面に不整所見はみられない（図1Ⓐ）．内腔に大小の結節様隆起を伴うこともあるが（図1Ⓑ），粘膜面に硬化像はなく，スコープが通過することが多い．超音波内視鏡検査（EUS）において，炎症を反映して粘膜下層と筋層の肥厚がみられる（図1Ⓒ）．
- 造影CTにおいて，S状結腸に造影効果を有する壁肥厚がみられる．また，その周囲の脂肪織濃度の上昇や線維化による影響と考えられる2～3 mm程度の索状陰影を認める（図2）．炎症の初期は，腸間膜脂肪織の脂肪変性が描出されるため，脂肪と同等のlow densityを示す．しかし，後期には，線維化が進むことでCT値が上昇しhigh densityとなる[1]．
- 注腸X線造影では，腸間膜付着側の腸管壁伸展不良や鋸歯状変化，腸管狭窄が特徴的な所見である（図3Ⓐ）．送気で腸管壁が若干伸展するので（図3Ⓑ）[2]，スキルス癌のような硬化所見は認められない．また，本疾患の疾患活動性の評価においても，注腸X線造影は有効である．

鑑別のピットフォール
- 腸間膜脂肪織炎は，腸間膜の高度な炎症の波及により**腸管内腔の狭窄**をきたす．**大腸癌**との鑑別が重要であり，注腸X線造影が一助となる．大腸癌における狭窄部は直線的であり，全周性の場合にはいわゆる「apple core sign」を呈する（図4）[3]．一方，腸間膜脂肪織炎は，均一な透亮像であること，狭窄の輪郭が比較的曲線的であること，腸間膜付着側からの圧排のような所見であることが特徴的である．
- 腸管の狭小化を伴う疾患として，敷石状変化を有する**Crohn病**も鑑別にあがる（図5）．Crohn病との相違点として，腸間膜脂肪織炎は狭窄部の粘膜面に潰瘍を伴うことが少なく，狭窄も限局する点があげられる．好発年齢も平均52歳と，Crohn病より高齢である[4]．

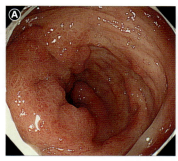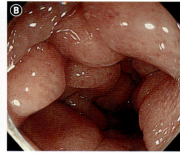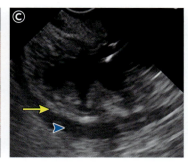

図1 腸間膜脂肪識炎の内視鏡所見

Ⓐ）70歳代，男性．白色光において，直腸S状部の粘膜に浮腫と発赤を認める．Ⓑ）S状結腸に内腔の狭小化がみられる．狭小化は，大小不同の隆起からなるが，潰瘍は伴っていない．スコープの通過は可能である．Ⓒ）直視型コンベックススコープでのEUS像である．筋層の壁肥厚を認める（⇨：第3層，▶：第4層）．

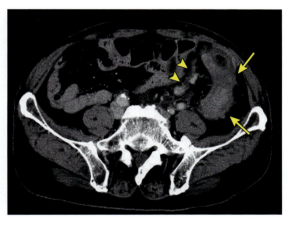

図2 造影CT所見

S状結腸を中心に，造影効果を有する腸管壁の肥厚（⇨）がみられる．また，その周囲の腸間膜に索状陰影（▷）を認める．

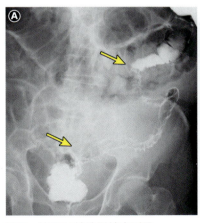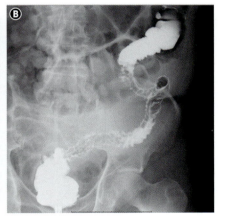

図3 注腸X線造影検査所見

Ⓐ）直腸S状部から下行結腸にかけて曲線的な狭窄を認める（⇨）．Ⓑ）図3Ⓐより少し送気をした画像であるため，内腔は少し拡張している．また，狭窄部位の硬化像は軽度である．

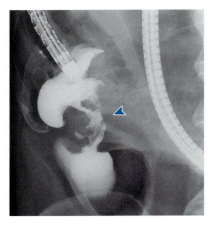

図4　大腸癌患者の注腸Ｘ線造影検査所見
上行結腸に限局的な狭窄所見を認める．いわゆる「apple core sign」を示す（▶）．腸管壁の硬化像が高度であり，送気をしても狭窄部が広がらない．また，狭窄部の形状は直線的である．

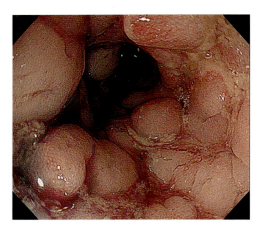

図5　Crohn病患者の内視鏡所見
下行結腸に大小不同の敷石様隆起が多発しており，潰瘍を伴っている．

文献
1) 山口健太郎, 他：腸間膜脂肪織炎の1例．日本消化器外科学会雑誌, 31：1889-1892, 1998
2) 冨士原知史, 他：腸間膜脂肪織炎の1例および本邦報告例49例の文献的考察．日本大腸肛門病学会雑誌, 48：1054-1059, 1995
3) 幸田隆彦, 他：4型大腸癌と鑑別を要する疾患―腸間膜脂肪織炎とのＸ線所見上の鑑別．胃と腸, 37：185-192, 2002
4) 秋田 聡, 他：結腸腸間膜脂肪織炎の自験例を含む本邦報告例のまとめ．臨床外科, 69：373-376, 2014

付録 臨床分類

1 JNET分類

桑井寿雄

JNET（the Japan NBI Expert Team）分類とは

- 大腸腫瘍質的診断のためのNBI（narrow band imaging）拡大内視鏡所見に関する本邦の統一分類で，2014年に提唱された[1]．
- 表面構造所見（surface pattern）と微小血管所見（vessel pattern）の2つのNBI拡大観察所見を診断指標として，**Type 1，2A，2B，3**の4つのカテゴリーに分類される．
- 2009年に提唱された非拡大観察でも使用可能なNICE（NBI international colorectal endoscopic）分類[2]を基本として，JNET分類のType 1とType 3はNICE分類のType 1とType 3にそれぞれ対応し，JNET分類のType 2A，2BはNICE分類Type 2を細分類した形である．
- JNET分類Type 1は過形成またはsessile serrated lesion（SSL），Type 2Aは腺腫〜低異型度Tis癌，Type 2Bは高異型度Tis癌/T1a癌，Type 3はT1b癌の診断指標となっている（**表**）．

各分類の特徴（表）

- surface patternの診断は，その構造の不整や配列の乱れなどの有無に着目し，vessel patternの診断は，その配列・分布・走行の規則性，口径不同・断裂・辺縁不整・scattering（断裂・断片化，バラバラになった状態）などの有無に着目する．
- **Type 1**のsurface patternは周囲粘膜と同様で，しばしばpitの内腔がdark spotやwhite spotとして視認される．vessel patternは微小血管が視認しにくく，ときに拡張・蛇行したpit様構造と関係のない血管（varicose microvascular vessel）を認める（**図1❹，❺**）．
- **Type 2A**のsurface patternは規則正しい腺管構造を反映した整で，vessel patternはpit様構造に伴走した太さ・分布がともに均一な微小血管を認める（**図1❻**）．
- **Type 2B**のsurface patternは不規則で構造異形のある腺管構造により不整または不明瞭を示し，vessel patternの基本的所見は太さが異なった不規則な分布を示す微小血管が観察される（**図1❼**）．
- **Type 3**のsurface patternは腺管の部分的あるいは完全な破壊を反映した腺管構造が消失した無構造領域が特徴で，vessel patternは血管の分布密度が疎となったavascular areaの存在，あるいは比較的太い血管の断裂・断片化やscatteringが特徴となる（**図1❽**）．

付録

臨床分類

表 JNET大腸拡大NBI分類（日本語版）

	Type 1	Type 2A	Type 2B	Type 3
vessel pattern	認識不可[※1]	口径同一，均一な分布（網目，らせん状）[※2]	口径不同，不均一な分布	疎血管領域，太い血管の途絶
surface pattern	規則的なdark spotまたはwhite spot，周囲の正常粘膜に類似	整（管状，樹枝状，乳頭状）	不整または不明瞭	無構造領域
予想組織型	過形成/SSL	腺腫〜低異型度癌（Tis）	高異型度癌（Tis/T1a）[※3]	高異型度癌（T1b〜）

[※1] 認識可能な場合，周囲正常粘膜と同一径．
[※2] 陥凹型においては，微細血管が点状に分布されることが多く，整った網目・らせん状の血管が観察されないこともある．
[※3] T1bが含まれることもある．

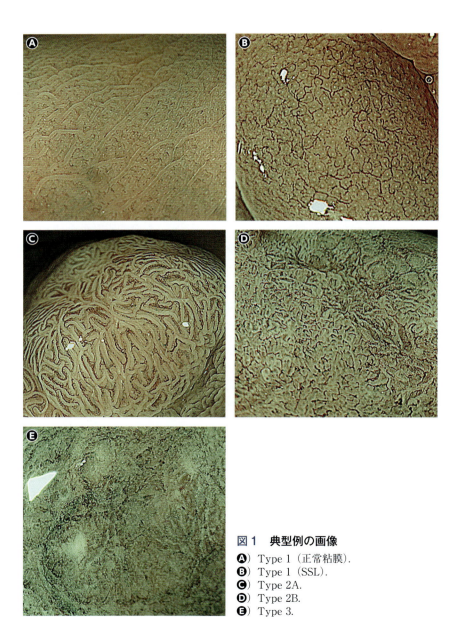

図1 典型例の画像
Ⓐ）Type 1（正常粘膜）．
Ⓑ）Type 1（SSL）．
Ⓒ）Type 2A．
Ⓓ）Type 2B．
Ⓔ）Type 3．